Anneliese Harf

Yoga-Praxis

Herderbücherei

Originalausgabe
erstmals veröffentlicht als Herder-Taschenbuch

1. Auflage Januar 1978
2. Auflage April 1980

Inhalt

Halsübungen

Schulterübungen

Sitzübungen

Einführung

Das Wort *Yoga* wird im westlichen Sprachgebrauch als Sammelbegriff für die verschiedenen Philosophie-Systeme und die damit verbundenen methodischen Übungswege verwendet, die aus Indien und zum Teil (auch) aus Tibet stammen. Das gemeinsame Ziel aller Yoga-Systeme ist eine schrittweise Bewußtwerdung, ist Selbst-Bewußtwerdung und Selbst-Verwirklichung des Menschen.

Die Integration der damit verbundenen neuen Bewußtseinsvorgänge in die jeweilige Entwicklungsstufe erfolgt durch den täglichen, ja augenblicklichen Versuch der Verwirklichung jeder neuen Erkenntnis und Einsicht, wie auch der täglich neu gewonnenen Form des Selbstseins in allen Lebensbereichen. Dabei geht es weniger um Wissen und Können, sondern um ein Höchstmaß *bewußten Seins* in der Übung selbst wie auch als deren Wirkung im täglichen Leben. Erfahrungsgemäß hilft es wenig, darum zu *wissen*, wie man sich entspannt und auf welche Weise sich inmitten von Unruhe und Belastungen Ruhe und Gelassenheit bewahren lassen; vielmehr geht es darum, durch Übung die Fähigkeit zu entwickeln, trotz der Umstände in der rechten Spannung zu SEIN, bewußt ruhig und gelassen zu SEIN.

Es gibt verschiedene Yoga-Systeme, die zu diesem Ziel verhelfen. Sie kommen aus dem Mittleren und Fernen Osten und sind großenteils Jahrtausende alt. Die Übungswege weichen zum Teil sehr voneinander ab und sind von unterschiedlichem Niveau. Für den Menschen im Westen bedarf es einer geeigneten Auswahl und eines schrittweisen Aufbaues der Übungen. Der Fortgeschrittene spürt eher, welche Übungen ihm weiterhelfen, und er weiß aus Erfahrung, welche ihm weniger oder nicht bekommen.

Seltsamerweise gruppieren sich die Übenden auch im Westen häufig in zwei Richtungen: *entweder* üben sie Hatha-Yoga, das System der Körperbeherrschung, ausschließlich zur Pflege ihrer Gesundheit, *oder* sie gehen den Weg der Meditation, um zu ihrem Selbst zu finden und von innen her zu gesunden. Von den Meditierenden werden sehr oft Hatha-Yoga-Übungen abgelehnt, während andere den Hatha-Yoga zum psychosomatischen Selbstzweck erheben.

In diesem Buch soll der Versuch unternommen werden, auf einfache Weise beides miteinander zu verbinden: nämlich die Körperübungen von Anfang an meditativ durchzuführen, so daß sie die Meditation vorbereiten, und umgekehrt die Ganzheit meditativen Erlebens bis in die Körpervorgänge hinein bewußtzumachen.

Der Schwerpunkt liegt dabei auf einer *einfachen Praxis*, die auf jeder Stufe der Entwicklung bei bewußtem Erleben, Erfahren und Erkennen beginnt und allmählich zu einer Bewußtwerdung seiner selbst führt, die wiederum neues Erleben und Erkennen ermöglicht. Dabei sollte Übung als Übungs*weg* des Menschen auf seinem Lebensweg verstanden werden, auf dem alles Erleben in seinem Bewußtwerdungsprozeß einbezogen ist und zu seiner Selbstwerdung verhilft. Jeder noch so kleine Schritt auf diesem Weg der Selbstwerdung bleibt dann nicht auf den ursprünglichen Übungsvorgang beschränkt, sondern wird im täglichen Leben verwirklicht. Erst in der Bewährung im Alltag beginnt der Weg des Yoga wirklich schöpferisch zu werden.

Da Yoga für unsere westliche Denk- und Lebensweise zunächst etwas Fremdartiges ist, wäre es falsch, mit komplizierten Körperübungen, mit unverständlichen Atemverhaltungen oder philosophischen Modellen zu beginnen. Die Gefahr von Mißverständnissen wäre groß, noch größer aber die des Überspringens notwendiger Stufen der Erfahrung und der Bewußtwerdung innerhalb unseres abendländischen Denkens. Da es immer, im Osten wie im Westen, um die Ganzwerdung des Menschen und damit um einen Entwicklungsprozeß geht, kann der einzelne seine Weiterentwicklung nur an dem Punkt fortsetzen, an dem er jeweils steht.

Die beste Grundlage dafür ist die ganzheitliche leib-seelische Erfahrung und Bewußtwerdung. Im Westen sind viele Menschen durch schulische Erziehung und berufliche Belastung „verkopft", so daß die Entwicklung einseitig verläuft. Durch Yoga-Übungen kann hier ein Ausgleich erfolgen, der die Entwicklung des *ganzen Menschen* intensiviert.

Hatha-Yoga-Übungen bewirken tiefgehende Bewußtseinsvorgänge; ohne diesen tieferen Erlebnishintergrund würden sie zu gymnastischen Übungen und der psychischen Tiefenwirkung entbehren. Damit aber wäre der Sinn des Yoga verfehlt; denn es geht nicht um sportliche Leistung, sondern um eine Ganzheitserfahrung mit psychosomatischen Vorgängen, die zu jenen erstaunlichen gesundheitlichen Wirkungen führen, welche dann den Eindruck von Fitness hervorrufen. Also besteht hier eine genau umgekehrte Reihenfolge, wie sie im Westen im allgemeinen dargestellt wird.

Für den Anfänger ist eine solide und einfache Basisarbeit günstig, die von Anfang an die Bewußtseinsschulung praktisch miteinbezieht. Sie dient der Pflege der Gesundheit und Entfaltung der Persönlichkeit ebenso wie der Vorbereitung auf die Meditation und damit dem Weg zur Selbsterkenntnis.

Das vorliegende Übungsprogramm ist als eine solche Grundlage und zugleich als ein Zugang zu Yoga gedacht und damit auch für jene Leser geeignet, die noch nichts von Yoga wissen.

Es ist eine Zusammenfassung und Ergänzung der wöchentlichen Sendungen, die seit Januar 1975 vom Südwestfunk ausgestrahlt werden. Diese Sendereihe stellt den Versuch dar, ein einfaches, für jeden Menschen in jeder Altersstufe durchführbares Übungsprogramm anzubieten, das sich auf die notwendigsten theoretischen Hinweise beschränkt und direkt in die Praxis des Yoga einführt.

Der Übungsweg dieses Bändchens wird unterstützt durch *Texte dieser Sendereihe*. Auch dies ist ein Versuch, zu tieferem Erleben und zu besserer Konzentration während des Übens zu führen. Oft sagen Teilnehmer in Kursen: „Durch die konzentrierte Führung im Kurs gelingen die Übungen um vieles besser, und die Konzentration fällt wesentlich leichter als beim Üben zu Hause. Könnte man doch diese Hilfe für das tägliche Üben bekommen!" Abgesehen davon, daß die Übenden in den Kursen fern aller Verpflichtungen sind und auch von der Gruppe „mitgetragen" werden, kommt doch immer wieder zum Ausdruck, daß die Hauptschwierigkeit beim Üben zu Hause das Aufrechterhalten der Konzentration auf den Übungsablauf und auf das innere Geschehen ist.

Deshalb werden dem Leser Übungstexte angeboten, die er auf Band sprechen oder selbst frei gestalten kann, so daß er während des Übens durch seine eigene Stimme geführt wird. Dies ist vor allem für Entspannungsübungen wertvoll, wenigstens für die erste Zeit des Übens, bis die Einzelheiten bewußt geworden und unbewußte Ablenkung, Zerstreuung oder ein Absinken in den Schlaf überwunden sind. Zugleich werden damit Impulse zur Schulung des Sprechens und eigenen Gestaltens gegeben sowie einer Abhängigkeit von einer fremden Stimme vorgebeugt.

Durch die verbale Führung bleibt das Bewußtsein eher auf die leib-seelischen Vorgänge gerichtet, so daß ein unmittelbares Erleben während des Übens möglich wird.

Jede Yoga-Übung ist immer auch eine Konzentrationsübung und in fortgeschrittenen Stufen eine Meditationsübung.

Die hier aufgeführten Übungstexte, die großenteils von den Sendungen übernommen wurden, sind nur als Anregung für die *Eigengestaltung* und das individuelle Üben zu verstehen. Die Art und Weise, in der dies geschieht, bleibt der Gestaltungskraft und Erlebnistiefe des Übenden überlassen. Damit wird der Übende zu seinem eigenen Lehrer!

So mag das Buch als Begleitmaterial zu den Sendefolgen dienen; man kann aber auch unabhängig davon mit den Übungstexten arbeiten.

Die Übungsauswahl erfolgte sowohl *mit Rücksicht auf Anfänger im Yoga* als auch hinsichtlich der *Gefahrlosigkeit der Übungen,* da sie vom Leser ohne die Kontrolle eines Lehrers durchgeführt werden.

Wenn diese Übungsreihe durchgearbeitet und vom Wesen des Yoga einiges erfaßt worden ist, kann auch nach anderen guten Yoga-Büchern weitergeübt werden. Dann ist die Fähigkeit des Körperempfindens so weit entwickelt, daß erspürt wird, welche Übungen zuträglich und der Entwicklung förderlich sind und welche nicht. Bücher vermögen jedoch nicht einen Yoga-Kurs unter Anleitung eines Lehrers zu ersetzen.

Für alles Üben und Werden ist *Geduld* notwendig. Dadurch läßt sich auch vermeiden, daß zu schwierige Übungen verfrüht durchgeführt und für die derzeitige Entwicklung notwendige Stufen übersprungen werden. So ist auch erforderlich, mit dem eigenen Körper Geduld zu üben; denn zu Beginn der Yoga-Praxis ist er oft noch zu wenig elastisch, um die Übungen in der rechten Weise durchführen zu können. Tägliches Üben jedoch vermag diese Schwierigkeiten selbst bei älteren Menschen in kurzer Zeit zu überwinden, so daß ebenso das Üben selbst Freude bereitet wie auch dessen Auswirkungen auf alle Lebensbereiche.

Hier sei noch auf das gemeinsame Üben in der Familie hingewiesen. Die Übungstexte lassen sich auch für Kinder gestalten, sei es in der freien, lebendigen Formulierung oder auf Band gesprochen, so daß die ganze Familie zusammen üben kann. In unseren Kursen sind immer wieder Teilnehmer, in deren Familie mehrere Mitglieder Yoga üben. Dadurch entsteht meistens ein vertieftes gegenseitiges Verständnis und eine bewußtere Gemeinsamkeit.

Für den Anfänger mag die Frage entstehen, welche Zeit für das Üben die günstigste ist. Viele kleine Übungen lassen sich tagsüber, zum Teil sogar am Arbeitsplatz, durchführen; manche Übungen, wie die natürliche Atmung und Muskelspannung, sollten *immer* als Bewußtseinshaltung geübt werden, während für ein längeres Übungsprogramm der Morgen am günstigsten ist. Damit ist das Üben für diesen Tag sichergestellt, und es besteht eine spürbar bessere Gesamtverfassung und damit Belastbarkeit für den ganzen Tag. Um jedoch am Morgen die Zeit zur Verfügung zu haben, sollte sie am Abend vorher für den Zeitpunkt des Schlafengehens berücksichtigt werden. Wenn am Morgen keine Gelegenheit zum Üben besteht, kann nur jeder individuell für sich eine Möglichkeit herausfinden, um 20 bis 30 Minuten Zeit für das Übungsprogramm zu bekommen. Dies läßt sich ebenso wie das Duschen oder Essen in den Tagesablauf einplanen.

Die nachfolgenden Übungsreihen sind nach der Art der Übungen zusammengefaßt.

Alle Übungen sind mit einer laufenden Nummer gekennzeichnet, und der eigentliche Sprechtext der Übungen ist mit einer schwarzen Randlinie versehen, so daß dieser besser erkennbar ist und von den Zwischenbemerkungen unterschieden werden kann.

Die Gedankenstriche im Text bedeuten Sprechpausen, um Zeit zu geben für den inneren und äußeren Vollzug der Anleitung und für den damit verbundenen Erlebnisvorgang.

Entspannungsübungen im Liegen

Hinweise zu den Entspannungsübungen

In der westlichen Lebensweise unserer Zeit sind Entspannungsübungen unentbehrlich. Gleichzeitig sind sie Grundlage aller
Yoga-Übungen wie auch Hilfe für die Meditation; denn sie ermöglichen durch natürliche Atmung und Gewinnung der rechten Muskelspannung auf einfachste Weise eine körperliche und psychische
Harmonisierung. In der Entspannung erfolgt eine Selbstregulation
aller Kräfte im Menschen, so daß sie wieder frei strömen können.
Die Folge ist eine gute Gesamtverfassung, in der *auch* jede Leistung besser gelingt.

Da die meisten Verspannungen unbewußt entstehen und bestehen, gehören die Entspannungsübungen zu den schwierigeren
Yoga-Übungen. Sie erfordern nicht nur körperliches Loslassen,
sondern auch die Fähigkeit des Loslassens psychischer Spannungen und Ich-Impulse. *Sie* sind die eigentlichen Ursachen für Mus-
kelverspannungen. Deshalb genügt es nicht, allein die Entspannung der willkürlichen Muskulatur zu üben; dies wäre eine Art
Symptombehandlung mit nur kurzzeitigen Wirkungen. Wesentlich
ist, daß gleichzeitig das Loslassen psychischer Spannungen gelingt
wie Leistungsdenken, Ehrgeiz, zwanghafte Vorstellungen, Sorgen,
negative oder auch überstarke positive Gefühle, Wünsche oder
Erwartungen.

Zunächst wird während der Zeit des Übens ein innerer Abstand
von den Problemen oder auch von angenehmen Spannungen ange-
strebt, so daß dadurch oft schon eine neue Einstellung dazu entsteht. Durch regelmäßiges Training läßt sich die in der Übung ge-
wonnene Gelassenheit immer mehr im Alltag wahren.

Bei den vorbereitenden Entspannungsübungen geht es ebenso
um ihre regenerierenden Wirkungen wie auch um die Entwicklung
eines Körpergefühls, im Laufe der Zeit sogar eines Körperbewußt-
seins, das dem Übenden Verspannungen bereits im Entstehen bewußt werden läßt. Im frühzeitigen Bemerken von Fehlspannungen

liegt sowohl die Möglichkeit, sie im Ansatz zu beheben, so daß dadurch keine stärkeren Verspannungen entstehen können, als auch die allmähliche Erkenntnis ihrer psychischen Ursachen.

Durch Entspannungsübungen wird ein gutes Einführungsvermögen entwickelt, das in der Lage ist, die sonst unbewußten Veränderungen in der willkürlichen Muskulatur wahrzunehmen. Wenn der Kopfstand oder eine andere Hatha-Yoga-Übung nicht gelingt, so läßt sich das beim Üben nicht übersehen. Um zu bemerken, ob und wieweit eine Entspannungsübung gelingt, bedarf es eines differenzierten Einfühlungsvermögens und eines hellwachen Bewußtseins.

Dabei taucht die Frage auf, wodurch Verspannungen zustande kommen. Sie entstehen entweder durch anhaltende Anspannung von Muskelpartien ohne zwischenzeitliche Entspannung bei körperlicher Anstrengung oder durch psychische Belastungen. Diese halten über die Nerven die Muskeln, und zwar nicht nur die willkürlichen, sondern auch und oft noch verstärkt, die unwillkürlichen Muskeln, in solcher Überspannung, daß sie vor allem auf die inneren Organe wirken, auf die wir keinen bewußten Einfluß nehmen können.

Daß aber auch Verspannungen der willkürlichen Muskulatur weitaus öfter Wirkung psychischer Spannungen sind, beweisen die oft starken und schmerzhaften Muskelverhärtungen bei Menschen, die kaum körperliche Arbeit leisten.

Deshalb genügt eine körperliche Entspannung allein noch nicht, wenn nicht gleichzeitig psychische Fehlspannungen allmählich erkannt und verarbeitet werden. Dazu sind die Konzentrations- und Meditationsübungen eine bewährte Hilfe.

*An*spannung und *Ent*spannung sind zwei Seiten eines lebendigen Ganzen. Der Mensch unserer Zeit pendelt meistens zwischen den beiden Extremen von Verspannung und Erschlaffung und damit auch psychisch zwischen Verfestigung und Auflösung des Ichs.

Der Sinn der Entspannung liegt in der natürlichen Lockerung der überspannten Muskulatur, nicht aber in der Auflösung ihrer natürlichen Spannung, die bei der geringsten Anspannung wieder zur Überspannung führen würde. Hatha-Yoga-Übungen geben Gelegenheit, auch einen Untertonus der Muskulatur auszugleichen, so daß sich ein Körpergefühl für die rechte Muskelspannung entwickeln läßt.

Für die Praxis geht es zunächst um das Bewußtwerden und auch um das Akzeptieren vorhandener Verspannungen, das heißt um das

Erkennen, Annehmen und Bejahen vorhandener Fehlspannungen und der damit verbundenen psychischen Fehlhaltungen.

Durch das Üben der Entspannung werden Fehlspannungen bewußt, die vor diesem Übungsweg noch nicht bewußt waren. Sie gilt es zunächst zu bejahen und als notwendige Stufe in der Entwicklung anzunehmen. Nur dann besteht die Bereitschaft, sowohl die Verspannungen abzubauen als auch ihre psychischen Ursachen, nämlich Fehlhaltungen im Bewußtsein, zu erkennen und im Sinne eines Reifungsprozesses zu ändern. Dazu gehört auch die Einsicht, daß dieser Wandlungsvorgang nicht in kurzer Zeit möglich ist, sondern vieler Durchgänge und auch scheinbarer Rückschritte bedarf. *Geduld* ist hier eine wesentliche Fähigkeit, die sich durch Übung entwickeln läßt.

Zu den täglichen Entspannungsübungen im Liegen sollte *tagsüber* immer wieder eine bewußte Kontrolle des Spannungszustandes der Muskulatur kommen mit dem Versuch, vorhandene Verspannungen zu lösen und neue zu vermeiden. Dies kann durch einfache Entspannungsübungen im Sitzen oder im Stehen geschehen, vor allem aber durch die Kontrolle der natürlichen Atembewegung in der Basis, wie im Abschnitt der Atemübungen aufgezeigt wird.

Entspannungsübungen können jederzeit durchgeführt werden, wenn räumlich und zeitlich dazu die Möglichkeit besteht: so zum Beispiel mittags und abends vor oder nach den Mahlzeiten. Eine Viertelstunde der Entspannung kann ebenso eine körperliche Wohltat bedeuten, als auch psychisch spürbar für die folgenden Stunden Kraft vermitteln, so daß die Leistungskurve ansteigt.

Vor dem Einschlafen sollte nur eine kurze Entspannung erfolgen, gerade so lange, daß die meisten Verspannungen, die im Laufe des Tages entstanden sind, nicht in den Schlaf mit hineingenommen, sondern noch gelöst werden. Eine längere, tiefe Entspannung könnte bewirken, daß der Übende zwar dann gut erholt, das Schlafbedürfnis aber gewichen ist.

Bei verfrühtem Erwachen sollte vor allem das Loslassen geübt werden, so daß keine Gefühls- und Gedankenbewegungen aufkommen können; denn sie halten uns wach und verhindern die Schlaftiefe. Bei Schlaf*störungen* jedoch bedarf es einer bewußten Verarbeitung psychischer Probleme entweder auf analytischem Weg mit Hilfe eines Therapeuten oder bzw. auch gleichzeitig einer Bewußtseinsschulung, wie sie durch Meditation gegeben ist, wobei durch den eigenen Reifungsprozeß die notwendigen inneren und äußeren Veränderungen möglich werden.

Es folgen noch einige Hinweise für die Durchführung der Entspannungsübungen:

Der Raum sollte vor dem Üben gut gelüftet werden. Wenn akustische Einflüsse nicht stören, wird in der warmen Jahreszeit am besten bei geöffneten Fenstern geübt. Die Temperatur des Raumes sollte angenehm warm sein, da Unterkühlung die Entspannung erschwert oder sogar verhindert. Notfalls decken wir uns zu.

Für eine ungestörte Entspannung ist noch wichtig, daß das Läuten des Telefons oder der Hausglocke, wenn es nicht abgestellt oder gedämpft werden kann, vorher als Möglichkeit der Störung bewußt gemacht wird. Dadurch läßt sich ein Aufschrecken oder plötzliches Aufspringen vermeiden. Am besten ist die Einstellung, wenn dies im Rahmen des Möglichen liegt, daß uns während der Entspannung alle äußeren Einflüsse nichts angehen, so daß sie unbeachtet bleiben können und eine Reaktion von unserer Seite nicht nötig ist.

Für die Entspannung ist der harte Boden einer weichen Unterlage vorzuziehen. Weiches Liegen verhindert das Bewußtwerden von Verspannungen und verleitet zum Einschlafen. Angespannte Muskeln werden fest; der Widerstand des harten Bodens erzeugt einen Gegendruck, der vorhandene Verspannungen spürbar werden läßt. Jeder, der über längere Zeit Entspannungsübungen durchführt, empfindet den harten Boden – auch wegen des Bodenkontaktes – um vieles angenehmer als eine weiche Unterlage. Nur für den Anfänger, der meistens noch stärker verspannt ist, bedeutet das Liegen auf dem Boden eine Unbequemlichkeit. Wie bewundernswert können sich Kinder und mehr noch Katzen und Hunde selbst auf steinigem Boden entspannen! Wenn ein Teppichboden vorhanden ist, genügt dies im allgemeinen als Unterlage; andernfalls sollte eine Decke oder Schaumstoffunterlage oder eine Yoga-Übungsmatte aus Wolle, wie sie inzwischen im Handel ist*, als Unterlage verwendet werden.

Vor jeder Entspannung sollte kurz erspürt werden, ob eine ungehinderte Nasenatmung möglich ist, damit nicht während der Entspannung die Nase gereinigt werden muß.

Damit bei der Entspannung die Kleidung nicht beengt, lockern wir vorher enge Rockbünde, Gürtel, Kleiderverschlüsse, Hemdkragen oder Krawatten.

Normalerweise ist für die Entspannungsübung die Rückenlage am geeignetsten. Wenn dabei durch ein starkes Hohlkreuz der

---

* Hersteller: Fritz Bausinger, 7410 Reutlingen 17.

Rücken schmerzt, können beide Beine aufgestellt werden, die Füße etwas auseinander und die Knie aneinander gestützt, so daß Beine und Hüften entspannt sind. Manchmal genügt auch, nur ein Bein aufzustellen, das wir dann seitlich weghängen lassen, damit keine Spannungen entstehen.

Zur Entlastung des Hohlkreuzes kann auch ein kleines Kissen unter das Gesäß gelegt werden, damit die Lendenwirbelsäule locker durchsinken und der Lendenbereich sich besser entspannen kann.

Die Beine legen wir immer nebeneinander, nicht übereinander. Dadurch lassen sich Verspannungen in Beinen, Becken und Hüften vermeiden.

Jeder sollte für sich selbst herausfinden, wie er am günstigsten liegt, um sich in einem Höchstmaß entspannen und auch einige Zeit in dieser Lage unbewegt bleiben zu können.

Bei Überfunktion der Schilddrüse sollte möglichst immer ein kleines Kissen unter den Hinterkopf gelegt werden, jedoch nicht unter den Nacken. Dies würde die Lordose, also die Hohlkrümmung der Halswirbelsäule, noch mehr verstärken und die Schilddrüse zusätzlich belasten. Deshalb sollte man das Kissen immer unter den Hinterkopf legen, so daß die Halswirbelsäule locker durchhängt.

Um Ablenkungen durch äußere Einflüsse zu vermeiden und sich besser in den Entspannungsvorgang des Körpers einleben zu können, werden die Augen immer geschlossen.

Für die Beendigung jeder Entspannungsübung ist es wichtig, daß dies langsam und bewußt geschieht. Sie erfolgt am besten durch vertieftes Ausatmen, wodurch ein freies Aufatmen entstehen kann. Dieses Aufatmen sollte mit einem Durchstrecken und Gähnen verbunden werden, damit kein Untertonus zurückbleibt. Für das Aufsetzen wenden wir am besten den Oberkörper etwas nach rechts und erheben uns dann; dadurch werden nach der langen Ruhezeit weder Herz noch Schilddrüse belastet. Bei schwachem Kreislauf ist es wichtig, noch einige Minuten sitzen zu bleiben und nicht sofort aufzustehen. Diese Zeit läßt sich nützen, um die Umwelt in der neu gewonnenen Verfassung bewußt wahrzunehmen. Ein plötzliches Aufspringen aus einer Entspannung sollte vermieden werden.

1 Entspannung im Liegen mit lösenden Bewegungen

Lockern wir beengende Kleidung und legen wir uns auf den Rücken. – Strecken wir uns zuerst einmal durch; räkeln und strecken wir uns, bis wir gähnen können. – – –

Wenn wir uns ausgegähnt und gedehnt haben, ganz nach dem Bedürfnis unseres Körpers, dann legen wir uns so bequem wie möglich, die Beine nebeneinander und die Arme neben den Körper. – Wir lassen nun alle Gedanken an Pflichten und Sorgen weit hinter uns und leben uns mit allen Sinnen in unseren Körper ein. Dazu schließen wir am besten die Augen. –

Vertrauen wir uns dem Boden an und erspüren wir das Getragen*werden*. – – – Erfühlen wir den Kontakt zum Boden – und lassen wir uns tatsächlich *tragen*. – – Empfinden wir unseren Körper schwer oder leicht? – – Sind Körperteile unterkühlt, oder ist unser Körper angenehm warm? – – Empfinden wir unseren Körper leblos oder trotz der entspannten Lage vom Leben durchpulst? – – Haben wir das Bedürfnis, uns noch bequemer zu legen, oder liegen wir bereits bequem? – –

Liegt unser Rücken locker auf dem Boden, – oder spüren wir noch Spannungen? – – Erfühlen wir den engen Kontakt mit dem Boden im ganzen Rücken, – – mit dem Gesäß, – mit den Armen – und mit den Beinen. – –

Nun heben wir langsam das rechte Knie etwa 5–10 cm vom Boden ab und lassen es wieder sinken, so daß das ganze rechte Bein bleischwer weggleitet. – Dann ziehen wir das linke Knie ein wenig vom Boden hoch und lassen das ganze Bein auf den Boden fallen. – Wieder das rechte Knie sehr langsam wenige Zentimeter vom Boden hochziehen und dabei die Schwere des Beines wahrnehmen – und entspannt sinken lassen, so daß wir die Fallbewegung im ganzen Körper spüren. – Ebenso langsam das linke Knie hochziehen und die Schwere erspüren – und fallen lassen. – Immer wieder jeweils ein Bein abwechselnd vom Knie her langsam etwas hochziehen – die Ferse bleibt dabei am gleichen Platz in Bodenfühlung – und bleischwer fallen lassen. – Können wir dabei ein Durchschwingen und Nachschwingen im ganzen Körper spüren – bis in den Nacken hinein? – – –

Dann lassen wir diese Bewegung allmählich zur Ruhe kommen und erspüren, ob unser Rückgrat besser in Bodenfühlung ist, – ob wir die Beine schwerer empfinden – und ob wir jetzt bequemer liegen. – –

Um unsere untere Körperhälfte noch besser zu lockern, nehmen wir die Füße etwas auseinander und schwingen mit den Fußspitzen in gleicher Richtung hin und her. – Legen wir unsere Hände an die Hüften und erspüren wir, daß diese Bewegung von den Hüften ausgeht und nicht von den Fußspitzen. – – Dann beenden wir diese Bewegung und lassen die Füße locker auseinanderfallen. – Erfühlen wir, ob die rechte Fußspitze nach rechts hängt und die linke nach links! – Ist eine der beiden Fußspitzen dem Boden näher? – Versuchen wir dies zu *erspüren,* ohne daß wir mit den Augen nachprüfen. – Oder sind die Füße immer noch aufrecht nebeneinander, so daß noch eine Spannung in den Beinen und bis in das Becken hinein besteht? – – Nun nehmen wir die Fußspitzen aufrecht zusammen, so daß sich die beiden großen Zehen berühren und erspüren die damit verbundene Spannung in den Beinen bis herauf zu den Hüften und bis in den Kreuzbeinbereich hinein. – – Dann lassen wir die Füße wieder locker auseinanderfallen und erspüren dabei die Entspannung in der unteren Körperhälfte. – – Schwingen wir nun mit den Fußspitzen in Gegenbewegung, also auseinander und zusammen. – Weich schwingen! – Und lassen wir sie wieder locker auseinanderfallen. – Ohne nachzuschauen, erspüren wir wieder, ob eine Fußspitze weiter nach außen hängt als die andere oder ob beide etwa gleich weit vom Boden entfernt sind. – – Können wir dies *spüren?* – – Wie empfinden wir die Wirkung dieser Bewegungen auf den Beckenraum? – Auf die Lendenwirbelsäule? – Haben die Spannungen etwas nachgelassen? – Ist unser Rücken und Beckenraum warm geworden? – Sind wir in besserer Bodenfühlung? – Oder bemerken wir bis jetzt keinerlei Unterschied zum vorherigen Spannungszustand? – –

Dann erfühlen wir unsere rechte Ferse – und gleiten damit im Zeitlupentempo einige Zentimeter nach vorne, so, als ob wir behutsam eine Bodenvase vor uns mit der Ferse ertasten und behutsam von uns wegschieben wollten. Wir haben dabei das Empfinden, daß unser Bein von der Hüfte abwärts immer länger wird. – Dann entspannen wir das rechte Bein und lassen es so gedehnt liegen. – Vergleichen wir nun das rechte Bein mit dem linken. – Vermutlich spüren wir nicht nur den Unterschied in der Länge, sondern auch in der Muskelspannung. – Nun gleiten wir ebenso langsam mit der linken Ferse nach vorne, so daß auch diese Seite allmählich gedehnt wird. Spüren wir dabei mit der linken Ferse voraus, ob wir einen Gegenstand wahrnehmen können – und lassen wir dann dieses Bein gedehnt, aber entspannt liegen. – –

Damit uns die Spannung der Gesäßmuskulatur bewußter wird, spannen wir sie einige Male leicht an und entspannen sie wieder.

Auch dabei können wir wahrnehmen, daß mit der Anspannung der Gesäßmuskeln der ganze Becken- und Hüftraum in Mitleidenschaft gezogen ist. Spannen wir sie noch einige Male an und erspüren wir dabei die gehemmte Atmung! – Dann entspannen wir wieder alle Muskeln und lassen auch den Atem frei strömen. –

Nun erspüren wir weiter die Rückenmuskulatur und die Wirbelsäule. – Empfinden wir an manchen Stellen die Härte des Bodens stärker oder gar schmerzhaft? – Dies liegt dann sicher nicht am Boden, sondern an der Verspannung unserer festgewordenen Muskeln! – Durch Übungen werden sie sich jedoch immer besser entspannen. –

Wenn durch das Hohlkreuz Schmerzen entstehen, können wir die Beine aufstellen, so daß die Lendenwirbelsäule besser in Bodenfühlung kommt. –

Zur Lockerung der Arme drehen wir die rechte Hand und den rechten Arm so, daß abwechselnd die Innenseite der Hand und dann wieder der Handrücken nach oben gekehrt ist. Arm und Hand bleiben auf dem Boden liegen. Nur langsam drehen und erspüren, in welcher Lage Arm und Hand am bequemsten liegen: nach unten, nach innen oder nach oben gekehrt. – Das kann bei jedem anders sein. Lassen wir dann Hand und Arm so liegen, wie es am bequemsten ist. – Dieselbe Bewegung führen wir nun mit dem linken Arm aus und erspüren, welche Lage für ihn die bequemste ist. – –

Nun lassen wir Hände und Arme locker liegen und versuchen, unsere Schultern zu locken. Dazu heben wir einige Male die linke Schulter vom Boden ab und lassen sie einfach fallen. – Immer wieder abheben und fallen lassen! – – Wir können sie auch leicht durchschütteln – und dann fallen lassen. – – Dasselbe versuchen wir nun mit der rechten Schulter. Erspüren wir beim Heben und Durchschütteln, wie schwer unsere Schulter ist – und entspannen wir sie beim Fallenlassen völlig. – –

Als nächstes drehen wir sehr langsam den Kopf, so als ob wir bedächtig „nein" sagen wollten. Drehen wir ihn nach der einen Seite – und dann nach der anderen – und erspüren wir dabei, ob im Nacken die Muskeln wirklich locker sind. – Dann drehen wir den Kopf wieder zurück zur Mitte. –

Nun dehnen wir den Nacken durch eine langsame Ja-Bewegung, wobei wir das Kinn in Richtung Brust ziehen. – Und dann wieder locker lassen. –

Die Augen lassen wir geschlossen, so , als ob sie vor Müdigkeit von selbst zugefallen wären. – Erspüren wir die kleinen Muskeln um die Augen – und lassen wir unsere Augen immer tiefer in den Kopf einsinken wie Edelsteine, die im Wasser untergehen. – –

Stirn, Wangen und Mund lassen wir so entspannt, als ob wir lächeln wollten, aber selbst dazu zu müde wären. – Die Nasenflügel spannen wir einige Male leicht an und entspannen dann diese kleinen Muskeln wieder. – Den Unterkiefer lassen wir etwas fallen, so daß der ganze Mund an Spannung verliert. Wenn er sich dabei leicht öffnet, lassen wir dies zu, achten aber darauf, daß wir weiterhin durch die Nase ein- und ausatmen. Liegt die Zunge locker in der Schale des Unterkiefers, – und sind die Lippen ganz weich? – – Erspüren wir, ob der Hals so entspannt ist, daß wir im Moment kein Wort sprechen könnten. –

Gibt der Brustkorb elastisch der Atembewegung nach, so daß der Atem frei strömen kann? – – Spüren wir bei jedem Einatmen die weiche Dehnung im ganzen Leib, also im Brustkorb, in der Leibmitte und im Lendenbereich, im ganzen Becken und bis zum Beckenboden? – – Und bei jedem Ausatmen die Lösung, – das Zurückschwingen in die Leibmitte? – – Lassen wir die Atmung ungestört geschehen, ohne unser Zutun! – – –

Erleben wir die Ruhe im Atem – – Ruhe im ganzen Körper! – – Gönnen wir uns Ruhe, diese notwendige Erholung als Ausgleich zu unserer Tätigkeit während des Tages! – Geben wir uns vertrauensvoll dieser Ruhe hin, und erleben wir sie bewußt! – Kosten wir diese Minuten der Ruhe aus! – Und lassen wir uns dabei von äußeren Einflüssen nicht stören! – – –

Ehe wir nun die Übung beenden, erfühlen wir ohne jede Bewegung den Boden. – Erspüren wir ihn mit dem Kopf, – mit Schultern, – Armen – und Rücken, – mit dem Kreuz, – dem Gesäß, – mit den Beinen und Füßen. – Wir machen uns bewußt, daß unsere Sinne noch wach sind! – Daß wir noch spüren und hören! – Die Augen lassen wir jedoch noch geschlossen. Erspüren wir die Wärme unseres Körpers! – Und horchen wir in den Raum hinein, ohne daß wir uns davon bewegen lassen. – Dann erspüren wir unsere Atembewegung im Beckenraum – und vertiefen behutsam einige Male die *Aus*atmung, bis ein freies *Auf*atmen entsteht. Dabei nehmen wir die Arme über den Kopf und strecken uns durch und gähnen wie nach einem langen Schlaf! – – Dann rollen wir mit dem ganzen Körper auf die rechte Seite und strecken uns durch – und nach links rollen und vor allem den Rücken durchstrecken und dehnen. – – Nochmals etwas nach rechts rollen und von rechts her aufsetzen! – Nehmen wir nun unsere Umwelt bewußt wahr, aus frischen Augen und mit neuen Kräften! –

Diese Übung kann auch vor dem Einschlafen durchgeführt werden, dann aber etwas gekürzt und ohne sich abschließend durchzustrecken. Wenn wir bemerken, daß wir in den Schlaf sinken könnten, drehen wir uns noch auf die gewohnte Schlafseite und lassen uns vertrauensvoll in den Schlaf sinken.

2 Entspannung im Liegen: Bewußtwerden des Spannungszustandes

Diese Übung kann als Fortsetzung der ersten Entspannungsübung oder auch unabhängig davon durchgeführt werden. In diesem Fall sollten wenigstens Anfang und Ende der Übung 1 übernommen werden, sowie jene Elemente, die der Übende für sich als hilfreich empfindet.

Damit Wiederholungen des Textes weitgehend vermieden werden, erfolgt nur noch der Hinweis „*Vorbereitung*" und „*Beendigung*".

Vertrauen wir uns dem Boden an und *lassen* wir uns vom Boden tragen. – Lassen wir den Alltag und alle Pflichten, Sorgen und auch Freuden, also alle Gefühls- und Gedankenbewegungen für die Zeit der Übung weit hinter uns! – Wir können uns nach der Entspannung diesen Dingen um so bewußter und erholter wieder zuwenden, wenn wir sie *jetzt* wirklich loslassen. – – Am besten schließen wir unsere Augen und leben uns in unseren Körper ein. – Erspüren wir, ob wir wirklich bequem liegen. – –

Damit uns die Schwere unseres Körpers sowie der Spannungszustand unserer Muskeln bewußter wird, heben wir dann jeweils ein Bein, einen Arm und zuletzt den Kopf etwa 5 Zentimeter vom Boden ab und lassen sie dann bleischwer fallen. Dadurch wird uns der Wechsel von *An*spannung und *Ent*spannung bewußter, und wir lösen gleichzeitig Verspannungen, die uns sonst nicht bewußt sind.

Erspüren wir zuerst unsere Beine und Hüften, ob und wo Verspannungen vorhanden sind. – – Sind uns unsere Hüften, Beine und Füße denn bewußt? – – Wir werden bemerken, daß es nicht so selbstverständlich ist, daß wir sie *spüren*, ohne sie zu bewegen. – –

Den Atem lassen wir während der Übung frei strömen; wir beeinflussen ihn also nicht.

Nun heben wir langsam das rechte Bein etwa drei bis fünf Zentimeter vom Boden ab – bitte schauen wir nach, ob der rechte Fuß tatsächlich nicht weiter als fünf Zentimeter vom Boden entfernt ist – dann lassen wir das Bein bleischwer fallen. – Heben wir das rechte Bein, das leicht gestreckt bleibt, wieder ein wenig vom Boden ab, und erspüren wir dabei, wie schwer es ist, – und lassen wir es wieder fallen, so daß es sich völlig entspannt. – Und nochmal das rechte Bein sehr langsam vom Boden abheben, so daß auch die Ferse etwa fünf Zentimeter vom Boden entfernt ist – und bleischwer fallen lassen und entspannen. – Wir können das Bein nochmals heben, um den *An*spannungsvorgang noch bewußter zu erleben, – und wieder fallen lassen, so daß es sich ganz entspannt. –

Vergleichen wir nun das rechte Bein und die rechte Hüfte mit der linken Seite. – Können wir einen Unterschied wahrnehmen? – Oder empfinden wir beide Seiten gleich schwer, – gleichwertig warm, – und in demselben Umfang? – – Welche Seite ist uns bewußter? – –

Nun schaffen wir einen Ausgleich und führen dieselbe Übung mit dem linken Bein durch, wobei wir uns den *An*spannungs- und *Ent*spannungsvorgang immer mehr bewußt machen. – Beobachten wir auch, ob wir das Bein wirklich nur bis zu fünf Zentimeter vom Boden abheben. Andernfalls verhindert die unbewußte Angst vor dem Aufschlagen die Entspannung beim Fallenlassen. – – – Dann vergleichen wir beide Beine und Hüften miteinander. Empfinden wir sie jetzt gleichwertig entspannt auf beiden Seiten? – Sind Beine und Hüften jetzt entspannter als zu Beginn der Übung? – Sind sie uns bewußter geworden? – Finden wir sie jetzt schwerer, in besserem Bodenkontakt, oder hat sich nichts verändert? – Versuchen wir nur einfühlsam zu erspüren und wahrzunehmen, ohne willentliche Beeinflussung, die die Wirkung der Übung nur stören würde. – –

Ehe wir nun dieselbe Übung mit den Armen durchführen, vergleichen wir unsere untere Körperhälfte mit der oberen. Empfinden wir sie unterschiedlich oder gleichwertig entspannt und bewußt? – –

Beim Heben und Fallenlassen der Arme beobachten wir, ob und auf welche Weise sich damit unsere Atmung verbindet, ohne daß wir sie beeinflussen. Vermutlich wird ganz von selbst beim Fallenlassen die *Aus*atmung entstehen, während sich mit dem Heben eines Armes die *Ein*atmung einstellt. Erzwingen wir diese Atemweise nicht, sondern beobachten wir sie nur.

Nun heben wir den leicht ausgestreckten Arm aus der Schulter heraus etwa fünf bis zehn Zentimeter langsam vom Boden ab – und lassen ihn fallen wie einen schweren Sack. – Dann wieder sehr langsam heben und dabei den Anspannungsvorgang bis in die rechte Schulter und in den Rücken hinein erspüren, – und den Arm fallen und entspannt liegen lassen. – Nochmals den Arm langsam heben und seine Schwere erspüren, – und fallen lassen. –

Wir vergleichen nun den rechten Arm mit dem linken und erspüren den Unterschied, soweit wir ihn wahrnehmen können. – –

Dann heben wir langsam den ganzen linken Arm etwas vom Boden ab, halten ihn kurz in dieser Anspannung, damit uns sein Gewicht bewußt wird, und lassen ihn auf den Boden fallen. – Wieder langsam den linken Arm vom Boden abheben und dabei sein Gewicht erspüren – und bleischwer fallen lassen. – Wenn wir nochmals den Arm langsam heben, erspüren wir auch unsere Atmung und lassen den Arm entspannt sinken. –

Vergleichen wir nun beide Arme und erspüren wir ihren entspannten Zustand. – – Vermutlich würden wir sie nur noch ungern heben, weil sie so angenehm schwer geworden sind. –

Vergleichen wir auch noch einmal die *untere* Körperhälfte mit der *oberen*. Wahrscheinlich ist der Unterschied jetzt nicht mehr so groß wie vorher. –

Hat sich unser Kontakt zum Boden verbessert, so daß wir uns wirklich tragen lassen können? – Spüren wir den Unterschied zum harten Boden noch stark, oder ist jetzt kaum noch ein Unterschied spürbar, so als ob die Beine und Arme mit dem Boden verwachsen wären? – –

Wie empfinden wir nun unseren Nacken und Kopf sowie unser Gesicht im Vergleich zum Rumpf und zu den Beinen? – Besonders Nacken und Kopf sind für viele schwerer zu entspannen als Beine und Arme; doch wir versuchen es trotzdem. Dazu heben wir den Kopf nur einen Zentimeter vom Boden ab, so daß wir mit dem Hinterkopf noch fast in Bodenfühlung sind, und erspüren dabei die starke Spannung im Nacken, – und lassen den Kopf bleischwer sinken. – Wenn das Fallen hörbar ist, dann haben wir den Kopf zu weit vom Boden abgehoben. Also heben wir jetzt den Kopf noch weniger vom Boden ab, nur so weit, daß uns die Muskelarbeit in Hals, Nacken und bis in den Rücken hinein bewußt wird, – und lassen dann den Kopf wie einen schweren Steinbrocken fallen. – Nochmals den Kopf ein wenig vom Boden abheben, so daß wir fast noch in Bodenfühlung sind, und entspannt sinken lassen. – Erspüren wir, ob sich Nacken, Hals und Gesicht dabei auch wirklich entspannen. – –

Wie empfinden wir jetzt unseren Nacken? – Ist er immer noch

wie eine feste Brücke zwischen Rumpf und Kopf? – Oder ist er gleichwertig entspannt und leicht gedehnt? – Wir dehnen ihn noch mehr und rutschen mit dem Hinterkopf ein wenig nach oben, so daß der Nacken etwas länger wird. – Und dann wieder entspannen. – Wir können auch noch in Zeitlupe die Ja- und Neinbewegungen durchführen, wie sie in Übung 1 beschrieben sind. –

Erspüren wir dann noch einmal den ganzen Körper. – Wie empfinden wir ihn jetzt nach diesen einfachen Übungen? – Liegt er völlig entspannt, so daß wir die Härte des Bodens nicht mehr spüren? – Ist er angenehm warm? –

Wir können nun Teile der ersten Entspannungsübung folgen lassen oder durch Konzentration auf Ruhe die Übung abschließen und langsam beenden, wie es auf Seite 25 aufgezeigt wurde.

3 Entspannung im Liegen: Bewußtwerden der Schwere der Muskeln

Vorbereitung

Schließen wir die Augen und erspüren wir, daß wir vom Boden getragen werden – Liegen wir bequem? – Wenn wir an einer Körperstelle den Druck des Bodens als unangenehm empfinden, versuchen wir, entweder die Lage etwas zu verändern, oder uns an dieser Stelle mit Hilfe von lösenden Bewegungen noch besser zu entspannen. – – –

Lassen wir uns vom Boden *tragen,* und erspüren wir unseren Kontakt zum Boden. – –

In dieser Übung heben wir jeweils ein Bein, einen Arm und zuletzt den Kopf vom Boden ab, jedoch *so langsam,* als uns dies möglich ist. Wir lassen dann das Bein nicht einfach fallen, sondern legen es ebenso langsam wie behutsam wieder auf den Boden. Diese Übung ist schwieriger als die beiden vorhergehenden Übungen, dafür aber auch wirksamer.

Auf die Atmung achten wir während dieser Übung nicht; wir lassen sie immer frei strömen.

Nun leben wir uns in unser rechtes Bein ein und erspüren mit Wade und Ferse die Auflagefläche und damit den Kontakt zum Boden. – Wenn auch unser Oberschenkel den Boden berührt, erspüren wir ebenso die Auflagefläche und damit die Berührungsfläche mit dem Boden. – –

Dann spannen wir die Muskeln des rechten Beines nur so viel an, daß wir einen Teil des Gewichtes selbst tragen, ohne das linke Bein zu belasten. Dabei richtet sich die rechte Fußspitze etwas auf, während das ganze Bein noch in Bodenfühlung bleibt. – Dann erst übernehmen wir das volle Gewicht des Beines, ohne es vom Boden abzuheben. – – Wieviel Kraft ist dafür erforderlich! – Wir spüren dabei, wie der Kontakt von Ferse und Wade zum Boden zwar leichter, aber von der Auflagefläche her nicht weniger wird. – Nun heben wir das Bein Millimeter um Millimeter vom Boden ab und spüren dabei, wie die Ferse nur noch in leichtem Kontakt mit dem Boden ist, während die Wade immer noch voll aufliegt. Dann die Ferse weiter Millimeter um Millimeter abheben, bis sich auch die Wade langsam vom Boden ablöst und das ganze Bein einige Millimeter über dem Boden schwebt. Die Härchen der Waden sind dabei noch in Bodenfühlung! Wir spüren, wieviel Kraft und Muskelspannung in Bauch und Rücken erforderlich ist, nur um das Bein einige Millimeter über dem Boden zu halten. –

Dann nehmen wir das Bein langsam zurück zum Boden, wobei wir zuerst mit der Kleidung in Bodenfühlung kommen, dann erst mit der Haut der Wade. Erspüren wir, wie sich die Wade dem Boden anpaßt, wie die Ferse in Bodenfühlung kommt und schließlich das Bein auf dem Boden liegt, wobei wir immer noch das Gewicht selbst übernehmen. – Wir erspüren dabei, wieviel Kraft erforderlich ist und wie wir langsam von der Kraft etwas zurücknehmen, damit das Bein vom Boden getragen werden kann. Überlassen wir also behutsam das Gewicht des Beines dem Boden, bis die Fußspitze nach rechts wegfällt. –

Lassen wir es aufatmen, und vergleichen wir das rechte Bein mit dem linken. – Können wir einen Unterschied wahrnehmen? – Empfinden wir das rechte Bein schwerer, – größer, – ist es uns bewußter als das linke? – Vielleicht empfinden wir es auch wärmer? – Ist der Kontakt zum Boden bewußter? –

Nun schaffen wir den Ausgleich mit dem linken Bein. Erleben wir zuerst den Kontakt zum Boden, damit wir nachher vergleichen können. – Dann beobachten wir, wieviel Kraft erforderlich ist, um auch nur einen Teil des Gewichts des linken Beines selbst zu übernehmen, so daß sich die Fußspitze etwas aufrichtet. – Übernehmen wir dann das ganze Gewicht des linken Beines so behutsam, als ob der Boden ein schlafender Körper wäre, den wir durch unsere Bewegung in keinem Fall wecken wollen. Ohne das rechte Bein zu belasten, heben wir das linke Bein Millimeter um Millimeter ab, wobei sich zuerst die Ferse vom Boden ablöst, während die Wade noch in Bodenfühlung ist. Dann verringern wir die Auflagefläche der Wade, bis sie schließlich etwa zwei Millimeter über dem Boden hängt. Erspüren wir die Schwere des Beines, und übergeben wir es dann ebenso behutsam wieder dem Boden. Spüren wir, wie die Härchen den Boden berühren! – Wie allmählich die Haut der Wade in Bodenfühlung kommt, bis die Auflagefläche größer wird und dann die Ferse den Boden berührt – bitte so behutsam, als ob er dadurch nicht erwachen dürfte! –

Übergeben wir allmählich das ganze linke Bein und sein Gewicht dem Boden, wir erspüren dabei, wie wir unsere Kraft zurücknehmen, bis die Fußspitze nach links wegfällt. – – Vermutlich kommt ein tiefes Aufatmen, das den Körper von all den Anspannungen befreit, die notwendig waren, um das Gewicht des Beines zu tragen, so daß wir wieder ent-lastet sind. – *Spüren* wir, wie sich mit der Entspannung des Beines die untere Körperhälfte entspannt! – Vergleichen wir das linke Bein mit dem rechten; – jetzt sind wahrscheinlich beide Beine gleichwertig entspannt. – –

Vergleichen wir dann die untere Körperhälfte mit der oberen. – Empfinden wir die untere schwerer als die obere? – Ist im Bodenkontakt ein Unterschied spürbar? – –

Dann leben wir uns in den rechten Arm ein; die Handinnenfläche lassen wir nach unten gekehrt liegen. Übernehmen wir nun ebenso langsam das Gewicht des rechten Armes, ohne ihn gleich vom Boden abzuheben. – Spüren wir, wieviel Kraft bereits dafür erforderlich ist! – Heben wir dann den Arm Millimeter um Millimeter vom Boden ab, wobei sich meistens zuerst der Unterarm vom Boden löst, – dann der Ellbogen – und zuletzt die Fingerspitzen, bis schließlich der ganze Arm einige Millimeter über dem Boden schwebt. – Wir *spüren* dabei seine Schwere und die Anspannung in den Schultern bis in den Rücken hinein. – Kontrollieren wir, ob die linke Seite noch entspannt ist. –

Dann übergeben wir den rechten Arm ebenso behutsam wieder dem Boden, so daß wir zuerst mit den Fingerspitzen in Bodenfühlung kommen, dann mit dem Ellbogen und Unterarm und schließlich mit dem ganzen Arm Kontakt zum Boden bekommen, dabei aber noch das Gewicht des Armes bewußt *tragen*. – Zuletzt überlassen wir dem Boden ganz allmählich das Gewicht des Armes, so, als ob er es nicht bemerken dürfte. –

Vermutlich kommt wieder ein tiefes, befreiendes Aufatmen als Zeichen der Gelöstheit! –

Nun vergleichen wir den rechten Arm mit dem linken, – seine Schwere – und vor allem seine Berührung mit dem Boden. –

Versuchen wir dann ebenso langsam und bewußt den linken Arm vom Boden zu lösen und ihn dem Boden wieder zu übergeben. – – –

Vergessen wir dabei nicht, den Atem immer frei strömen zu lassen. –

Dann vergleichen wir wieder beide Arme, ob sie nun gleichwertig entspannt und in Bodenkontakt sind. –

Den Kopf heben wir nicht vom Boden ab; denn er wäre viel zu schwer! Wir begnügen uns mit dem Versuch, das Gewicht des Kopfes zu übernehmen oder wenigstens einen Teil seines Gewichtes! – *Spüren* wir, wieviel Kraft dafür erforderlich ist! – Übergeben wir dann sein Gewicht ganz behutsam dem Boden, so daß uns bewußt wird, daß der Boden auch unseren Kopf *trägt!* –

Lassen *wir* uns nun *tragen,* körperlich und psychisch! – – Geben wir uns dem *Getragen-Werden* vertrauensvoll hin! – – Dabei kann uns bewußt werden, daß auch dieser Boden ‚getragen‘ wird vom Fundament des Hauses – und dies wiederum von dem Stückchen ‚Erde‘, auf dem es steht. – – *Spüren* wir in die Erde hinein, unabhängig davon, wie viele Stockwerke zwischen uns und der Erde sind. – – Spüren wir in die Erde hinein, als ob wir Wurzeln hätten, die das Erdreich erfassen. – – Dabei kann uns bewußt werden, daß auch die Erde, unser ‚Planet Erde‘, von Kräften getragen sein muß, die es ihr ermöglichen, ihre Bahn um die Sonne zu finden, wobei sie uns auf ihrer kosmischen Lebensbahn mitträgt, so daß wir zugleich auch Bewohner einer größeren Welt sind als nur der unseres alltäglichen Lebens. – – –

Kosten wir dieses Geschenk des Lebens aus in dem vollen Vertrauen, daß wir nicht nur *jetzt,* sondern *immer* ‚getragen‘ sind von Kräften, die unser menschliches Fassungsvermögen weit übersteigen! – – –

Dann kehren wir wieder zurück in unseren persönlichen Lebensraum, von dessen Boden wir uns tragen lassen. – Erspüren wir den festen Boden unter uns mit dem Kopf, – mit den Schultern, – Armen – und mit dem Rücken; – erfühlen wir den Kontakt zum Boden mit dem Kreuzbeinbereich, – dem Gesäß, – mit den Beinen und Füßen. – Sind unsere Sinne noch wach? – Horchen wir, mit geschlossenen Augen, in den Raum hinein, und nehmen wir etwas von den Vorgängen in unserer Umwelt wahr. – – Dann erspüren wir unsere Atembewegung im Beckenraum – und vertiefen behutsam einige Male die *Aus*atmung, bis ein freies *Auf*atmen entsteht. Dabei nehmen wir die Arme über den Kopf und strecken uns durch und gähnen wie nach einem langen Schlaf! – Dann rollen wir mit dem ganzen Körper auf die rechte Seite und strecken uns durch, – und nach links rollen und den Rücken durchstrecken und dehnen. – – Nochmals etwas nach rechts rollen und von rechts her aufsitzen. Bleiben wir noch kurze Zeit sitzen und wenden wir uns währenddessen bewußt gedanklich unseren Aufgaben zu, die uns erwarten. – –

Diese Übung sollte in der warmen Jahreszeit auch auf der Erde liegend durchgeführt werden.

4 Entspannung im Liegen: Kontakt zum Boden, zur Erde

Diese Übung läßt den Kontakt zur Erde eher bewußt werden, wenn sie im Freien durchgeführt wird.

In dieser Übung geht es darum, ohne Körperbewegung den Kontakt zum Boden zu erspüren. Es ist das Bewußtwerden der Verbindung *unseres* Körpers mit einer anderen Art von ‚Körper‘. Dazu legen wir uns wieder auf den Rücken und verwenden zur Vorbereitung jene Elemente aus den drei ersten Übungen, die unserer Entspannung besonders förderlich sind.

Liegen wir so bequem, daß wir, ohne uns zu bewegen, einige Zeit in dieser Rückenlage bleiben können? – Andernfalls lösen wir noch vorhandene Verspannungen durch Bewegungen, wie wir sie bereits kennen. – –

Wie empfinden wir den Kontakt zum Boden, – zur Decke oder zum Teppich, auf dem wir liegen? – Ist es eine unangenehme Berührung, oder ist sie uns bereits selbstverständlich? – Ist uns der Boden noch zu hart, oder sind wir so entspannt, daß wir seine Härte nicht mehr empfinden? –

Leben wir uns nun in den rechten Fuß ein, und *erspüren* wir die *Berührung* mit dem Boden. – Ist der Kontakt in der Mitte der Ferse oder an der rechten Außenseite? – Vergleichen wir nun die Berührung mit der linken Ferse. – Empfinden wir den Kontakt mit dem Boden ebenso wie mit der rechten Ferse? – Ist die Verbindung mit dem Boden ebenso seitlich wie bei der rechten Ferse? – Wenn ja, sind vermutlich beide Beine gleichwertig entspannt. Wenn eine Ferse mehr in der Mitte den Boden berührt, hängt die Fußspitze nicht so weit seitlich weg, sondern der Fuß ist etwas aufgestellt. Dies läßt auf eine stärkere Muskelspannung schließen, wenn nicht

Veränderungen in der Hüfte vorliegen. Wir können nachsehen und uns überzeugen, ob die Fußspitzen in *dem* Abstand zum Boden sind, wie wir dies *spüren.* –

Dann nehmen wir mit unserer rechten Wade den Kontakt zum Boden wahr. Erfühlen wir mit der Wade, wie groß die Fläche ist, die den Boden berührt. – Vergleichen wir sie mit der linken Wade, ob hier die Auflagefläche ebenso groß ist wie rechts. – Ertasten wir auch jene Bereiche der Haut zwischen Waden und Fersen, die nicht in Bodenfühlung sind. – Versuchen wir wahrzunehmen, wo der Kontakt beider Waden nach oben hin endet. – In manchen Fällen werden die Kniekehlen und Oberschenkel nicht in Bodenfühlung sein. – Wo beginnt der Kontakt zum Boden wieder? –

Nun erspüren wir mit unserem Gesäß die Verbindung zum Boden. – Können wir im Kreuzbein den engen Kontakt mit dem Boden wahrnehmen? – Ertasten wir durch den Hautkontakt, wo hier die Berührung mit dem Boden endet und sich die Lendenwirbelsäule etwas vom Boden abhebt. – – Wir atmen nun einige Male etwas tiefer ein und erspüren dabei, ob die Lendenwirbelsäule etwas mehr in Bodenfühlung kommt. Wo beginnt jetzt im Rücken die engere Berührung mit dem Boden? – Lassen wir dann den Atem wieder frei strömen, ohne daß wir ihn beeinflussen. –

Können wir den engen Kontakt zum Boden mit der Brustwirbelsäule und mit der Rückenmuskulatur wahrnehmen, – bis herauf zu den Schultern? – –

Ist uns im Nacken das Fehlen der Berührung mit dem Boden bewußt, während der Hinterkopf beinahe in den Boden zu sinken scheint? –

Durchspüren wir unser Gesicht: Ist unsere Stirn entspannt? – Sind die Augen so locker, daß wir das Gefühl haben, daß sie in den Kopf einsinken? – Sind die Augenlider so entspannt, als wären sie von selbst zugefallen? – Sind die Wangen locker, so daß wir das Empfinden haben, daß sie zu den Ohren hin ziehen? – Ist unser Mund entspannt, vielleicht sogar ein wenig geöffnet, – so daß auch der Unterkiefer und die Zunge locker sind? – Ist der Hals entspannt? – Erspüren wir dann wieder die Schultern. Wenn wir nicht sicher sind, ob sie auch wirklich locker liegen, gleiten wir mit den Fingerspitzen einige Zentimeter in Richtung zu den Füßen, so daß die Schultern etwas tiefer zu liegen kommen. – Dann lassen wir die Arme wieder entspannt liegen und erspüren mit ihnen den Kontakt zum Boden: zuerst mit den Oberarmen, – dann mit den Ellbogen, – mit den Unterarmen – und mit den Händen. – Liegen die Hände mit dem Handrücken auf dem Boden, so daß die Innenhand nach oben geöffnet ist, oder berühren die Fingerspitzen den Boden? – Wenn wir das Bedürfnis haben, die Hände zu drehen, damit sich die Arme besser entspannen können, geben wir diesem nach. –

Erspüren wir nun im ganzen Körper den Kontakt zum Boden, – und durch den Boden hindurch zur Erde. – Können wir *spüren*, daß wir von einem großen ‚Körper‘ *getragen* werden, der selbst lebt, wenn auch in einer anderen Form und Weise als wir. – – Wie viele Lebewesen und Lebensformen trägt und ernährt die Erde, die zugleich alle Teil ihres ‚großen Körpers‘ sind! – Alle Arten von Mineralien, – von Pflanzen und Tieren im Wasser und auf dem Lande! – Dazu die große ‚Familie Menschheit‘! – Und *wir* sind lebendiger Teil dieses vielgestaltigen Lebens auf unserer Erde. – –

Können wir uns dieser Erde ganz anvertrauen, so daß wir alle Verspannungen an sie abgeben? – –

Erfühlen wir wieder *unseren* Körper, wie er entspannt daliegt, von der Erde getragen wird und auch selbst voller Leben ist. – Empfinden wir das Durchpulst- und Durchströmtsein vom Leben! – – Spüren wir die wohlige Wärme, die unser Körper ausstrahlt? – Strahlt auch die Erde etwas aus? – – Ist der Platz, auf dem wir liegen, für uns angenehm, oder haben wir das Bedürfnis, uns für die nächste Entspannung an eine andere Stelle zu legen? – – – Haben wir das Empfinden, daß wir von der Erde eine wohltuende Strahlung aufnehmen? – Wenn nicht, sollten wir tatsächlich verschiedene Stellen diesbezüglich prüfen.

Ist uns bewußt, wie wach unsere Sinne in der Entspannung sein können? –

Beenden wir dann die Entspannung nach Belieben, entweder gemäß dem eigenen Erleben oder nach dem Text der ersten Übung, jedenfalls aber langsam und mit einer abschließenden Aktivierung der Muskulatur.

5 Entspannung im Liegen: Bewußtwerden und Zulassen der natürlichen Atmung

Bei den bisherigen Entspannungsübungen mag sich mancher Leser gefragt haben, warum die Atmung noch kaum Erwähnung fand, während sie doch eine ideale Hilfe zur Entspannung sein kann. Dies ist zwar richtig, jedoch nur dann, wenn der Übende fähig ist, seinen *natürlichen Atem zuzulassen.* Es scheint das Einfachste von der Welt zu sein, seinen Atem, wie es jedes kleine Kind noch kann, zuzulassen, frei von Willenseinflüssen und Ich-Impulsen. Dies ist es auch, solange sich die natürliche Atmung *unbewußt* vollzieht. Sobald wir uns jedoch die Atmung *bewußtmachen,* besteht die Gefahr, daß wir sie beeinflussen und damit ihren natürlichen Verlauf stören.

Jede willentliche Veränderung der Atmung bewirkt immer auch eine Veränderung des ‚ganzen' Menschen, seiner Muskelspannung, seiner innersekretorischen und nervalen Vorgänge ebenso wie seiner psychischen Verfassung. Umgekehrt wirken alle diese Vorgänge auf die Atmung, die sich augenblicklich den Gegebenheiten und Erfordernissen anpaßt. Daraus wird verständlich, welche vielseitigen Möglichkeiten es gibt, über die Veränderung der Atmung eine tiefgreifende Einflußnahme auf alle Lebensvorgänge auszuüben, aber auch, welche Gefahren damit verbunden sind. Einzelheiten dazu werden im Rahmen der Atemübungen noch besprochen*.

Die natürliche Atmung und der rechte Spannungszustand der Muskulatur stehen in unmittelbarem Zusammenhang. Deshalb versuchen wir zuerst, uns *der natürlichen Atmung bewußt zu werden.* Dies geschieht auf einfachste Weise in der Entspannung; denn hierbei kommen auch die Willensimpulse weitgehend zur Ruhe, so daß sie den Atemvorgang nicht stören. *Dann* ist der Atem eine spürbare Hilfe, um den Entspannungsvorgang zu vertiefen.

Für den ersten Teil der Entspannungsübung legen wir uns auf den Bauch, entweder auf eine Decke oder direkt auf den Teppich oder, wenn wir im Freien üben, auf die Erde.

Überprüfen wir vorher noch, ob die Atemwege in der Nase frei sind, so daß die Atmung unbehindert möglich ist. Andernfalls reinigen wir noch die Nase.

---

* Siehe ab Seite 77.

Legen wir uns so bequem wie möglich. Die Hände nehmen wir übereinander und legen die Stirn auf den oberen Handrücken. Oder wir drehen den Kopf zur Seite und legen ihn auf eine Wange, während die Arme neben dem Körper entlang auf dem Boden liegen, eben so, wie es am angenehmsten ist. –

Die großen Zehen nehmen wir zusammen, die Fersen lassen wir locker auseinanderfallen, so daß Beine und Gesäß entspannt sind. –

Wir schließen die Augen und leben uns in unseren Körper ein – und erspüren die Atembewegung. – – Lassen wir dabei den Atem frei strömen, auch wenn wir versuchen, ihn bewußt wahrzunehmen. – –

Wenn *es* einatmet, spüren wir den leichten Druck des Bauches gegen den Boden, so daß der ganze Leib gehoben *wird* – und bei jedem Ausatmen entspannt zurücksinkt. – – Lassen wir dies geschehen, ohne unser Zutun. – – Ist dabei die Ein- oder die Ausatmung länger? – Spüren wir bei jedem *Einatmen* den *Spannungsvorgang* und bei jedem *Ausatmen* den *Lösungsvorgang?* – Beim Ein die weiche Dehnung, vor allem im Bereich der Lendenwirbelsäule, und beim Aus das ruhige Nachsinken. – – Lassen wir das vertrauensvoll geschehen, und entspannen wir uns bei jedem Ausatmen noch mehr. – – Wenn wir die Atmung frei zulassen, wenn wirklich *es atmet* und die Muskulatur elastisch nachgibt, werden unsere inneren Organe sanft massiert, so daß sie mit jedem Atemzug belebt werden. – – Dies ist eine natürliche und kostenlose Massage! –

Sind wir bereits so entspannt, daß die Dehnung bis in den Rücken hinein spürbar ist? – Vermeiden wir jedoch ein Nachhelfen, und sei es noch so gering; es würde die Atmung stören und ihre natürlichen Auswirkungen mindern. – –

Kosten wir vor allem jedes Ausatmen aus, die Phase der Lösung, der Entspannung, – und genießen wir den Moment der Stille nach jedem Aus. – – – Es ist ein stiller Ruhepunkt *in uns,* unbeeinflußt von äußeren Dingen. – Lassen wir uns dabei durch nichts stören! *Wenn wir in uns ruhen,* dann stören uns auch Geräusche aus der Umwelt nicht mehr. – Das läßt sich inmmer wieder erfahren, auch im Alltag! –

Erleben wir hellwach die Atembewegung und die damit verbundene Bewegung im ganzen Leib! – – – Entspannen wir uns mit jedem Ausatmen mehr! – Genießen wir es, daß wir nichts selbst dabei zu tun brauchen, sondern diesen Lebensvorgang nur geschehen *lassen!* – – –

Wenn wir die Übung in der Bauchlage beenden wollen, vertiefen wir einige Male die *Aus*atmung, bis ein freies *Auf*atmen entsteht. Wenn wir die Übung ganz beenden wollen, strecken wir uns in gewohnter Weise durch. Andernfalls rollen wir zur Seite und legen uns auf den Rücken. –

Erspüren wir unseren Körper in der Rückenlage, ob er entspannt liegt. – Lösen wir noch vorhandene Verspannungen der äußeren willkürlichen Muskulatur. Dies wirkt sich dann im Laufe der Zeit auch auf die unwillkürliche Muskulatur aus, die nicht unserem Willen untersteht, so daß wir uns immer tiefer entspannen können. –

Leben wir uns in unsere Füße ein und erspüren wir, ob sie entspannt sind. – Hängen die Fußspitzen seitlich locker weg? – Wenn nicht, stellen wir die Fußspitzen auf, damit sich die großen Zehen berühren. Dann lassen wir die Fußspitzen locker auseinanderfallen, so daß sie seitlich weghängen. – Wenn diese lockernde Bewegung nicht reicht, schwingen wir mit den Fußspitzen in gleicher Richtung oder in Gegenbewegung, wie wir es in der ersten Übung kennengelernt haben. –

Sind unsere Beine entspannt? – Andernfalls heben wir abwechselnd das rechte und dann das linke Knie vom Boden etwas ab und lassen es wieder auf den Boden sinken, so daß sich die Beine entspannen und die Fallbewegung bis in den Nacken hinein durchschwingt. – –

Ist der Beckenbereich so locker, daß er der Atembewegung elastisch nachgibt? – Wenn das Hohlkreuz schmerzt, können wir ein Bein oder auch beide Beine aufstellen, so daß die Lendenwirbelsäule entlastet wird. –

Sind auch die Gesäßmuskeln entspannt? – Wenn nicht, spannen wir sie einige Male an und entspannen sie wieder. –

Ist unsere Rückenmuskulatur so locker, daß wir die Härte des Bodens nicht mehr als unangenehm oder gar schmerzhaft empfinden? –

Sind wir in den Schultern und im Nacken entspannt? – Wenn nicht, schütteln wir die Schultern und lassen sie auf den Boden sinken; – den Nacken dehnen wir langsam und lassen die Spannung dann wieder los. – Liegt unser Kopf bleischwer auf dem Boden? – Ist unser Gesicht entspannt: Stirn, – Augen, – Nase und Wangen, – Mund, Zunge und Hals. – Gibt der Brustkorb elastisch der Atembewegung nach? –

Erspüren wir unseren Kontakt zum Boden, – so daß uns bewußt wird, daß wir vom Boden getragen werden. – –

Nun legen wir eine Hand auf den Unterbauch, die andere auf den Oberbauch; die Ellbogen lassen wir, wenn möglich, auf den Boden gestützt, so daß wir die Arme entspannen können. – Erspüren wir mit den Händen die Atembewegung. Dabei wird uns sicher bewußt, daß der Leib mitsamt den Händen vom Atem bewegt *wird*. – Fühlen wir, wie ohne unser Zutun die Bauchdecke gehoben wird und von selbst wieder entspannt zurücksinkt – bei jedem Atemzug; – wie *es* sich dehnt – und wieder löst. – – Wir brauchen den Atem nur zuzulassen, wie er kommt und geht und wiederkommt. – – Ist die Atembewegung frei und ruhig, – ohne Rucke und Verzögerungen, – frei von jeder Beengung? – – Atmen wir einige Male *riechend* ein und erspüren wir dabei, wie der kühle Luftstrom durch die Nase hindurch in den Rachen und weiter in die Lungen zieht. – Beim Ausatmen können wir den Mund etwas öffnen, so daß sich die Muskeln in der Leibmitte noch besser entspannen, die Ausatmung leichter fällt und dadurch tiefer wird. – Also riechend durch die Nase einatmen, dabei möglichst *es einatmen lassen* und durch den Mund die Luft *ausströmen lassen,* – immer wieder, und dabei den vertieften *Ent*spannungsvorgang bewußt erleben. – – – Vermeiden wir jedoch eine willentliche Beeinflussung der Atmung. –

Dann gehen wir wieder zur vollen Nasenatmung über und lassen den Mund geschlossen. –

Bei der nun folgenden Übung atmen wir mit einem kurzen leichten Stößchen ein, so daß die Bauchdecke von innen her einen leichten Ruck bekommt. Dadurch kann uns die Abwärtsbewegung des Zwerchfells beim Einatmen bewußter werden. Die Ausatmung lassen wir immer ruhig geschehen. Atmen wir vorher ruhig aus. – Nun leicht und kurz einatmen und wieder ruhig den Atem ausströmen lassen. – Kurz ein, und dabei den kleinen Ruck gegen die Bauchdecke und die Hände erspüren, und ruhig ausatmen. – Üben Sie das in Ihrem eigenen Atemrhythmus; immer wieder leicht und kurz einatmen und ruhig ausatmen. Beim Einatmen ertasten wir mit den Handflächen den leichten Schubs gegen die Bauchdecke von innen her, und beim Ausatmen nehmen wir die Lösung wahr und lassen uns Zeit für einen Moment der Stille. – –

Dann nehmen wir die Hände vom Bauch weg und legen sie seitlich auf den Boden. Atmen wir wieder ebenso kurz ein und ruhig aus und erspüren wir jetzt *innerlich,* also ohne die äußere Hilfe der Hände, den leichten Schubs gegen die Bauchdecke. – – Spüren wir bei jedem Einatmen den stärkeren Schwung des Zwerchfells gegen die Bauchorgane, die dadurch stärker massiert werden? – –

Wenn wir im Bauch eine Spannung spüren, dann stellen wir die Beine auf. Die Füße nehmen wir etwas auseinander, die Knie lassen wir aneinandergelehnt, so daß die Beine entspannt sind. Dabei können wir bemerken, daß das Rückgrat, besonders im Bereich der Lendenwirbelsäule, besser auf dem Boden aufliegt und die Atembewegung freier wird. –

Vermutlich spüren wir jetzt den leichten Schubs gegen die Bauchdecke beim kurzen Einatmen besser als vorher. Lassen wir uns bei jedem Ausatmen viel Zeit, damit der Bauch weich nachsinken kann. – –

Dann beenden wir diese kleine Übung und lassen den Atem wieder frei strömen. – Erspüren wir nochmal, ohne die Hilfe der Hände, das Bewegtwerden der Leibmitte und des ganzen Beckenraumes. – – Ertasten wir *mit der Bauchwand* das Bewegtwerden der Bauchwand? – – Wenn uns dies noch nicht gelingt, nehmen wir wieder die Hände zu Hilfe und ertasten mit den Handflächen äußerlich diese ruhige Bewegung. – – Bis sie uns ganz vertraut geworden ist, so daß wir sie jederzeit auch innerlich wahrnehmen können. – Nur *es atmen lassen* und bewußt erleben, wie sich diese natürliche Bewegung – als Ausdruck des Lebens in uns – von selbst vollzieht. – – – Wir schauen innerlich nur zu und erspüren, ob es unser natürlicher Atem ist; – – ob sich mit jedem Ausatmen Spannungen lösen; – – ob unser Atem ruhiger wird; – – ob wir uns wohl dabei fühlen, – und ob auch wir damit ruhiger werden. – – Lassen wir uns in dieser Ruhe durch nichts stören! Weder von äußeren Einflüssen noch von eigenen Gedanken, Gefühlen oder Willensimpulsen. – – Wenn sich der Atem von selbst beruhigt, kommen auch unsere Nerven zur Ruhe, so daß wir uns erholen. – Spüren wir das gleichmäßige Auf und Nieder, – das Aus und Ein – und wieder das Aus, – die Lösung und Spannung und wieder die Lösung; – – die Atemfülle – und die Atemstille nach jedem Aus. – – Geben wir uns vertrauensvoll dem Atemgeschehen hin und erleben wir dankbar dieses Geschenk des Lebens. – – –

Beenden wir dann diese Entspannung wie in Übung 1

6 Entspannung im Liegen:
Loslassen körperlicher Verspannungen

Diese Übung ist ebenso zum Einschlafen geeignet wie auch tagsüber, um Verspannungen zu lösen. Das Üben des Loslassens in Verbindung mit dem Atem kann auch im Sitzen und im Stehen durchgeführt werden.

Wenn Entspannungsübungen als Vorbereitung für den Schlaf
dienen, sollten wir uns, ehe wir einschlafen, auf die gewohnte
Schlafseite legen und vertrauensvoll in das Unbewußte sinken lassen. Dann entfällt das Durchstrecken und Aktivieren. Führen wir
aber die Übung während des Tages durch, ist es wesentlich, daß wir
hellwach und kontrolliert bleiben. Es soll kein unbewußter oder
gar hypnotischer Zustand entstehen, sondern wir sollten das, was
wir in der Entspannung erleben, kontrolliert und *bewußt erleben*.
Nur dann *erlernen* wir die Entspannung, lernen immer neue Möglichkeiten kennen und können sie gezielt einsetzen. Dann steht uns
auch frei, die Entspannung jederzeit zu beenden oder sie über längere Zeit zu vertiefen.

In dieser Übung nützen wir den Lösungsvorgang der Ausatmung, um körperliche Verspannungen loszulassen. Wenn dies in
der Entspannungsübung im Liegen gelingt – hierbei ist es am
ehesten erreichbar –, kann das Ausatmen tagsüber Hilfe sein, um
Verspannungen, die bewußt werden, loszulassen. Je eher diese
bemerkt werden, um so leichter sind sie zu lösen. Durch das Erleben
des Bewußtseinszustandes in der Entspannung entsteht ein Ver-
gleichswert zur natürlichen Muskelspannung im täglichen Geschehen, so daß dadurch ein Körpergefühl entsteht, das Fehlspannungen – also eine Muskelspannung, die nicht der augenblicklichen Verfassung und Belastung entspricht – frühzeitig bewußt
werden läßt.

Um Wiederholungen zu vermeiden und mehr Übungen vermitteln zu können, folgen für Anfang und Ende jeder Entspannung
nur noch die Stichworte ,,Vorbereitung'' und ,,Beendigung''. Diese
beiden Phasen der Entspannung können den Übungen 1–5 entnommen werden. Jeder sollte für sich herausfinden, auf welche
Weise er die Entspannung am besten einleitet und ausklingen läßt.

Vorbereitung
Dann erspüren wir die ruhige Atembewegung im Beckenbereich, ohne sie zu beeinflussen. – – – Ist die *Aus*atmung länger als
die *Ein*atmung? – Wenn nicht, sollten wir die Atmung in aller

Ruhe *werden lassen* und nur erspüren, wie sie kommt und geht. – (Siehe Übung 5.)

Erspüren wir die Atembewegung nicht nur im Bauch, sondern im ganzen Beckenbereich, so daß wir die weiche Dehnung und Lösung auch im Beckenboden wahrnehmen können, – im Kreuzbereich und bis herauf zu den Lenden. – –

Nun verbinden wir mit dem freiströmenden Atem die Konzentration auf „Loslassen". Wenn *es* einatmet, denken wir jeweils „Los-", bei jedem Ausatmen „lassen". Dadurch lösen wir uns von allen anderen Gedanken und Gefühlen, so daß erneute Ursachen für Anspannungen ausbleiben und wir dann nur noch die vorhandenen Verspannungen zu erspüren, wahrzunehmen und loszulassen brauchen.

Leben wir uns also wieder in unsere Atembewegung ein und geben wir dem Atem bei jedem neuen Kommen noch mehr Freiheit. – Lassen wir ihn jedesmal in aller Ruhe ausschwingen, so daß schließlich nach jedem Aus ein Moment der Atemstille entsteht, in der wir ein Höchstmaß an Wachheit, an Bewußtheit erleben. – – –

Wenn wir *spüren, es atmet ein*, denken wir „los-", „lassen" beim Ausatmen. – – Immer wieder: los-lassen, – los-lassen, – los-lassen! – – – Vermeiden wir jeden anderen Gedanken, und konzentrieren wir uns ohne Willensanspannung, jedoch wach und bewußt auf „los-lassen". – – – Immer im natürlichen Atemrhythmus, – der dann von selbst ruhiger wird. – – –

Diese erste Stufe der Übung kann schon bewirken, daß sich unsere Gefühle und Gedanken beruhigen und die körperlichen Verspannungen nachlassen, so daß wir einschlafen können oder daß wir uns bereits ausreichend entspannt fühlen. Wenn es die Zeit erlaubt, sollten wir noch die nächste Stufe durchführen.

Nun erfühlen wir mit unserem inneren Tastsinn, ob im Beckenbereich Verspannungen vorhanden sind. Den Atem lassen wir dabei unbeeinflußt weiterströmen. – Wenn wir ein Ziehen oder eine Verspannung wahrnehmen können, versuchen wir, uns darin einzuleben und mit jedem Ausatmen etwas davon ‚loszulassen'. Der Schwerpunkt liegt dabei auf dem ruhigen *Aus*atmen und dem ‚Lassen'! – – – Dann leben wir uns in den Kreuzbeinbereich ein und erspüren, ob hier ein Druck oder Spannungen vorhanden sind. – Versuchen wir dann wieder das *Los-lassen*. – – – Leben wir uns in den Lendenbereich ein und üben wir hier das Los-lassen. – – Dann im Rücken, vor allem zwischen und unter den Schulterblättern: Los-lassen! – – Immer wieder: Los-lassen! – – – Verwenden wir für jede Stelle so viele Atemzüge, als wir brauchen, um wirklich *loslassen zu können!* – Ertasten wir unsere Schultern, und spüren wir tief hinein, ob verhärtete Stellen vorhanden sind! – – Lassen wir uns Zeit beim Los-lassen; – los-lassen, – los-lassen! – –

Sind im Nacken Verspannungen spürbar? – Los-lassen! – – – Ist die Kopfhaut entspannt? – Los-lassen! – – – In der Stirne: Los-lassen! – – – In den Augen: Los-lassen! – – Die Wangen: Los-lassen! – – Mund und Unterkiefer: Los-lassen! – – Spannungen im Hals: Los-lassen! – – Verspannungen im Brustkorb: Los-lassen! – – Und bis herunter zur Leibmitte alle Verspannungen mit dem Ausatmen los-lassen! – – –

Kontrollieren wir zwischendurch, ob unsere Atmung wirklich frei ist von Willensimpulsen. Dies können wir u. a. daran messen, ob die Ausatmung frei ausschwingen kann, so daß sie um ein Zwei- bis Dreifaches länger ist als die Einatmung, ohne daß dabei Atemnot verspürt wird. – – – Fühlen wir uns wohl und entspannt? – Gibt die Bauchwand weich der Atembewegung nach? – Sind wir noch hellwach gegenwärtig? – –

Dann leben wir uns in den Beckenboden ein und erspüren, ob diese Muskelplatte von der Atembewegung weich mitbewegt wird. Üben wir auch hier das Los-lassen! – – – Dann in den Oberschenkeln los-lassen! – Loslassen! – – In den Unterschenkeln los-lassen! – – Und in den Füßen los-lassen! – –

Können wir noch irgendwelche Verspannungen wahrnehmen? – Wenn ja, dann versuchen wir uns in diesen Körperbereich einzuleben und mit jedem Ausatmen etwas von den Verspannungen loszulassen. – – –

Ist unser Atem ruhig und frei geworden? – Empfinden wir unseren Körper entspannt, aber nicht aufgelöst? – Falls wir ein Gefühl der Auflösung haben, konzentrieren wir uns auf die Leibmitte, erspüren die Atembewegung und konzentrieren uns dabei mehr auf die Einatmung als auf die Ausatmung, ohne den Atemrhythmus zu stören. – Erleben wir uns dabei *als Ich in diesem entspannten Körper!* – – Es kann durchaus sein, daß die Körperkonturen nicht mehr wahrnehmbar sind; dies ist ein Zeichen vertiefter Entspannung. Doch sollte das Ichbewußtsein klar und gegenwärtig den Entspannungszustand erleben. Die *Qualität* dieses Erlebens ist selbstverständlich anders als das Körpererleben zum Beispiel im Alltag oder in einer kleinen Ruhepause. –

Erleben wir also diesen entspannten Zustand hellwach! –

Kosten wir die Ruhe aus, und erleben wir bewußt die *Ruhe im Atem, – – –* empfinden wir die *Ruhe in den Muskeln – –* und die *Ruhe in den Nerven. – –* Ist diese Ruhe passiv, oder können wir sie *als Bewußtseinszustand erleben*, in dem sich unsere Kräfte sammeln und ordnen, *– – wir zu uns finden und in uns ruhen? – – –* Vertrauen wir uns dieser inneren Ruhe an, und lassen wir uns von der *heilenden Kraft der Ruhe* tragen. – –

Beendigung

Wenn diese Übung zum Einschlafen durchgeführt wird, genügt es oft schon, nur die untere Körperhälfte zu durchspüren und das Loslassen zu üben. Dadurch wird der Parasympathikus angeregt, also jener Teil des vegetativen Nervensystems, das zwar nicht direkt durch den Willen beeinflußbar ist, jedoch auf indirekte Weise, zum Beispiel durch Entspannungsübungen. Die damit verbundene Lösung ist meistens ausreichend, um einschlafen zu können.

Wenn die Entspannung allmählich tiefer wird, sollte sich der Übende jederzeit bewußt sein, daß er mit Hilfe der Atmung die Entspannung beliebig beenden kann. Wie bereits gesagt wurde, geschieht dieser Übergang am besten sehr behutsam und langsam.

Sollte sich die Entspannung so weit vertiefen, daß der Übende seinen Körper unter sich liegen sieht, genügt der Wunsch oder Willensimpuls, sich mit dem Körper zu verbinden, um wieder im Körper bewußt zu sein. Auch dies geschieht am einfachsten mit der Atmung, doch sollte hierbei der Schwerpunkt auf der *Einatmung* anstatt auf der Ausatmung liegen. Es besteht also kein Grund zur Ängstlichkeit, wenn diese Zusammenhänge bekannt und Möglichkeiten zur Behebung eines solchen Zustandes bewußt sind.

7 Entspannung im Liegen: Dunkelheit als Vorbereitung für den Schlaf

Nach geistiger Arbeit, psychischen Belastungen oder sonstiger Überaktivität oft bis spät in die Nacht hinein fällt das Einschlafen schwer. Wenn es nicht gelingt, den sympathischen Teil des vegetativen Nervensystems zu beruhigen, kann der Parasympathikus nicht in seine Phase eintreten, und wir bleiben hellwach. Eine Beruhigung ist wiederum nur auf indirekte Weise möglich, zum Beispiel durch körperliche und psychische Entspannung, durch Ruhe, Dunkelheit und Wärme. Da heute viele Menschen an Schlafstörungen leiden, folgen noch einige beruhigende Übungen, die Hilfen für tiefen Schlaf sein können. Sie ersetzen jedoch eine Verarbeitung der psychischen Ursachen dieser Störungen nicht.

Vorbereitung

Leben wir uns in unsere Atembewegung ein; – wir erspüren die weiche Dehnung bei jedem Einatmen – und die Lösung beim Ausatmen. – – – Nehmen wir die Atembewegung nicht nur im Bauch wahr, sondern rundherum im Beckenbereich, bis in den Lendenbereich hinein. – – Wenn wir spüren, *es* atmet ein, denken wir „los-", bei jedem Ausatmen „lassen". – – Wir vermeiden jeden anderen Gedanken und konzentrieren uns ohne Willensanspannung nur auf das Los-lassen. – – Immer wieder und im natürlichen Atemrhythmus! – – –

Dann leben wir uns in das Innere des Beckenraumes ein und *erleben* die wohltuende und beruhigende Dunkelheit in diesem Körperbereich. – – Wir können mit unserem inneren Tastsinn den Beckenraum innerlich ertasten, vom Beckenboden bis zum Zwerchfell herauf, so, als würden wir diesen ‚Becken-Raum' durchschreiten. – Vermutlich erleben wir diesen ‚Raum' dunkel und angenehm warm, so daß wir uns, wie in einem Nest, darin geborgen fühlen und die beruhigende Wirkung wahrnehmen können. – –

Nun verlassen wir diesen mütterlichen ‚Raum', und leben uns in den Kopf ein. Vermutlich ist hier die Wahrnehmung anders! – Damit sich unsere Gedanken beruhigen, denken wir an den Frieden einer Abenddämmerung. – – – Durchspüren wir unseren Kopf vom Scheitel bis zum Schlund in aller Ruhe, und lassen wir es in uns dunkel werden, so daß alle Gedanken und Willensimpulse in der Dämmerung untergehen. Wir können darauf vertrauen, daß uns nach der Übung oder nach dem Schlaf alles wieder zur Verfügung steht, ja um so klarer und bewußter, je mehr wir dies alles jetzt loslassen. – Denken wir nur noch los-lassen, – los-lassen, – immer verbunden mit dem natürlichen ruhigen Atem. – – –

Lassen wir die Dunkelheit sich auf Hals, Nacken und Schulterbereich ausdehnen. – Denken wir mit jedem Einatmen ‚los-', ‚lassen' mit jedem Ausatmen. Und *lassen* wir dabei tatsächlich alle Spannungen und Unruhe los. – – – Geben wir sie ab an die Erde. – – Erfühlen wir die wohltuende und beruhigende Dunkelheit im ganzen Brustraum und in den Oberarmen, – und denken wir nur noch ‚los-lassen', so, als ob wir keine anderen Gedanken mehr zur Verfügung hätten. – – –

Nehmen wir die uns bereits vertraute Dunkelheit in der Leibmitte und im Beckenraum wahr, – ebenso in den Unterarmen – und Händen. – – Erleben wir auch hier das Los-lassen; – los-lassen, – los-lassen. – – – Dann erspüren wir den Beckenboden und lassen auch hier alle Spannungen los. – Los-lassen, – los-lassen. – – Dann dehnt sich die Dunkelheit auf die Oberschenkel aus, und wir erleben auch hier das Los-lassen. – – Ertasten wir die Dunkelheit in den Knien, – Kniekehlen – und Unterschenkeln. – – Und immer wieder los-lassen, – los-lassen. – – Wir leben uns in die Fußgelenke und Füße ein und nehmen auch hier Dunkelheit wahr, wieder in Verbindung mit dem Los-lassen, – los-lassen. – – Zuletzt erspüren wir die Fußsohlen und lassen noch die letzten Anspannungen durch die Fußsohlen hindurchsinken: Los-lassen, – los-lassen. – –

Wenn wir schlafen wollen, lassen wir uns in ein Meer der Ruhe sinken und drehen uns noch auf die gewohnte Schlafseite. Wenn wir jedoch die Entspannung tagsüber üben, bleiben wir hellwach!

Sind wir nun wirklich entspannt und doch hellwach? – Vermutlich hat sich unsere Atmung beruhigt und die *Aus*atmung verlängert. – Es kann sein, daß wir unseren Körper als sehr schwer empfinden; es ist aber auch möglich, daß ein Gefühl der Leichtigkeit und Schwerelosigkeit vorherrscht, in dem wir unsere Körpergrenzen nicht mehr deutlich wahrnehmen. Anstelle der Dunkelheit kann ein Empfinden der Helligkeit und Wachheit treten, in der wir unseren Körper nur noch als ‚feine Substanz' wahrnehmen. Dies alles sind Möglichkeiten des Erlebens, die, entsprechend der Tiefe der Entspannung, immer wieder anders sind. – Erleben wir also diesen entspannten Zustand hellwach! – – Kosten wir diesen Bewußtseinszustand aus, den zu erleben uns nicht jederzeit möglich ist. – – Erleben wir die damit verbundene *Ruhe* im Atem, – – die Ruhe in den Muskeln, – – und die Ruhe in den Nerven. – – Ruhen wir tief *in uns*, so daß wir uns der heilenden Kraft der Ruhe anvertrauen können, ohne uns dabei zu verlieren oder zu entfremden? – – – Sind wir in dieser Ruhe uns selbst vertrauter? – – Erspüren wir die *Kraft der Ruhe*, die uns durchströmt, belebt und trägt. – – –

Beendigung wie Übung 1.

8 Entspannung im Liegen:
Loslassen psychischer Spannungen

Bei dieser Übung geht es darum, nicht nur körperliche Verspannungen loszulassen, sondern auch deren Ursachen, nämlich die psychischen Spannungen. Die körperliche Entspannung allein gelingt nur bedingt, wenn nicht gleichzeitig eine psychische Entspannung erfolgt. Das heißt, erst wenn unsere Gefühle, Gedanken, Vorstellungen, Wünsche und Willensimpulse zur Ruhe kommen, entspannt sich auch der Körper. Nicht die Muskulatur verspannt sich, sondern jeder Gedanke, sei er angenehm oder belastend, ist ein Impuls, der, je nach seiner Stärke, Anspannungen oder sogar Verspannungen in der Muskulatur bewirkt. Auch die Atmung wird von all diesen psychischen Vorgängen betroffen und davon verändert. So lange diese psychischen Impulse anhalten, bleiben auch die Anspannungen in der Muskulatur. Erst wenn es gelingt, diese unentwegten psychischen Impulse zu vermeiden, zum Beispiel durch Konzentration auf den Entspannungsvorgang oder auf Ruhe, können die Anspannungen abklingen und die Körperkräfte zur Ruhe kommen. Deshalb versuchen wir, durch Konzentration auf ‚Loslassen‘, und nachher auf ‚Ruhe‘, die psychischen Bewegungen ausklingen zu lassen. Zunächst gelingt dies in einer Entspannung im Liegen eher, während nach einiger Zeit der Übung diese einfache Technik auch im Alltag jederzeit angewandt werden kann. Wann immer psychische Unruhe oder ihre Wirkung als Muskelverspannung bewußt wird, sollte das Loslassen geübt werden.

Vorbereitung
Leben wir uns in unsere Atembewegung ein, – und erspüren wir das Gedehnt-*werden* und Gelöst-*werden* im ganzen Beckenbereich und in der Leibmitte. – –
Wenn es einatmet, denken wir „los-“, „lassen“ bei jedem Ausatmen. Wir lassen dabei den Atem frei ausschwingen, so daß nach jedem Aus ein Moment der Ruhe entsteht. – Lassen wir dies *werden*, ohne unser Zutun. – –

Hier kann zuerst das körperliche Loslassen geübt werden; dann fällt das psychische Loslassen leichter. (Siehe Übung 6 S. 41.)

Nun *schauen* wir zu, welche Erinnerungen, Bilder, Vorstellungen oder Gefühle uns bewußt werden. Wir lassen alles kritiklos und wertfrei zu und lassen uns davon in keiner Weise beeindrucken.

Vielmehr lassen wir es mit dem nächsten *Aus*atmen los. Wir ersetzen diesen Bewußtseinsinhalt über den ‚Zeit-Raum' *einiger* Atemzüge mit ‚Los-lassen', – so daß kein Raum mehr frei ist für diesen ‚Gast'. – Auf diese Weise *lassen* wir jeden Gedanken, jedes Gefühl und jeden Willensimpuls los wie etwas, das bereits erledigt ist und abgelegt werden kann. – – –

Dabei kann uns bewußt werden, daß bestimmte Gedanken oder Gefühlsbewegungen hartnäckig wiederkehren und unsere Fähigkeit des Loslassens nicht ausreicht, um sie tatsächlich loszuwerden. Dies deutet darauf hin, daß solche psychischen Kräfte *bewußt*, aber nicht während der Übung, *verarbeitet werden sollten.* Deshalb ist es sinnvoll, sich diese Zusammenhänge mental vorzumerken, um sie bei nächster Gelegenheit aufzugreifen und auf sie einzugehen. Dann lassen sie sich in der Übung beruhigen, vorausgesetzt, daß wir unser Vorhaben auch einlösen. Andernfalls kehren sie immer wieder dann in das Bewußtsein zurück, wenn Raum dafür ist, also im Schlaf, in der Entspannung und Erholung.

Üben wir also immer wieder das Los-lassen, – Los-lassen, und lassen wir dabei jedesmal die Gedanken los, die uns bewußt werden. – – – Erspüren wir auch die Wirkung auf unsere Muskulatur; – ist sie wirklich ent-spannt? –
Zum besseren Verständnis der unmittelbaren Zusammenhänge von psychischen Vorgängen und Muskelspannung können wir an etwas Belastendes denken, wobei Gefühlsbewegungen entstehen. Erspüren wir, ob sich die Atmung verändert! – Damit hat sich auch die Spannung der Muskulatur verändert, ob wir dies spüren können oder nicht. Aber vielleicht können wir es wahrnehmen. Dann üben wir wieder das Loslassen in Verbindung mit dem freien Atem. Lassen wir, vor allem mit dem Ausatmen, alle Eindrücke los, die uns bewußt werden. – Ersetzen wir jeden Gedanken, jedes Gefühl und jede Willensregung mit ‚Los-lassen'. – – –
Dann konzentrieren wir uns auf Ruhe. Zunächst verbinden wir den Begriff ‚Ruhe' mit der Atmung, damit wir uns unabgelenkt darauf konzentrieren können. Wenn *es* einatmet, denken wir „Ru-, he" beim Ausatmen. Dabei liegt wieder der Schwerpunkt auf der *Aus*atmung, wobei wir jedesmal die *Ruhe in der Ausatmung und nachher* bewußt erleben und auskosten. – – –
Nun vertiefen wir die Konzentration und *beginnen* mit der Silbe ‚Ru-' beim *Aus*atmen, ‚he' lassen wir ausschwingen in der Stille nach jedem Aus. Die Einatmung lassen wir einfach zu, ohne etwas

dabei zu denken, während wir die Zeit der Ausatmung und der nachfolgenden Stille für das Wort ‚Ruhe' nützen. – – Immer wieder: Ru-he, – Ru-he. – – – Vertiefen wir uns dabei unabgelenkt in das Atemgeschehen, ohne es zu beeinflussen. Je ruhiger der Atem wird, um so ruhiger werden auch wir, körperlich und psychisch. – – Bis wir schließlich nicht mehr ‚Ruhe' *denken*, sondern diese *Ruhe bewußt und unmittelbar erleben.* – –

Beendigung

9 Entspannung im Liegen: Wärmeübung

Die folgende Wärmeübung hat sich bewährt gegen Verspannungen im Bauch, seien sie durch Verdauungsstörungen bedingt, durch Menstruationsbeschwerden oder auch durch psychische Spannungen. Auch bei Kindern kann diese Übung in manchen Fällen Bauchschmerzen beheben, nämlich dann, wenn sie von psychischen Verspannungen kommen. Da durch diese Wärmeübung indirekt der Parasympathikus angesprochen wird, hat sie sich auch als Schlafübung bewährt, auch zum Wiedereinschlafen bei verfrühtem Erwachen.

Vorbereitung

Nun legen wir unsere Hände flach nebeneinander auf den Bauch; die Ellbogen stützen wir am Boden ab. Zwischen Händen und Bauch sollte keine dicke Kleidung sein, damit wir den Bauch direkt mit den Handflächen erfühlen können. Erspüren wir nun mit unseren Handflächen, bis in die Fingerspitzen hinein, die Bauchdecke, und geben wir der ruhigen Atembewegung weich nach. – – Erfühlen wir, ob die Handinnenflächen ebenso warm sind wie unsere Bauchdecke. – – Empfinden wir den dunklen Raum unter der Bauchdecke ebenfalls angenehm warm und entspannt? – – Lassen wir den Atem immer frei ausschwingen, und geben wir mit den Händen der ruhigen Atembewegung elastisch nach, ohne den Kontakt mit dem Bauch zu verlieren. – – Nach einiger Zeit werden wir dann die Hände als Teil des Bauches empfinden und den Bauch als Teil der Hände, so, als ob sie zusammengewachsen wären. – – Erleben wir die Einheit von Atem, Bauch und Händen. – – Während wir den Atem frei strömen lassen, erspüren wir, ob in der Phase der Ausatmung die Wärmestrahlung der Handflächen stärker wird. – – Strahlen wir mit jedem Ausatmen wohlige Wärme

von den Handflächen in den Bauch. – – Immer wieder bei jedem
Ausatmen, wobei wir den Atem frei ausschwingen lassen, so daß
nach jedem Aus eine Atem-Stille entsteht, in der wir die Wärme
am stärksten erleben können. Die Einatmung lassen wir frei zu,
ohne etwas hinzuzufügen. Unsere Aufmerksamkeit gilt der Ausatmung und dem Wärme-Erleben. – – Lassen wir die Wärme
in den dunklen Raum des Beckens einstrahlen bis zur Wirbelsäule
und zum Boden. – – Nicht Wärme ‚wollen‘, sondern sie durch die
Handflächen hindurchstrahlen *lassen!* – – Wir werden bald spüren,
daß dies etwas ganz Natürliches ist. – –

Wenn der Bauchraum warm geworden ist, lassen wir die Wärme
sich ausbreiten in den Bereich der Lenden hinein und bis zu den
Nieren herauf. – – Vergessen wir dabei nicht, bei jedem Ausatmen
weiterhin Wärme von den Handflächen in den Bauch strahlen zu
lassen, was dann fast wie von selbst geschieht. – – Dann breitet sich
die Wärme auch auf die Oberschenkel aus, – auf die Unterschenkel, – bis in die Füße hinein. – – – Erspüren wir, ob auch unsere
Haut Wärme ausstrahlt. – – Lassen wir die wohltuende Wärme
wirken, – und erspüren wir sie vor allem in jenem Körperbereich,
in dem wir noch Verspannungen oder Schmerzen haben. – – Es ist
dabei nicht notwendig, daß wir uns Wärme vorstellen oder dorthin
lenken. In den meisten Fällen genügt es, sich in den betreffenden
Bereich einzuleben, so daß durch die Entspannung und der damit
verbundenen Weitung der Blutgefäße von selbst Wärme entsteht. – – – Lassen wir uns Zeit, um das Gefühl der Wärme auch
tatsächlich zu *erleben.* – – –

Erspüren wir dann die Wirkung dieser Wärme-Übung im ganzen Körper. – – Fühlen wir uns wohl dabei? – – Sind wir tief entspannt? – – Ist der Atem ruhig, und kann er frei ausschwingen? – – –

Wenn wir schlafen wollen, drehen wir uns auf die gewohnte
Schlafseite, andernfalls beenden wir die Übung wie bisher.

10 Entspannung im Liegen:
Kraftsammlung in der Leibmitte

Der Sinn der Übung liegt in der Entwicklung der Fähigkeit, die unruhig nach außen strebenden Kräfte in der Leibmitte zu sammeln.
Damit lassen sich ebenso Körperkräfte beruhigen wie auch

Gefühls- und Gedankenkräfte. Diese Übung kann in einer Mittagspause eingesetzt werden oder auch abends als Vorbereitung für den Schlaf.

Sonnengeflecht

Vorbereitung

Wir versuchen bei dieser Übung, alle nach außen strebenden Kräfte zur Leibmitte hereinzuholen, sie dort zu sammeln und zu verankern. Dabei stellen wir uns vor, daß wir während der Zeit der Einatmung unsichtbare Linien oder Fäden von den Fußspitzen zum Nabel herauf ziehen. Mit dem Ausatmen lassen wir diese Linien und Fäden in den Nabel und tief in den Bauch sinken, wie einen Anker in tiefes Wasser. – Dasselbe versuchen wir dann von den Händen und vom Scheitel aus, so daß wir all unsere Kräfte wie ‚Fäden' zur Leibmitte hereinholen und dort verankern.

Beginnen wir bei der rechten Fußspitze. Erspüren wir zuerst die freie Atembewegung, die wir durch diese Vorstellungsübung nicht beeinflussen sollten. Erspüren wir zwischendurch immer wieder, ob der Atem wirklich frei ausschwingen kann. Die Atemstille nach jedem Aus brauchen wir für das ‚Verankern'. Wenn *es* einatmet, stellen wir uns eine unsichtbare Linie von der rechten Fußspitze zum Nabel vor, und wenn *es* ausatmet, lassen wir diese Linie durch den Nabel und tief in den Bauch sinken. Mit dem Einatmen ziehen wir wieder Kräfte von der rechten Fußspitze wie ‚Fäden' im leichten Bogen zum Nabel herauf, beim Ausatmen im Nabel verankern und in der Stille nach dem Aus tief in den Bauch einsinken lassen. – Immer wieder und im natürlichen Atemrhythmus. – – –

Ebenso holen wir von der linken Fußspitze die Kräfte in einem weichen Bogen über dem Körper zum Nabel herauf, verankern sie mit dem Ausatmen im Nabel und lassen sie dann tief in den Bauch sinken. Immer wieder, mit jedem Atemzug, holen wir all die Kräfte, die noch nach außen streben, die noch aktiv und unruhig sind, herauf zur Leibmitte und lassen sie in den Beckenraum sinken. – – –

In unserer Vorstellung hüllen wir dann unsere Füße und Beine in eine warme, dunkle Wolke – – und kümmern uns nicht mehr um sie. –

Nun leben wir uns in unsere rechte Hand ein und ziehen eine unsichtbare Linie über der Haut des Armes herauf zur Schulter und über den Brustraum herunter zum Nabel, so daß wir alle Kräfte von Hand, Arm, Schulter und rechter Brustseite zum Nabel herunterholen. Bei jedem Ausatmen verankern wir sie und lassen sie in der Stille nach jedem Aus tief in den Bauch einsinken. – Und dies bei jedem Atemzug. – – Immer wieder holen wir dabei all die lebendigen Kräfte der rechten Seite in die Leibmitte herein. – – –

Dasselbe führen wir nun auf der linken Seite durch, wobei wir *es immer atmen lassen.* – – – – –

Dann holen wir all die Gedanken-, Willens- und Gefühlskräfte, die im Kopfbereich noch lebendig sind, herunter zur Leibmitte. Dafür ziehen wir bei jedem Einatmen eine unsichtbare Linie vom Scheitel im weichen Bogen über den Brustkorb hinweg zum Nabel; bei jedem Ausatmen verankern wir sie im Nabel und lassen sie immer tiefer in den Beckenraum sinken. – Immer wieder in einer ruhig fließenden Bewegung alle noch lebendigen Kräfte aus dem Kopfbereich mit dem Einatmen zur Leibmitte herunterholen und mit dem Ausatmen durch den Nabel in den Bauch sinken lassen. – – –

Zuletzt ruhen wir in der Atembewegung im Beckenraum und *erleben die Ruhe in der Bewegung* – und die *Bewegung in der Ruhe.* – – –

Wenn wir die Übung nicht als Vorbereitung für den Schlaf durchführen, können noch Elemente der bisherigen Entspannungsübungen folgen, oder die Übung kann beendet werden.

Tiefentspannung

Hinweise zur Tiefentspannung

In dem klassischen Hatha-Yoga-Lehrbuch Indiens, der *Hatha-Yoga-Pradipika*, lautet Aphorismus I, 32: „Gleich in voller Länge auf dem Rücken liegen, das ist Shavasana. Damit beseitigt man Ermüdungserscheinungen, hervorgerufen durch andere Asanas, und fördert die Ruhe des Geistes." In einem anderen klassischen Werk des Hatha-Yoga, der *Gheranda-Samhita*, ist ebenfalls ein Aphorismus (2, 19) bezüglich der Tiefentspannung zu finden: „Wie eine Leiche am Boden liegen wird Savasana genannt. Diese Asana beseitigt Müdigkeit und entspannt den Geist, indem sie seine Aktivität zum Stillstand bringt." Auf diese einfachen Anweisungen gehen die vielseitigen Methoden zurück, die zur Tiefentspannung führen. Ursprünglich waren sie als Ausgleich zu den meist schwierigen Hatha-Yoga-Übungen gedacht. Für uns Menschen im Westen ist jedoch die Tiefentspannung eine notwendige Hilfe, um einen Ausgleich zu den Belastungen des Alltags zu schaffen, so daß Verspannungen gelöst, Giftstoffe abgebaut und die Kräfte von Körper und Psyche harmonisiert werden, wodurch eine tiefgreifende Regeneration eintritt.

Das Sanskrit-Wort *savasana* bedeutet wörtlich ‚Totenlage‘ und mag zunächst befremden. Doch bringt dieser Begriff das Wesentliche der Yoga-Tiefentspannung zum Ausdruck, nämlich, daß man nicht nur auf dem Rücken wie ein Toter liegt, sondern daß auch alle Ich-Impulse wie bei einem Toten fehlen. Denn erst wenn unsere Willens-, Gedanken- und Gefühlsbewegungen *ganz* abgeklungen sind, können sich bis in unbewußte Tiefen und bis in vegetative Bereiche hinein Verspannungen lösen, kann sich die rechte Spannung einstellen und können sich Kräfte ordnen und ausgleichen. Denn wie schon erwähnt, verursacht nicht der Körper die Verspannungen, sondern jene pausenlosen Impulse und Vorgänge in unserer Psyche, die nach einem Ausgleich suchen und über das endokrine Drüsen- und vegetative Nervensystem ununterbrochen auf den Körper und seine Funktionen einwirken.

Damit jedoch dieser Zustand psychischer Ruhe erreicht wird, bedarf es der Entwicklung der Konzentrationsfähigkeit. Letztlich ist jede Form der Tiefentspannung eine äußerst subtile Konzentrationsübung. Deshalb zählt die Tiefentspannung zu den schwierigeren Yoga-Übungen, und nur wenige Übende erreichen tatsächlich eine *Tief*entspannung, sondern meistens nur deren Vorstufen. Doch lohnt es sich, die Tiefentspannung nicht nur wegen ihrer tiefgreifenden regenerierenden Wirkungen zu erlernen, sondern auch für die bewußtseinserweiternden Erlebnisse, die damit verbunden sind.

Um eine solche Konzentrationstiefe zu erreichen, wie sie für die Tiefentspannung erforderlich ist, entwickelten Yoga-Lehrer in Ost und West die verschiedensten Techniken und Methoden. Im Rahmen dieses Buches können nur einige Möglichkeiten aufgezeigt werden, die sich ergänzen und erweitern lassen. Ihre Auswahl beschränkt sich vorwiegend auf zwei Grundelemente des Erlebens: in den beiden ersten Übungen geht es um eine *Hinführung zur bewußten Leiberfahrung,* wofür die bisherigen Entspannungsübungen Vorbereitung waren. Die beiden nachfolgenden Übungen sollen darüber hinausführen, um sich schließlich *frei vom Körper zu erfahren und als geistiges Wesen zu erleben.*

Normalerweise verläuft unser Leben in dem Bewußtsein: Ich bin Körper, ich fühle und ich denke! Und wir identifizieren uns mit unserem Körper, mit unseren Gefühlen und Gedanken, leiden an deren Wandelbarkeit, Widersprüchlichkeit und Vergänglichkeit – ohne Aussicht, diese begrenzenden Gegebenheiten je überwinden zu können.

In der Tiefentspannung – und weitreichender noch in der Meditation – läßt sich *erfahren,* daß wir einen Leib haben, der mehr ist als ‚nur' Körper, und, was noch wesentlicher ist, daß wir ein *geistiges Wesen sind, das ebenso im Körper bewußt sein kann, wie es sich vorübergehend aus ihm zurückzuziehen vermag.* Wenn es sich in der Tiefentspannung aus dem Körper zurückzieht, *erfährt es sich als dieselbe Individualität, jedoch in ihrer geistigen Seinsweise.* Die bisher als untrennbar erfahrene Einheit von Körper und Seele kann in der Tiefentspannung als eine lebendige, zusammengehörige Zweiheit erlebt werden, und zwar nicht in einem halb- oder unbewußten Zustand, sondern bewußt. Die *Erfahrung,* daß ich nicht nur Körper bin und mit dem Vergehen des Körpers meine Existenz endet, eröffnet erst eigentlich den Zugang zum tieferen Sinn des Lebens, der sich nicht innerhalb materieller und psychischer Grenzen erschöpft.

Für den, der über längere Zeit in rechter Weise Tiefentspannung und Meditation übt, sind dies Erfahrungswerte. Für den Anfänger mag es zunächst nur eine Arbeitshypothese sein, jedoch wohl die interessanteste, die es für den Menschen geben kann und wert ist, geübt zu werden und dadurch selbst Erfahrungen zu gewinnen. Und um eigene *Erfahrung,* nicht um Wissen oder Glauben, geht es im Yoga!

Um Mißverständnissen vorzubeugen, sei noch erwähnt, daß es bei der zweiten Form der Tiefentspannung keineswegs um sog. Astralwanderungen geht, das heißt um ein Austreten des Feinstoffkörpers und eine Reise in andere Bewußtseinsebenen, die jenseits der Sinneswahrnehmung liegen. Im Gegenteil, dies ist dabei unerwünscht. Vielmehr geht es um ein Bewußtwerden feinerer Zustände seiner selbst, um von der Vorstellung frei zu werden: *Ich bin Körper* und *nur* Körper. Durch die Erfahrung des Freiseins von der körperlichen Begrenzung entsteht sowohl ein *bewußteres Im-Körper-Sein* als auch eine *Befreiung von der Ausschließlichkeit körperlicher Existenz, die mit dem physischen Tod endet.*

Wenn wir das Bewußtsein aus dem Körper etwas zurückziehen, entsteht ein *bewußter Tiefschlaf,* der ebenso regenerierend wirkt wie der unbewußte Tiefschlaf; ersterer kann für den Übenden ein *zusätzliches tiefes Erlebnis dieses Bewußtseinszustandes* sein.

Damit ist die Tiefentspannung mit dem Tiefschlaf eng verwandt, jedoch hat erstere zwei bedeutende Vorzüge:
1. Der Zustand der Tiefentspannung wird *bewußt erlebt* und ermöglicht im Gegensatz zum unbewußten Zustand des Schlafes völlig neue Erlebnis- und Bewußtseinsvorgänge.
2. Die Tiefentspannung läßt sich durch Üben jederzeit erreichen, so daß ebenso ein beliebiger Zugang zur bewußten wie zur unbewußten Regeneration gegeben ist.
Beide Vorzüge der Tiefentspannung gegenüber dem Schlaf wissen Menschen mit Schlafstörungen zu schätzen.

Daraus wird auch verständlich, daß der häufigste *Fehler,* der Anfängern beim Üben der Tiefentspannung unterläuft, das Einschlafen ist. Sie entspannen sich zwar zunächst, verlieren dann aber die Bewußtseinskontrolle und schlafen ein. Dies ist am Anfang des Übens fast unvermeidlich, weil wir nicht gewohnt sind, uns liegend bei gleichzeitiger Konzentration so tief zu entspannen. Selbst Menschen mit schweren Schlafstörungen haben bewiesen, daß sie beim Üben der Tiefentspannung bestens schlafen können, wenn sie die Kontrolle verloren haben.

Jedenfalls vermag die Tiefentspannung auch Schlaf zu ersetzen. Sie sollte aber nicht zum Einschlafen durchgeführt werden, sonst kann es sein, daß der Übende danach zwar bestens entspannt und erholt ist, jedoch kein Schlafbedürfnis mehr besteht.

Wenn für die Entspannung nur begrenzt Zeit zur Verfügung steht, sollten zumindest Anfänger sich vorsichtshalber einen Kurzzeitwecker stellen, damit sie nicht über den ihnen zur Verfügung stehenden Zeitraum hinaus schlafen und möglicherweise Termine versäumen. Damit das Ticken des Weckers nicht stört, kann er unter eine Decke gelegt werden.

Die Tiefentspannung kann und sollte nach jedem größeren Hatha-Yoga-Programm durchgeführt werden; sie kann aber auch unabhängig von anderen Übungen, zum Beispiel in der Mittagspause, wertvoll sein. Allerdings sollte eine Tiefentspannung nicht direkt vor körperlichen oder psychischen Höchstleistungen erfolgen, also nicht unmittelbar vor einer sportlichen Leistung oder einem künstlerischen Auftritt. Solche Höchstleistungen erfordern im allgemeinen eine gewisse ‚Spannung', so daß die Tiefentspannung besser einige Stunden vorher durchgeführt wird, damit ausreichend Zeit bis zur Leistung gegeben ist, um bis dahin die dafür notwendige Gesamtverfassung zu erreichen.

Vor jeder Tiefentspannung sollten nach Möglichkeit alle störenden Faktoren ausgeschlossen werden, damit die Konzentration ungestört und unvermindert auf den Entspannungsvorgang gerichtet bleiben kann. Jede Ablenkung durch äußere Einflüsse, aber auch durch innere, zum Beispiel durch andere Gedanken und Gefühle, holt uns aus dem erreichten Entspannungszustand heraus und stört oder zerstört ihn damit. Jede Verminderung der Konzentrationskraft führt zum Nachlassen der Aufmerksamkeit, so daß wir entweder dösen oder einschlafen anstatt den Entspannungszustand *bewußt* erleben.

Wenn in der Tiefentspannung das aktive, kontrollierende Element des Bewußtseins fehlt, besteht die Gefahr, daß Kräfte aus dem Unbewußten, die noch nicht verarbeitet sind, bewußt werden und eine unkontrollierte Identifizierung damit entsteht. Diese unbewußte, meist gefühlhafte Identifizierung mit Vorgängen und Zuständen aus der Vergangenheit hält das Ich in den alten Begrenzungen fest, so daß es in frühere Erlebnisse und Zustände gleiten kann. Dies läßt sich vermeiden, wenn die Tiefentspannung bewußt durchgeführt wird *und* wenn dieses kontrollierende, ‚zuschauende' Bewußtsein auch tagsüber immer wacher *gegenwärtig* ist und allmählich weiß, was in ihm vorgeht. Diese Fähigkeit wird vor allem durch Meditation, aber auch durch eine bewußte Lebensführung entwickelt.

Für eine Tiefentspannung sind für den Anfänger mindestens 20, besser 30 Minuten erforderlich. Wenn sie regelmäßig täglich durchgeführt wird, genügen 15–20 Minuten.

Nun ist noch wichtig zu wissen, wie jede Tiefentspannung beendet werden kann. Wenn eine wirkliche Tiefentspannung gelingt, wird der Atem in einer ganz besonderen, individuellen Weise erlebt. Dabei läßt sich *erfahren*, daß der Atem die ‚Brücke‘ zwischen unserem Bewußtsein und unserem Körper ist. Wir brauchen daher nur zu versuchen, Einfluß auf unsere Atmung zu bekommen, um unseren Körper wieder zu beleben und *bewußt in ihm zu sein*.

Bei der Beendigung der Tiefentspannung sollte jedoch auch eine behutsame Vertiefung der *Ein*atmung erfolgen, um wieder zu dem gewohnten Körpergefühl zu finden. Dabei ist wichtig, die Atembewegung bis in die Tiefe des Beckenbodens hinein zu erspüren. Die vertiefte Atmung erhöht den Muskeltonus, so daß wir sofort wieder *spüren, daß wir im Körper sind,* bewußter *im* Körper sind als *vor* einem solchen Erlebnis der Tiefentspannung. Normalerweise bedarf es mehrerer Atemzüge, bis die Aktivierung des Körpers spürbar wird. Es sollte also die Tiefentspannung immer langsam und ruhig beendet werden, bis wir uns in der vertrauten Umwelt in gewohnter Weise wiederfinden; plötzliche Veränderung von Bewußtseinszuständen kann sonst die Nerven belasten.

Der Vorgang der Tiefentspannung ist etwas völlig Natürliches und vollzieht sich jede Nacht einige Male im Tiefschlaf. Doch für den Übenden ist neu, diesen Zustand *bewußt* zu erleben. Deshalb beginnen wir zunächst mit jeweils einer *Teil*-Tiefentspannung, damit dieser Vorgang allmählich vertraut werden kann. Dabei versuchen wir, nur die untere Körperhälfte in Tiefentspannung zu bringen, während wir in der oberen Körperhälfte nur teilweise entspannt sein werden, so daß wir sie anders empfinden. Dadurch wird der Unterschied zwischen der üblichen Entspannung und Tiefentspannung eher bewußt.

Sie kann auch nur mit einer Hand oder einem Bein geübt werden, damit der Vorgang der Tiefentspannung zunächst in einem kleineren Körperbereich erfahren wird.

Zuletzt soll noch der Unterschied zwischen den Entspannungstechniken der beiden Doppelübungen aufgezeigt werden.

Die beiden ersten Übungen führen durch anhaltende Konzentration auf Körperbereiche zu einem bewußten Erleben eines ‚feineren Leibes' als nur der festen Substanz des Körpers, wobei sich der Mensch *als geistiges Wesen in seinem Leib* wirklich leibhaftig bewußt werden kann.

In den darauffolgenden beiden Übungen geht es um das Zurückziehen des Bewußtseins aus dem Körper, wobei es sich *frei vom Leib als geistiges Wesen* bewußt erleben kann.

Dieses Erleben seiner selbst in der Tiefentspannung ist ein *erster Schritt* auf dem Weg *zur Selbst-Erkenntnis,* jedoch von dieser noch weit entfernt. Erst durch jahrzehntelange *Praxis der Meditation* erfährt der Übende, was SELBST-Erkenntnis bedeutet. Für ihn gibt es dann wirksamere und direktere Mittel der Tiefentspannung als hier aufgeführt sind.

Ehe die zweite Form der Tiefentspannung geübt wird, sollte die erste bereits vertraut sein.

Wenn Angst vor der tiefen Stille und Ruhe aufkommt, sollten über einen längeren Zeitraum nur die einfacheren Entspannungsübungen * durchgeführt werden und diese nur kurzzeitig, bis Stille als heilende Kraft erfahren wird, die beglückt und zu einem Frieden führt, der auch in das Leben des Alltags hineinzustrahlen vermag.

Was in den vorhergehenden Übungen Inhalt und Ziel der Entspannung war, ist jetzt nur noch vorbereitender Durchgang, gewissermaßen eine Bewußtseinskontrolle als Vorstufe für die Tiefentspannung.

Die folgenden Übungstexte sind nur als Anregung gedacht und ein Versuch, das eigene Erleben zu formulieren. Jeder sollte aber die Entspannung seinem Erleben gemäß gestalten.

---

* Siehe Übungen 1–10 sowie andere Entspannungsübungen, wie sie in vielen Yoga-Büchern zu finden sind.

Für die Durchführung der Übung erleichtert ein dunkler Raum zwar die Entspannung, begünstigt aber das Einschlafen. Für den Anfänger ist deshalb ein heller oder nur schwach abgedunkelter Raum günstiger. Nach einiger Zeit der Übung ist es ‚gleich-gültig‘, ob der Raum dunkel oder lichtdurchstrahlt ist.

Wenn man in der Entspannung des öfteren friert, kann dies, wenn es von der Zimmertemperatur her unbegründet ist, mit einem schwachen Kreislauf oder zu niedrigem Blutdruck zusammenhängen. In diesem Fall sind *vor* der Entspannung anregende Hatha-Yoga-Übungen zweckmäßig. Wenn dies nicht genügt, sollte im ganzen für mehr Bewegung gesorgt werden. Kreislaufmittel allein sind auf die Dauer kein ausreichender Ersatz für Bewegung, sondern haben mehr unterstützende Funktion.

Da für die Tiefentspannung mehr Zeit erforderlich ist als für die bisherigen Übungen, ist es für manche, vor allem für ältere Personen, eine Erleichterung, wenn sie sich ein kleines Kissen – etwas Schaumstoff oder eine Wolljacke genügt meistens – unter den Kopf legen. Bei starkem Hohlkreuz kann ebenso eine flache Unterlage unter dem Kreuzbein das Liegen auf dem Boden erleichtern. Wenn die Fersen empfindlich sind, sollte ein kleines Kissen unter die Fußgelenke gelegt werden.

Wir lockern beengende Kleidung und legen uns auf dem Boden auf den Rücken. –
Strecken wir uns zuerst kräftig durch, bis wir gähnen können. Das normalisiert den Muskeltonus, so daß wir uns besser entspannen. – –
Damit wir uns unabgelenkt konzentrieren können, schließen wir die Augen so locker, als ob sie vor Müdigkeit von selbst zufallen würden. – Die Arme legen wir dem Körper entlang auf den Boden, am besten so, daß die Handinnenflächen nach oben gewendet sind; oder, wenn dies unbequem ist, drehen wir sie so, daß sie bequem liegen. – Wenn es ohne Anspannung möglich ist, sollten sich die Fersen berühren und die Fußspitzen locker seitlich weghängen. –
Um so bequem wie möglich zu liegen, können wir einige lösende Bewegungen durchführen und den Körper kurz durchspüren, so daß Verspannungen der äußeren Muskulatur bereits etwas gelockert sind. – – –
Erfühlen wir die Verbindung zum Boden, – und durch den Boden hindurch zur Erde, – damit uns bewußt wird, daß wir von

der Erde *getragen werden*. – – Wir brauchen also nichts festzuhalten, und dürfen uns dem Boden anvertrauen. – – Erleben wir dabei die Schwere unseres Körpers. – –

Dann erspüren wir unsere natürliche Atembewegung – und erleben das freie Ausschwingen des Atems. Dabei kontrollieren wir, ob der Atem wirklich frei ist von allen Ich-Impulsen. – – Ist er wirklich frei von allem Wollen? – – Dann stellt sich von selbst nach jedem Ausatmen eine Atem-Stille ein, – ein Moment völliger Ruhe, – aus der heraus der nächste Atemzug ersteht. – – – –

Lassen wir während der ganzen Übung den Atem immer frei strömen, also ohne jede Beeinflussung durch unser Ich. – –

Damit die Ich-Impulse abklingen können, lassen wir zunächst alle emotionalen und mentalen Eindrücke zu, nehmen sie bewußt wahr, schauen aber nur zu wie bei einem Film, den wir schon öfter gesehen haben. Nehmen wir also alle Gedanken, Gefühle, Erinnerungen und Willensimpulse wahr, die *jetzt* in unser Bewußtsein kommen. – – Lassen wir die Gemütsbewegungen kommen und gehen, ohne Wertung, in dem Bewußtsein des Zuschauers, also ohne Identifizierung. – – Nehmen wir bewußt die Rolle des Zuschauers ein, und lassen wir uns durch keinerlei Eindrücke beeinflussen. – – – Vermutlich fällt es uns schwer, den Gedankenstrom ohne Beteiligung unseres Ichs vorbeiziehen zu lassen. Deshalb versuchen wir, jene Inhalte, die unser Ich besonders bewegen und unser Bewußtsein gefangennehmen wollen, mit dem Ausatmen loszulassen; in der Stille nach jedem Aus geben wir diese Eindrücke an die Erde ab und lassen sie in die Erde sinken. – – Dieses Loslassen und Abgeben sollte mit der Einstellung erfolgen: „Jetzt nicht! Nachher widme ich mich diesen Dingen wieder ganz bewußt!" Also bei jedem Ausatmen: „Jetzt nicht!" – In der Stille nach dem Aus: „Nachher!" – Die Einatmung immer frei zulassen, dann wieder: „Jetzt nicht! – Nachher!" – – –

Auch wenn uns nun während der Tiefentspannung irgendwelche Erinnerungen und Ablenkungen in das Bewußtsein kommen, verabschieden wir sie mit dem Gedanken: „Jetzt nicht! Nachher!" –

Dann erspüren wir unseren rechten Fuß. Vergegenwärtigen wir uns: Das ist mein rechter Fuß. – – Versuchen wir, unseren rechten Fuß mit unserem Bewußtsein zu erfassen und ihn innerlich ‚auszufüllen'. – – Wenn es uns nicht gelingt, unseren rechten Fuß mit dem Bewußtsein zu erreichen, können wir ihn ein wenig bewegen und erspüren, ob er bequem liegt. – Dann lassen wir ihn unbewegt liegen und leben uns mit dem Bewußtsein *völlig* in den Fuß ein, so, als ob *wir* nur ‚Fuß' wären. – Wir erspüren innerlich den Fuß wie eine kleine Wohnung oder einen kleinen Raum, der uns jetzt zur Verfügung steht. – – Ertasten wir nun die große Zehe. – Fühlen wir tief hinein und erspüren wir von der Mitte der großen Zehe aus ihren Umfang, – den Nagel, die Zehenspitze, – den Zehenballen, – den Zehenhals – und ertasten dann die Haut der großen Zehe. – Versuchen wir, die Haut wahrzunehmen und erspüren wir, ob wir die große Zehe durch die Haut abgegrenzt oder abgeschlossen empfinden, – oder ob wir den Raum um die Zehe noch als ,große Zehe' empfinden. – – Können wir in der großen Zehe den Pulsschlag wahrnehmen? – – Können wir sie zumindest belebt empfinden? – Oder haben wir den Eindruck, daß sie etwas Unbelebtes, etwas ,Anorganisches' ist? – –

Erspüren wir dann der Reihe nach auf dieselbe Weise die vier anderen Zehen, soweit sie für uns wahrnehmbar sind. – – – –

Dann erforschen wir den Fuß innerlich, wie einen neuen Raum, in dem es dunkel ist und den wir noch nicht kennen. – – Durchstreifen wir die vielen Knochen und Gelenke bis herunter zur Ferse. – – Dann durchspüren wir die Fußsohle mit ihren vielen Linien und sensiblen Punkten so bewußt wie die Innenfläche einer großen Hand, – von der Ferse wieder in Richtung zu den Zehen. – – Gehen wir dann mit unserem Bewußtsein über die Haut von den Zehen über den Rist bis herauf zum Fußgelenk, so, als ob wir mit unserer Hand sanft über den Fuß streichen würden. – Dann versuchen wir wieder, den Fuß-Raum mit unserem Bewußtsein auszufüllen, – als Ganzes zu erleben, so daß wir das Empfinden haben, daß unser Bewußtsein ,Fuß' ist. – – Haben wir den übrigen Körper wirklich vergessen? – Ist unser Fuß ganz entspannt? Oder sind noch Verspannungen vorhanden? – Wenn der Fuß entspannt ist, können wir dann noch eine gewisse Spannung – nicht *Ver*spannung – wahrnehmen? – – Ist unser Fuß-Raum angenehm warm? – Empfinden wir den Fuß lebendig? – Bleiben wir nun im Fuß konzentriert, und ruhen wir uns in ihm aus. – – – Dann können wir nach einiger Zeit die Atembewegung auch im Fuß wahrnehmen. – – –

Lassen wir uns von der Haut des Fußes nicht begrenzen, sondern spüren wir in die Haut hinein – und durch die Haut hindurch in den Raum hinein, der die Haut unmittelbar berührt. – – Können wir den Raum, der den Fuß umgibt, noch zum Fuß gehörend empfinden? – Ja als ,Fuß' empfinden? – –

Dann kehren wir zurück in die Mitte des Fußes und erweitern innerlich den Raum in das Fußgelenk hinein. – Öffnen wir einfach eine Türe zu diesem neuen Raum, der sich in die Wade hinein wie ein langer Gang auftut. – Erspüren wir den engen Kontakt der Wade mit dem Boden. – Nehmen wir die Auflagefläche der Wade bewußt wahr. – – Spüren wir in die Muskeln hinein – und noch tiefer in die Knochen. – – Haben wir hier ein Empfinden der Härte und der Leblosigkeit, oder spüren wir, daß auch diese feste Substanz etwas Lebendiges, Durchlebtes und Durchströmtes ist? – Können wir auch hier Wärme wahrnehmen? – – Erspüren wir dann Fuß und Unterschenkel als ein Ganzes, *in dem wir bewußt sind!* – – Lenken wir unsere Aufmerksamkeit *in* die Haut und durch die Haut hindurch in den sie umgebenden Raum hinein. – Ist hier der Boden eine Begrenzung? – Oder spüren wir ihn kaum mehr? – Reicht der ‚Raum‘ von Fuß und Unterschenkel über die Haut hinaus? – Ist dieser Raum völlig dunkel, wie die pechschwarze Nacht? – Oder ist ein dämmriges Licht in diesem Raum, ähnlich dem Beginn des Morgengrauens? – Konzentrieren wir uns dann wieder in die Mitte dieses Raumes, und füllen wir ihn mit unserem Bewußtsein ganz aus. – – Vermutlich werden wir uns dann von selbst unseres Pulsschlages inne. – Hier ist es sicher eher möglich, das Durchpulst- und Durchströmtsein wahrzunehmen. – Wenn unser Atem frei strömen kann, werden wir ihn wie eine weiche Woge wahrnehmen, die kommt, trägt und wieder vergeht – und wiederkommt. – – – Es ist, als ob ‚wir selbst‘ auch in diesem Bereich unseres Körpers atmen würden. – Vermutlich haben wir unseren ‚übrigen‘ Körper ganz vergessen. – – –

Auf dieselbe Weise machen wir uns den Oberschenkel bewußt und erweitern unseren Erlebnisraum auf diesen Teil unseres Körpers, so daß wir dann im ganzen rechten Bein bewußt sind. – – – – –

Dann erweitern wir unseren Erlebnisraum in das Becken und in die Hüften hinein. Erspüren wir zuerst die Auflagefläche der rechten Gesäßseite – bis herauf zur rechten Hüfte. – – Erspüren wir innerlich das Hüftgelenk, – – die Hüftknochen – – und die Substanz um die Knochen. – – –

Ertasten wir dann das Kreuzbein, – – die linke Hüfte – – und das linke Hüftgelenk. – – –

Nun leben wir uns in das Becken als Ganzes ein. – – Vermutlich empfinden wir es wie einen großen, dunklen Raum. – – Durchschreiten wir mit unserem Bewußtsein diesen Raum vom Beckenboden bis herauf zur Leibmitte. – – Lassen wir uns dabei Zeit, so daß uns dieser Raum – frei von aller Vorstellung – bewußt werden kann. – – – Bemerken wir die angenehme Wärme in diesem Raum? – – Wir ruhen uns in der Geborgenheit dieses Raumes aus und lassen uns von der Atembewegung tragen. – – – In diesem Bereich läßt sich auch der Pulsschlag mühelos wahrnehmen. – – Können wir das ‚Leben‘ im Becken und im rechten Bein spüren? Ein Leben, das wir uns selbst nicht geben können, – das für uns Geschenk ist, – das in uns lebt – und durch das wir leben. – – – Füllen wir den ganzen Becken-Raum und das rechte Bein mit unserem Bewußtsein aus! – Dann erfahren wir, daß dieser ‚Lebens-Raum‘ größer ist als unser Körper, – daß die Haut nicht das äußere Ende dieser Körperteile ist, – daß die Haut keine Grenze und Begrenzung darstellt, sondern selbst lebendig strahlt. – – – Vermeiden wir dabei jede Vorstellung und Erwartung! Erleben wir jedoch bewußt, was uns jetzt gegenwärtig ist! – – – Ist dieses Erleben ein Raum-Erleben? – Ist dieser Raum völlig dunkel? – Oder wird der ‚Raum‘ um so vieles lichter, als er weiter erlebt wird? – – Fühlen wir uns in diesem Raum zu Hause? – Oder ist es ein ‚fremder Raum‘? – – –

Nun vergleichen wir das rechte Bein mit dem linken. – Vermutlich müssen wir unser linkes Bein erst suchen, um es wahrzunehmen. Ist das linke Bein ebenso entspannt, – belebt und warm wie das rechte? – – Empfinden wir es ebenso groß und weit? – Versuchen wir diesen Unterschied in einem anschaulichen Vergleich gedanklich zu formulieren. – – –

Dann machen wir uns das linke Bein auf dieselbe Weise bewußt wie vorher das rechte. Wir können dafür wieder in den Zehen beginnen oder auch im Oberschenkel, eben so, wie es auf einfachere Weise möglich ist, den Bewußtseins-Raum zu erweitern. Bitte experimentieren Sie, damit Sie herausfinden, auf welche Weise es Ihnen am besten gelingt. – – – – –

Versuchen wir dann, unsere beiden Beine und den Beckenraum mit unserem Bewußtsein auszufüllen, also die untere Körperhälfte als Ganzes zu *erleben*. – Ist dieser ‚Raum‘ noch völlig dunkel, – oder empfinden wir ihn erhellt? – Versuchen wir, die Licht-Qualität in unserem Bewußtsein wahrzunehmen, frei von Vorstellung oder Erwartung. – – – Können wir noch die Konturen von Becken und Beinen deutlich erkennen, oder empfinden wir die Beine ineinanderfließend, oder wie einen langen, großen ‚Raum‘? – Erleben wir die Haut als ‚Haut‘ oder als eine lebendige Zwischenschicht, die unser inneres Sein mit dem äußeren verbindet? – –

Reicht dieser ‚Raum‘ unserer unteren Körperhälfte endlos in den äußeren Raum hinein, oder erleben wir uns durchaus abgegrenzt, jedoch zart abgegrenzt von dem uns umgebenden Raum? – – – Empfinden wir den Raum unserer unteren Körperhälfte leer oder belebt? – – Können wir ihn mit unserem Bewußtsein ‚bewohnen‘? – Versuchen wir, diesen Raum auszufüllen, so daß wir ihn als Ganzheit erleben? – – Empfinden wir jetzt unsere untere Körperhälfte ebenso als festen ‚Körper‘ wie im gewohnten Zustand im Alltag, oder trifft der Begriff ‚Körper‘ nicht mehr ganz zu, weil wir ihn jetzt anders erleben? – – Sind wir sonst ebenso *bewußt in uns,* ebenso ‚leibhaftig‘ gegenwärtig? – – – Erleben wir uns sonst ebenso weit, frei und leicht? – Mancher mag sich auch lichtdurchstrahlt empfinden, unabhängig davon, ob der Raum abgedunkelt ist oder nicht. – Spüren wir dabei den Pulsschlag des Lebens in uns? – – Sind wir vom Atem durchströmt und getragen? – – Versuchen wir, in diesen Raum hineinzulauschen, und öffnen wir uns der Stille, die durch das pulsierende Leben und den Atem in keiner Weise gestört wird. – – – Nehmen wir wahr, was wir in dieser Stille erleben, – frei von allem Wollen, Vorstellen und Erwarten. – – – Wenn wir uns der uns innewohnenden Stille ganz hingeben, öffnet sich auch jede Zelle dieser heilenden Kraft der Stille. – – – Ruhen wir uns aus in dieser Geborgenheit der Stille. – – Erleben wir diesen Zustand hellwach, – mit klarem Bewußtsein. – – – – –

Ehe wir nun die Übung beenden, erspüren wir, ob in uns noch Verspannungen vorhanden sind. Vermutlich haben wir diese völlig losgelassen, so daß wir sie vergessen konnten. –

Ertasten wir, ob durch das lange Liegen Druckstellen entstanden sind, die wir in der nächsten Übung durch eine geeignete Unterlage vermeiden können. –

Dann vergleichen wir unsere untere Körperhälfte mit der oberen. – Ist unsere obere Körperhälfte ebenso entspannt und ebenso bewußt wie die untere? – Können wir uns als ‚ganzen Leib‘ empfinden, der in seiner Ganzheit weit und hell ist? – – Es kann auch sein, daß wir die obere Körperhälfte als völlig anders empfinden, je nachdem, wie tief sie sich unbewußt mitentspannt hat. Also erfühlen und erspüren wir nur den vorhandenen Zustand, frei von Erwartung und Vorstellung. – – –

Ertasten wir nun den Boden, wobei wir uns wieder als ‚Körper‘ erleben werden, mit seinen engeren Grenzen, – mit mehr Festigkeit als dieses ‚Leib-Erleben‘ im Zustand der Tiefentspannung war. – – Spüren wir die Berührungsstellen mit dem Boden, die vorher in unserem Bewußtsein nicht mehr existent waren. – –

Dann horchen wir in den äußeren Raum, in dem wir liegen, hinein und nehmen unsere Umwelt wahr. – – Lassen wir uns jedoch von ihr noch nicht beeindrucken! –

Als nächstes erspüren wir unsere Atembewegung im Beckenraum. – Bemerken wir, daß der Atem unseren Körper belebt? – Holen wir unseren Organismus aus dem Zustand tiefer Entspannung behutsam heraus! Dafür vertiefen wir ein wenig die *Aus*atmung und dann *noch mehr* die *Ein*atmung, so daß wir die Atembewegung tief in den Beckenraum hinein spüren können, – und den Atem ausströmen lassen. Atmen wir einige Male tief durch, und aktivieren wir auf diese Weise unseren Körper, bis ein freies *Auf*atmen entsteht, mit dem wir uns durchstrecken, dehnen und gähnen wie nach einem langen Schlaf. – – –

Ehe wir uns aufsetzen, können wir die Füße etwas gegen den Boden drücken, so daß Gesäß und Kreuzbein einige Zentimeter vom Boden abgehoben werden. Dann schütteln wir in senkrechter, ruhiger Bewegung das Becken durch, damit die Lendenwirbelsäule gelockert wird. Dies ist vor allem bei starkem Hohlkreuz wohltuend. – – – Nachher lassen wir die Beine langsam weggleiten, rollen den ganzen Körper auf die rechte Seite, nehmen die Arme nach oben und strecken uns kräftig durch, von den Zehen bis zu den Fingerspitzen. – Dann nach links rollen und sich durchstrecken, so daß die Wirbelsäule mitgedehnt wird. – Wieder zurück zur Mitte und dann erst langsam von rechts her aufsitzen und noch einen Moment sitzen bleiben, ehe wir aufstehen. Dann kann sich nach der langen Entspannung der Kreislauf der neuen Lage anpassen.

Die hier aufgezeichnete Formulierung einer Teil-Tiefentspannung ist eine von ungezählten Möglichkeiten des Erlebens. Da jeder Übende den Vorgang der Tiefentspannung gemäß seiner Erlebnisweise und, je länger er übt, entsprechend seines Entwicklungsprozesses immer wieder neu erlebt, sollte man sich nicht auf *eine* Formulierung und Erlebnisweise festlegen, sondern stets neues Erleben zulassen, wie es sich in der Entspannung ergibt. Dabei lassen sich bestimmte Körperbereiche, in denen die Entspannung schwerer fällt, weiter ausbauen.

Die Hauptschwierigkeit liegt für den Anfänger im bewußten Erfassen und Erleben der einzelnen Körperbereiche. Entweder wird dabei das Bewußtsein von Gedanken- und Gefühlsbewegungen gestört, so daß es von diesen Eindrücken besetzt und absorbiert ist und es daher nicht zur eigentlichen Entspannungsübung kommt. Oder es ‚findet' noch nicht die jeweiligen Körperteile, weil es bisher vorwiegend nur im Kopf gegenwärtig und der ‚übrige Körper' weitgehend unbewußt war.

Deshalb folgt nun eine weitere Übung, die zur Tiefentspannung führen kann oder sie zumindest vorbereitet.

12 Tiefentspannung durch Muskelspannung

Diese Übung kann ebenfalls entweder nur in der unteren Körperhälfte oder auch im ganzen Körper durchgeführt werden. Dies ist manches Mal auch eine Zeitfrage! Wenn die Zeit knapp bemessen ist, kann die Übung so ruhig und eingehend erfolgen, als stünde unbegrenzt Zeit zur Verfügung, wenn sie auf einen Körperteil begrenzt bleibt. Dies ist sinnvoller, als den ganzen Körper ohne tiefere Entspannung zu durcheilen. Wann immer sich ein Körperteil *tief* entspannt, wirkt sich dies günstig auf den ganzen Körper und die Psyche aus; der Teil steckt das Ganze an!

In dieser Übung wird durch bewußtes Anspannen und Lösen von einzelnen Muskelgruppen in jedem Körperteil ein Körpergefühl und – nach längerer Übung – ein Körperbewußtsein entwickelt, das ebenso den Anspannungs- wie den Lösungsvorgang in der Muskulatur bewußt werden läßt. Dies ist für den Alltag wichtig, damit wir Fehlspannungen rechtzeitig erkennen und beheben können. Für die Tiefentspannung erleichtert diese Übung das ‚Finden' und Erleben der einzelnen Körperteile, so daß es leichter fällt, sie ohne Bewegung, also ausschließlich mit dem Bewußtsein, zu erfassen.

Die *Durchführung* der Übung besteht darin, daß wir die jeweiligen Muskelgruppen anspannen, zum Beispiel die Zehen spreizen und wieder entspannen. Dies kann unabhängig von der Atmung erfolgen, oder das *Anspannen* wird mit dem *Einatmen,* das *Entspannen* mit dem *Ausatmen* verbunden. Der Anfänger übt dies zunächst besser ohne die Verbindung mit der Atmung, damit eine Fehlatmung vermieden wird; sie würde die Tiefentspannung verhindern. Später verbindet sich der Lösungsvorgang von selbst mit der Ausatmung.

Wenn ausreichend Zeit zur Verfügung steht, sollten jedes Bei und jeder Arm für sich durchgearbeitet werden; andernfalls kann – ebenso ruhig – mit beiden Beinen gleichzeitig und ebenso mit beiden Armen geübt werden.

Nach einiger Zeit der Übung läßt sich herausfinden, auf welche Weise immer kleinere Muskelgruppen erfaßt und damit bewußt gemacht werden können. Anfänglich kann die Übung mit starken Anspannungen erfolgen; später ist nur wenig Anspannung nötig, um die *Lösung einer Überspannung* und damit die *rechte Spannung zu bewirken.*

Der Übungsweg durch den Körper beginnt am besten bei den Zehen, Füßen und Beinen; dann folgen Gesäß, Rücken und Schultern, weiter Hände, Arme und nochmals die Schultern, anschließend Nacken, Kopf und Gesicht. Hier sollten wir von Anfang an kleine Muskelgruppen nehmen. Zuletzt entspannen wir Hals, Brustkorb, Bauchdecke und Beckenboden.

Als *Fortführung oder Abschluß* kann Übung 13 durchgeführt werden. Es ist erstaunlich, um wie vieles leichter dann das Einleben und Erleben fällt!

Nach einiger Zeit der Übung genügt es, *anstelle des Einlebens in jeden Körperteil,* direkt *im Körper-Ganzen bewußt zu sein.* Durch anhaltende Konzentration des bewußten Seins im Körper oder, besser, im ‚Leib' entsteht dann die Tiefentspannung. Hierfür kann der Text von Übung 13 Anregung geben.

13 Tiefentspannung als Leiberfahrung

Diese Übung als Tiefentspannung des ganzen Körpers ist lediglich eine Fortsetzung von Übung 11, wobei die obere Körperhälfte in derselben Weise vom Bewußtsein erfaßt und erlebt wird, wie es in Übung 11 in der unteren Körperhälfte versucht wurde.

Dabei sollte der Übende selbst herausfinden, welchen ‚Weg' durch seinen Körper er am besten nimmt. Für den Menschen im Westen ist es im allgemeinen am günstigsten, wenn er die Tiefentspannung in den Füßen beginnt, weil diese vom Kopf und seinen Willensimpulsen am weitesten entfernt sind.

Der Bewußtseinsweg in der oberen Körperhälfte beginnt am einfachsten in der rechten Hand – bei Linkshändern in der linken –, über den Arm herauf zur Schulter, dann ebenso linke Hand, Arm und Schulter. Das Einleben in den Rücken beginnt am besten im Bereich des Kreuzbeines, das durch den engen Bodenkontakt am ehesten bewußt wird. Von da aus geht der Weg über den Lendenbereich herauf über den ganzen Rücken bis zu den Schultern. Dann folgen Nacken, Hinterkopf, Scheitel, Gesicht, Hals und Brustkorb.

Es kann auch ein anderer Verlauf des Einlebens erfolgen, wenn dies dem Übenden als geeigneter erscheint.

Vermeiden wir bei einer Tiefentspannung ein ‚Gestalten‘ der Übung, also ein mentales Auf- und Ausbauen des Vorgehens und damit Vorschreibens für den Erlebnisvorgang. Es wird hier lediglich versucht, für Anfänger *eine* von vielen Möglichkeiten aufzuzeigen, um einen Anstoß für das eigene Erleben zu geben. Obwohl in vielen Büchern auf die Tiefentspannung hingewiesen wird, finden sich doch selten genaue Aufzeichnungen von Bewußtseinsvorgängen, wie sie in der Tiefentspannung erlebt werden, damit der Anfänger Anhaltspunkte hat, um sie nachvollziehen und später aus eigenem Erleben durchführen zu können. Es geht hier also, wie bei allen anderen Übungstexten, um das *Üben-Lernen!*

Dabei mag die Gefahr der Vorprogrammierung des Erlebens bestehen, jedoch nur für den Anfang. Auch beim Erlernen eines Instrumentes nimmt der Schüler zunächst das Vorbild für seine Gestaltung am Lehrer, aber nur so lange, bis in ihm eigenes Erleben und damit Gestalten zum Durchbruch kommt. Dieses zu fördern ist eigentliche Aufgabe des Lehrers! Dem geht jedoch die Orientierung an der Erlebnis- und Gestaltungsweise des Lehrers voraus. In diesem Sinne sind auch alle Übungstexte gedacht.

Im Gegensatz zum allzu bewußten Gestalten der Entspannung sollte ebenso Passivität vermieden werden, weil diese in einen unkontrollierten Dämmerzustand, in unbewußte Bereiche oder zum Schlafen führen kann.

Zuletzt noch ein Hinweis für Musikliebhaber: Das Hören von ausgewählter, guter Musik im Zustand tiefer Entspannung eröffnet neue Tiefen des Wahrnehmens und Erlebens mit hohem therapeutischem Wert, physisch wie psychisch. Durch die Tiefenwirkung der Musik in diesem Bewußtseinszustand ist jedoch eine sehr bewußte und verantwortungsbewußte Auswahl der Werke erforderlich.

Um nun Wiederholungen im Übungstext sowie eine festgelegte Durchführungsweise zu vermeiden, beinhaltet der Wortlaut der Übung nur den letzten Teil und damit den eigentlichen Bewußtseinsvorgang der Tiefentspannung, wie sie erlebt werden *kann.* Sicher wird dies jeder anders erfahren, doch geht es vorwiegend darum, Möglichkeiten für die Konzentration aufzuzeigen. Um Suggestion weitgehend zu vermeiden und zu einem lebendigen eigenen Erleben zu gelangen, werden viele dem Fortgeschrittenen selbstverständlich gewordene Vorgänge, als Fragesätze gegeben.

Nachdem wir unseren ganzen Körper in allen Teilen wie in Übung 11 mit dem Bewußtsein erfaßt und durchspürt haben, bleiben wir *in uns* konzentriert, ebenso wie wir gerne hin und wieder in unserem Wohnraum *sind,* nur um den Raum und das, was in ihm ist, bewußt zu *erleben.* Wir ,bewohnen' jetzt unseren Körper in derselben Weise, wie wir vorher beim Durchspüren jeden einzelnen Finger ,bewohnt' haben.

Sind uns die Konturen unseres Körpers noch bewußt? – Oder haben wir ein Gefühl der Verflüssigung, so daß die Arme, die neben dem Rumpf liegen, nicht mehr einzeln als Arme, sondern mit dem Leib verschmolzen empfunden werden? – – Auch beide Beine können als eine Einheit empfunden werden. – –
Erspüren wir, ob die Haut das äußere Ende unseres Körpers ist, ob sie eine Begrenzung darstellt, – oder ob *wir* durch die Haut hindurchstrahlen, – ob *wir als Leib* größer sind als unser Körper. – – –
Vermeiden wir dabei jede Vorstellung, sondern lassen wir das bewußt werden, was wir wahrnehmen, empfinden und erleben. – – –
Entsteht durch die Erweiterung des Körper- bzw. Leibgefühls ein Zustand der Auflösung, der Ent-Grenzung? – Oder sind wir uns sowohl unseres individuellen, hellwachen Seins wie auch der feinen Form und Grenzen unseres Leibes bewußt? – – – Versuchen wir in unserem Bewußtsein die Form und damit auch die Grenzen unseres Leibes zu erleben. – – – Wird die Form unseres Leibes noch von der festen Substanz der Knochen und der Muskeln bestimmt, – oder *wie* erleben wir unseren Leib als Ganzheit? – – –
Empfinden wir ihn nur als vergrößerte Körperform oder mehr als ein großes Oval in der waagrechten Lage, so daß noch ein Teil in den Boden und durch den Boden hindurch reicht? – – – Wie empfinden wir die Vorderseite unseres Leibes? – Reicht sie weit in den Raum hinein, oder endet sie mit der Haut von Bauch und Brust? – – Öffnet sich dieser ,Raum', in dem wir jetzt bewußt sind, ganz von selbst nach oben, zum Kopf hin, – und ebenso nach unten, als ob die Beine wesentlich länger wären? – – – Empfinden wir unseren Leib größer und weiter, freier, leichter und lichter als unseren physischen Körper? – Aber ist es trotzdem unverkennbar *unser* Leib? – – Sind hier noch Verspannungen zu finden? – –

Es mag sein, daß wir den Eindruck haben, daß unser Körper schläft, während wir selbst hellwach sind. Dabei kann uns bewußt werden, welch kleiner Teil von unserem eigentlichen Sein der Körper ist. Erfahren wir uns dabei unverwechselbar als unsere und nur uns eigene Individualität, auch wenn wir dabei kein Körpergefühl im üblichen Sinn haben, aber doch ein Leibbewußtsein, das im Erleben tiefer geht und im Empfinden weiter reicht als unser ‚Körper‘? – –

Es kann sein, daß wir uns *als Leib* erfahren, so wie wir uns sonst *als Körper* erleben. – Es ist aber auch möglich, daß wir uns in diesem Leib wie in einem neuen, subtileren ‚Zuhause‘ empfinden, in dem Bewußtsein, daß unser eigentliches Selbstsein nur in diesem feineren Leib ‚wohnt‘, – daß es von ihm überdeckt oder umhüllt ist, – und *wir selbst* das Bewußtseins-Zentrum dieses Leibes *sind.* – – –

Vergegenwärtigen wir uns alle damit verbundenen Möglichkeiten des Erlebens und der Ich-Identifizierung: *Bin ich* mein Körper? – – Bin ich *im* Körper bewußt? – – *Bin ich* der feinere, weitere und lichtere Leib? – – Oder *bin ich das bewußte Sein,* das ebenso in dem feineren Leib wie auch im physischen Körper lebt und das ihnen Leben verleiht? – – – Wer Bin Ich? – – –

Dabei kann durchaus die Möglichkeit bewußt werden, daß wir uns aus unseren ‚Hüllen‘ zurückziehen könnten. Doch dies üben wir in der nächsten Form der Tiefentspannung.

Bleiben wir einige Zeit in uns konzentriert, ohne Ablenkung, dann kann uns etwas von unserem wesenhaften Sein bewußt werden. Vielleicht ist es zunächst nur eine Ahnung davon; doch durch anhaltende Konzentration auf unser *bewußtes Sein* kann es immer tiefer und unmittelbarer erfahren und erlebt werden. – – – – –

Erleben wir uns – als individuelles Selbst-Sein, – ‚leibhaftig‘ – bewußt *im* Leib! – – –

Während wir uns jetzt hellwach in einem feineren, größeren ‚Raum‘ erleben, in dem wir bewußter wir selbst sind als in der Identifikation mit unserem Körper, der jetzt schläft, ruhen wir doch ganz *in uns,* – ruhen wir in uns *selbst.* – – Ist dabei unser Bewußtseinszustand merklich wacher, lichter und weiter, als wir es sonst gewohnt sind? – –

Öffnen wir uns nach innen, hin zu jenem Bereich, in dem wir *spüren:* Hier bin ich in mir, – hier bin ich ganz ‚zu Hause‘, – hier *kann* ich in mir ruhen. –

Wenn wir diesen Erlebnisraum mit unserem Leib in Beziehung bringen wollen, erleben wir ihn wahrscheinlich im Herz- und Brustraum. Lokalisieren wir dies nicht im physischen Herzen, sondern suchen wir *in uns* jenes innerste Bewußtseinszentrum, in dem wir am stärksten *wir selbst sind;* – – in dem wir uns als geistiges Wesen erfahren. – – – Lassen wir dabei ein Frei- oder Offenwerden im Kopfraum zu. – –

Es mag sein, daß uns eine feine Kraft bewußt wird, die uns durchströmt. Der eine erlebt sie als aufladende Kraft, der andere als Liebe, Geborgenheit, als Friede oder als eine andere Qualität.

Wenn wir wirklich in den Zustand der Tiefentspannung kommen, kann es sein, daß wir uns als Ganzes wie an ein Stromnetz angeschlossen empfinden, entweder nur von den Fersen bis zum Kopf am Rücken entlang oder als Ganzes, als ob wir aufgeladen würden. Wenn es dabei in uns strahlend hell und weit wird, lassen wir dies ohne Scheu zu. – –

Dieser Zustand kann auch dadurch erreicht werden, daß wir uns über längere Zeit in die Haut und damit in ungezählte Nervenpunkte einleben. Auch dabei kann das Empfinden entstehen, als ob wir an ein Stromnetz angeschlossen würden, das das Nervensystem mit Kraft auflädt. Man hat dabei das Gefühl, als würde der Körper gestrafft und in die Länge gezogen. Auch dies dürfen wir vertrauensvoll *geschehen lassen,* wir sollten es jedoch nicht durch die Vorstellungskraft oder durch willentliche Konzentration erzwingen.

Wir wissen, daß wir durch Konzentration auf den Körper und über den Atem zu jedem Zeitpunkt den Zustand beenden können.

Bleiben wir in unserem innersten Wesen ‚offen‘, – und geben wir alle unsere derzeitigen Sorgen, Belastungen und Erwartungen an diesen Wesensgrund ab. – – Geben wir alles in dem Vertrauen ab, daß wir von dieser nicht mehr begreifbaren, wohl aber erfahrbaren Lebenstiefe her getragen und geführt werden, – auf unserem Weg der Selbst-bewußt-Werdung. –

– – Ruhen wir in uns, solange es die Zeit erlaubt.

Wie erleben wir *jetzt* den Atem? – – Um wie vieles ist er feiner, vergeistigter und doch tiefer im Vergleich zu dem, was wir sonst unter dem üblichen Gasaustausch verstehen! – – Ist der lichte Raum, den wir als Leib empfinden, als ganzes vom Atem durchströmt und durchlebt? – Atmen *wir,* – oder atmet ein größeres

LEBEN in uns? – – – Ist dieses LEBEN etwas Fremdes in uns – oder sind wir, in unserem innersten, geistigen Wesen, Teil dieses großen LEBENS! – – – Ist unsere Existenz, und damit *unser Leben*, ausschließlich an unseren Körper gebunden, – das mit seinem Ableben vergeht? – Oder sind wir mehr als nur Körper? – – –

Wenn wir die Übung beenden wollen, vergegenwärtigen wir uns den Atem als ‚Brücke‘ zwischen Bewußtsein und Körper, als lebendige Verbindung zwischen Geist und Stoff.

Beenden wir dann die Entspannung sehr langsam und bewußt, ähnlich wie sie in Übung 11 beschrieben ist.

14 Teil-Tiefentspannung: Das Bewußtsein aus der unteren Körperhälfte zurückziehen

Wie bereits in der Einführung besprochen, ist diese Übung eine weitere Möglichkeit der Tiefentspannung. Auch dabei erfolgt ein bewußtes Einleben in jeden Körperteil, jedoch nicht mehr so gründlich wie bisher, sondern nur noch so lange, wie Zeit erforderlich ist, um diesen Körperteil bewußt zu erfassen, sich darin einzuleben, aber dann mit dem Ziel, sich daraus zurückzuziehen. Erfolgt das Einleben über zu lange Zeit, wird dieser Körperteil in seiner subtileren Form bewußt, aus der es für die meisten schwieriger ist, sich daraus zurückzuziehen.

Das Zurückziehen unseres Bewußtseins, das wir normalerweise als *ichgebundenes Körpergefühl* erleben, geschieht dadurch, daß wir uns bewußt dem nächstliegenden Körperteil zuwenden, jedoch nicht als Erweiterung des bisherigen Erlebnisraumes, sondern so, als ob wir aus dem vorhergehenden Raum ‚ausziehen‘ und in den nächsten Raum ‚umziehen‘ würden. Auf diese Weise wird jeder Körperteil bewußt ‚durchwandert‘ und dann ‚vergessen‘. Die Folge ist, daß sich Verspannungen lösen können, sobald alle psychischen Impulse ausbleiben. Im übertragenen Sinn läßt sich sagen, daß man eben nur das aus der Hand legen und damit wirklich loslassen kann, was man vorher in der Hand hatte. Deshalb ist das bewußte Einleben Voraussetzung dafür, daß ein Zurücknehmen des Bewußtseins aus dem Körper auch gelingt.

Der Übungstext befaßt sich also nicht mehr mit der *Weise* des Einlebens und Erlebens – dies wurde in Übung 11 und 13 vermittelt –, sondern nur noch mit dem Weg durch den Körper und den dafür notwendigsten Hinweisen sowie mit Erlebnisvorgängen für den Zustand der Tiefentspannung.

Die Vorbereitung erfolgt wie bisher; den Atem lassen wir während der Übung immer frei strömen.

Nun versuchen wir, uns in den rechten Fuß einzuleben. Dazu brauchen wir keine Bewegung, sondern vielmehr ein waches Erspüren, Wahrnehmen und Erleben dieses Körperteils. – – Je weniger wir dabei ,wollen', um so direkter gelingen uns sowohl das Wahrnehmen und Erleben als auch das Zurücknehmen des Bewußtseins und damit die tiefe Entspannung. – Erfühlen wir also unseren rechten Fuß, – nehmen wir ihn wahr, – und erleben wir uns *im* rechten Fuß. – – –

Dann ziehen wir unsere Aufmerksamkeit aus dem Fuß zurück, überlassen den Fuß sich selbst und leben uns bewußt in das Fußgelenk ein. – – –

Von hier aus durchspüren wir die rechte Wade – – – bis herauf zum Knie. – – – Erspüren wir das Kniegelenk, – – – die Kniekehle, – – – und ertasten wir innerlich den Oberschenkel. – – – Ziehen wir dabei unser Körpergefühl langsam aus dem Oberschenkel herauf zum Hüftgelenk. – – –

Dann überlassen wir das rechte Bein sich selbst und kümmern uns nicht mehr darum. – Wenn dabei das Gefühl entsteht, daß unser rechtes Bein ,fehlt', ist dies ein Zeichen dafür, daß es gelungen ist, das Bewußtsein aus dem rechten Bein zurückzuziehen.

Dann leben wir uns in das Hüftgelenk ein – – – und erspüren die rechte Hüftseite – – – bis herauf zur Hüftschaufel. – – – Weiter leben wir uns in den Bereich der rechten Leistenbeuge ein, – – – nehmen auch hier unser Bewußtsein zurück, indem wir versuchen, den Beckenboden zu erspüren. – – – Zuletzt ertasten wir jene Organe, die im Beckenraum eingelagert sind. – – – Dabei wird uns vermutlich die Atmung bewußter. Vergleichen wir sie mit dem Atemvorgang zu Beginn dieser Übung. – – –

Wenn es tatsächlich gelungen ist, unser Körpergefühl aus dem rechten Bein und dem Becken zurückzunehmen, dann spüren wir diese untere Körperseite nicht mehr – oder wir nehmen sie nicht mehr körperlich, sondern auf eine wesentlich feinere Weise wahr. – – Jedenfalls überlassen wir das rechte Bein und den Beckenbereich sich selbst und kümmern uns nicht mehr darum.

Üben Sie dasselbe mit dem linken Fuß, Bein, dem linken Hüftgelenk und Beckenbereich, so daß dann die untere Körperhälfte nicht mehr gespürt wird.

Vergleichen Sie dann die untere Körperhälfte mit der oberen. Das Ziel der Übung ist zunächst erreicht, wenn die untere Körperhälfte nicht mehr bewußt ist, während die obere noch in der gewohnten Weise empfunden wird.

Dasselbe kann als Teilentspannung jeweils mit einer Hand, einem Arm und einer Schulter geübt werden.

Zuletzt konzentrieren wir uns auf Ruhe, und wir beenden die Übung durch langsames Aktivieren über den Atem und anschließendes Durchstrecken und Gähnen.

15 Tiefentspannung: Sich bewußt frei vom Körper erleben

Die Vorbereitung erfolgt wie bisher, anschließend Übung 14. Da der folgende Übungstext nur stichpunktartig zusammengefaßt ist, bedarf es langer Sprechpausen.

Dann lösen wir uns bewußt von Arm und Schulter und versuchen, unsere Wirbelsäule im Bereich des Kreuzbeines wahrzunehmen. – – – Erspüren wir die Wirbelsäule und den Rücken von unten nach oben. – – – Dann den Lendenbereich, – – die Brustwirbelsäule und den ganzen Rücken. – – – Dabei ziehen wir unser Bewußtsein von unten nach oben, bis wir bei den Schultern ankommen. – – – Leben wir uns in die Schultern ein, – – in den Nacken, – – in den Hinterkopf und die Kopfhaut – – in die Stirn, – Augen und den Bereich dahinter, – – in das Kopfinnere, – – in Nase, – Wangen, – Mund. – – Hängt dabei der Unterkiefer ganz locker, so daß der Bereich um die Ohren gelöst ist? – Dann leben wir uns noch in den Hals – – und Brustkorb ein. – – –

Lassen wir unseren ‚Körper' schlafen, während wir selbst hellwach diesen gelösten Zustand erleben. – – Erleben wir unser Sein bewußt und frei von der Enge und Schwere des Körpers! – – *Er* kann sich jetzt erholen, während wir uns ungeteilt unserem *eigentlichen bewußten Sein* zuwenden.

Bleiben wir nun einige Zeit *in uns* konzentriert, ohne Ablenkung, damit uns etwas von unserem wesenhaften Sein bewußt werden kann. – – – Wir können mit unserem Bewußtsein entweder im

Bereich des Herzraumes sein oder, wenn uns dies leichter fällt, im Kopfraum oder etwas darüber bewußt bleiben. – – –

Lassen wir unseren Körper schlafen, während wir selbst hellwach sind, – ja wacher als sonst! – – Erleben wir unser SEIN bewußt; – bewußter als sonst! – – Ist dieses Sein lichter und freier als das an den Körper gebundene Sein? – – –

Je nachdem, welche Kraft wir während der Entspannung unserem physischen und psychischen Bereich zukommen lassen wollen, konzentrieren wir uns auf eine bestimmte Kraft, etwa auf die Kraft der RUHE, auf FRIEDE, LIEBE oder LICHT oder auf eine andere Qualität von Kraft.

Die Konzentration erfolgt dabei weniger durch das Denken, sondern weitaus mehr durch Hingabe an das geistige Selbst, in dem alle Kräfte gegenwärtig sind. – Wenn wir uns auf eine bestimmte Kraft einstellen, geben wir dieser einen Kraft in unserem Bewußtsein Raum, so daß wir uns von dieser Kraft durchströmen und durchstrahlen lassen. Dies ist etwas anderes, als an diese Kraft nur zu denken.

Um auf diese Kraft über längere Zeit konzentriert ausgerichtet zu *bleiben* und nicht durch andere Eindrücke abgelenkt zu werden, können einige Gedankenformen helfen, um störende Gedanken- oder Gefühlsbewegungen aufzulösen. Zum Beispiel:

„DER FRIEDE der Welt beginnt für mich in meinem Herzen." Oder:

„Der FRIEDE der Welt beginnt für mich in meinem Bewußtsein.
 FRIEDE werde in mir! – –
 FRIEDE wirke durch mich."

Es genügt auch, sich nur auf den Gehalt des Begriffes FRIEDE zu konzentrieren, in dem Bewußtsein, daß es einen FRIEDEN gibt, der die Vernunft übersteigt; – FRIEDE, der nicht von dieser Welt ist – und doch in den Herzen und im Bewußtsein der Menschen lebt. – – –

Erleben wir *uns gegenwärtig,* bewußt der Kraft des FRIEDENS geöffnet. – – – Je länger uns dies gelingt, um so bewußter kann diese Kraft werden, – um so tiefer kann sie *als Realität in uns* erfahren werden. – –

Es kann sein, daß wir dabei die Körperform völlig vergessen oder daß wir uns etwas *über* unserer physischen Form befinden. Wir sollten im Bereich unseres Körpers bleiben, auch wenn der Eindruck entsteht, daß wir schweben, daß wir leicht und licht sind und uns sehr wohl weiter vom Körper entfernen könnten.

Sollten wir einmal unseren Körper unter uns liegen *sehen*, bleiben wir uns immer dessen bewußt, daß wenige Atemzüge genügen, um sich wieder im Körper zu erleben.

Wenn wir noch das Empfinden haben, daß wir im Herzbereich oder vor allem im Kopf ‚eingeschlossen‘ sind, daß wir uns keineswegs frei von der physischen oder feineren leiblichen Form erleben, so sollten wir jede Willensanstrengung vermeiden, sondern vielmehr im Brust- oder Kopfbereich *bewußt bleiben*, ohne Wollen und ohne Vorstellung. Dann erleben wir eben unser Sein hellwach in diesem Teil unseres Körpers. Entweder ist es für unsere Entwicklung richtiger, wenn wir *in uns bleiben*, oder es entsteht nach einiger Zeit des Übens von selbst das Freiwerden des Bewußtseins.

Normalerweise verhindern unser Wille und unsere Vorstellung das freie Erleben unseres Bewußtseins. Dann sind wir noch nicht genügend vorbereitet für eine andere Weise des Erlebens. Es mag ein natürlicher und notwendiger Schutz sein für die Entwicklung, damit sie sich organisch vollziehen kann und ihre Vorgänge in die jeweilige Stufe integriert und auch im alltäglichen Leben verwirklicht werden.

Vor Beendigung der Entspannung vergegenwärtigen wir uns unseren Atem. – – – Atme *ich* – oder atmet *es* in mir? – – Werde ich von dem großen EINEN LEBEN durchatmet, durchströmt und belebt? – – Habe ich teil an diesem LEBEN? – Ist es zugleich das LEBEN *in mir*, das ich mir weder selbst geben noch nehmen kann? – – Wenn auch die feste Form zerstörbar und wandelbar ist, so doch nicht das eigentliche LEBEN in mir, dessen unmittelbarer Ausdruck der *Odem* ist. – – Vermögen wir in unserem Bewußtsein den großen ODEM DES LEBENS *als unseren Atem zu erleben*? – – –

Die *Beendigung* erfolgt wie bisher.

Atemübungen

Hinweise zu den Atemübungen

Der Atem ist der unmittelbare Ausdruck des Lebens im Menschen, letztlich in jedem Lebewesen. Der Odem ist etwas ‚Gegebenes‘, eine Gabe des Schöpfers an sein Geschöpf. Der Mensch kann sich den Atem weder selbst geben noch nehmen; er *muß* atmen, ob er will oder nicht. Jeder Zweifel darüber läßt sich schnell beheben durch den Versuch, das Atmen einzustellen.

Oft wird die Atmung nur als notwendiger Gasaustausch angesehen. Doch jeder, der sich eingehender mit dem Atem befaßt, erfährt, daß der Mensch als Ganzes wie in jedem seiner Teile atmet. Sogar jede Zelle muß atmen, wenn sie leben will!

Wenn der *Atem* – der Odem – das LEBEN in uns ist, so kann die *Atmung* mehr als *Lebensvorgang,* als eine Ausgleichsfunktion des Lebens angesehen werden, die für jede mögliche Situation und Belastung eine höchstmögliche Anpassung gewährleistet. Dies beweisen Pneumogramme, die den Atmungsverlauf unter den verschiedensten Einflüssen aufzeichnen. Sie zeigen, wie sehr sich die Atmung bei jedem gefühlhaften oder gedanklichen Vorgang verändert und machen damit die körperlichen wie psychischen Einflüsse auf die Atmung sichtbar.

Umgekehrt läßt sich die körperliche wie psychische Verfassung durch bewußte Atemlenkung, wie sie im Yoga vermittelt wird, beeinflussen. Yogis, die ihren Atem beherrschen, haben auch schon in westlichen Laboratorien bewiesen, daß sie damit alle ihre Lebenskräfte beherrschen. Doch dies setzt einen langjährigen, intensiven Übungsweg sowie einen Lehrer voraus, der selbst seinen Atem beherrscht. Solche Lehrer sind im Westen kaum zu finden und für unsere Lebensaufgaben wohl auch nicht erforderlich. Für uns ist es schon eine große Hilfe, wenn durch Atemübungen eine Verbesserung der Gesamtverfassung und damit auch der Gesundheit erreicht wird. Ebenso können Atemübungen eine spürbare Hilfe zur Vorbereitung der Meditation sowie zur Unterstützung der Konzentration sein.

Erfahrungen aus vielen Kursen der Atmungs- und Entspannungspraxis haben gezeigt, daß es im Westen nur wenig Menschen gibt, die eine natürliche Atmung haben. Unter *natürlicher Atmung* wird jene Atemweise verstanden, die dem Wesen des Menschen und seiner psychischen wie physischen Struktur ebenso entspricht wie auch seiner augenblicklichen Verfassung und Belastung. Eine *Fehlatmung* tritt dann ein, wenn die Atmung in ihrer freien Bewegung, Tiefe, Intensität, in ihrem Rhythmus und in ihrer Ausgleichsfunktion beeinflußt und damit behindert wird. Solche Störungen sind meistens psychisch bedingt, zum Beispiel durch unbewußte Spannungen, Minderwertigkeitskomplexe, Ängste, durch Hetze oder negative Gefühle und Gedanken oder auch durch äußere Einflüsse, wie durch beengende Kleidung, durch zu üppige Ernährung, zu wenig Schlaf oder berufsbedingte Fehlhaltung.

Die Ursachen für Atemstörungen werden oft bereits in der Kindheit gelegt und im Laufe des Lebens durch weitere Belastungen, vor allem durch psychische Schwierigkeiten, wie Fehleinstellungen zu sich und zum Leben, eher vermehrt als behoben.

Deshalb bleibt die Fehlatmung, in Verbindung damit immer auch eine Fehlspannung der Muskulatur sowie eine körperliche Fehlhaltung, meistens so lange *unbewußt* bestehen, bis ihre körperlich spürbaren Folgen als Schmerzen oder sogar als Krankheit *bewußt werden*. Wenn diese dann vom Arzt in vielen Fällen nur symptomatisch erfaßt und behandelt werden, bleibt die eigentliche Ursache für weitere Erkrankungen bestehen. Umgekehrt bewirken oft Atemübungen erstaunliche Heilerfolge, wenn Erkrankungen durch Fehlspannung und Fehlatmung verursacht wurden.

Da aber die Atmung ein grundlegender, natürlicher Lebensvorgang ist, nützt sie alle Möglichkeiten der Selbstregulation, die ihr angeboten werden. Dazu gehören die Zeiten des Schlafes, vor allem des Tiefschlafes, alle Formen der Erholung und der Selbstfindung. Andernfalls könnte der Mensch nicht so lange mit einer zur Gewohnheit gewordenen Fehlatmung leben.

Aus diesen Zusammenhängen wird ersichtlich, wie wesentlich es ist, daß jeder, der mit Yoga zu üben beginnt, als erstes zu seiner natürlichen Atmung findet, ehe er sich intensiveren Atemübungen zuwendet. Jeder Übende sollte die Fähigkeit besitzen, seine natürliche Atmung jederzeit *bewußt zulassen zu können*. Daß dies nicht selbstverständlich ist, beweisen die vielen Kurs- und Seminarteilnehmer, die oft Jahre brauchen, bis sie fähig sind, ihre natürliche

Atmung bewußt wahrzunehmen und zuzulassen. Das Bewußtmachen der Atmung verleitet ohnehin zu ihrer willentlichen Beeinflussung, und es braucht oft lange Zeit, bis dieser *unbewußte Vorgang der Atmung ohne Beeinflussung bewußt wahrgenommen, erlebt und frei zugelassen werden kann.*

Durch das Bewußtwerden der eigenen, natürlichen Atmung läßt sich dann auch im Alltag eine Fehlatmung frühzeitig erkennen und beheben. Dies wirkt sich auf die Gesamtverfassung, auf die Gesundheit und Leistungsfähigkeit sowie auf die Natürlichkeit und Naturverbundenheit des Menschen und damit auf alle seine Lebensbereiche aus.

Nun gibt es einige Bücher, die Atemübungen vermitteln, sowie Yoga-Bücher, die sog. *Pranayama,* also *Übungen zur bewußten Atemlenkung und Atembeherrschung* und damit zur *Lenkung und Beherrschung unserer Lebenskräfte* enthalten.

So wertvoll diese Übungen unter Anleitung eines erfahrenen Lehrers für die Entwicklung des Menschen sein können, so kann man sich damit auch schaden. Werden nämlich solche Übungen von Menschen mit einer gewohnheitsmäßigen Fehlatmung durchgeführt und fehlt ihnen auch noch die Überprüfung durch einen Lehrer, so wird das wichtigste Lebenselement, der Atem, der bereits gestört ist, zusätzlich und oft über längere Zeit durch eine fremde Atemweise willentlich verändert und damit nochmals gestört. Daß dies zu physischen und psychischen Störungen führen kann und bei anhaltendem Üben führen muß, ist verständlich.

Deshalb sollen in dieser einfachen Yoga-Praxis, wie sie hier vermittelt wird, nur einige Übungen helfen, die natürliche Atmung bewußt zu machen und zu vertiefen, ohne daß ihr fremde Elemente aufgezwungen werden. Darüber hinaus dienen sie als Ausgleichsübungen im Alltag sowie als Hilfe zur Selbstfindung.

Wenn beim Üben der Eindruck entsteht, daß die Atmung nicht natürlich ist, wenn Atemnot oder Druck bewußt wird, empfiehlt es sich, einen Atemtherapeuten aufzusuchen*. Oft helfen schon wenige Stunden, kleinere Schwierigkeiten zu überwinden. Manchmal werden aber auch tieferliegende Störungen aufgedeckt und durch eine fachgerechte Therapie behoben.

---

* Wenn sich am Wohnort kein Atemtherapeut ermitteln läßt, kann bei der Redaktion der Zeitschrift „Atem und Mensch", Dr. K. O. Kuppe, 8939 Bad Wörishofen, entweder ein Atemtherapeut oder die Anschrift einer der namhaften Atemschulen erfragt werden.

16 Die Atembewegung in der Entspannungslage erspüren

Die Entspannungslage, in der die Beine hochgelagert werden, wirkt besonders wohltuend; denn die Lendenwirbelsäule sinkt locker auf den Boden, so daß sie einer Hohlkreuzbildung sowie Haltungsschäden und deren Beschwerden entgegenwirkt. Durch die Unterstützung des venösen Rückflusses werden die Venen entlastet; deshalb ermöglicht diese Übung eine gute Erholung nach langem Stehen, Gehen oder Sitzen und hat sich gegen Krampfadern bestens bewährt. Durch die verstärkte Durchblutung von Kopf und Hals wurden auch kosmetische Wirkungen festgestellt. Die Entspannungslage entlastet Herz und Kreislauf und wirkt körperlich wie psychisch ausgleichend. Ihre regenerierende Wirkung ist vor allem dann spürbar, wenn wir sehr müde sind und zum Beispiel für den Abend noch etwas vorhaben; aber auch zur besseren Konzentration sowie vor oder nach größeren Leistungen sollte sie eingesetzt werden.

Diese Übung ist auch vor der Durchführung eines Hatha-Yoga-Programmes als entspannende Vorbereitung geeignet.

Unter diesen günstigen Voraussetzungen, die die Entspannungslage bietet, versuchen wir unsere natürliche Atembewegung wahrzunehmen und frei von Verspannungen und willentlicher Beeinflussung zuzulassen. Durch die jeweilige Veränderung der Lage der Arme kann dann auch die *Veränderung der Atembewegung* bewußt werden.

Für die Entspannungslage ist ein Platz erforderlich, an dem wir die Beine an einer freien Wand abstützen können. Wenn nur die Türe zur Verfügung steht, sollte sie zur Vorsicht abgeschlossen werden. Notfalls kann für das Abstützen der Beine auch ein Möbelstück, jedoch ohne Glastüre, ausreichen.

Bei Überfunktion der Schilddrüse sowie bei schwachem Kreislauf ist ein kleines Kissen unter dem Kopf erforderlich. In diesem Fall sollte der Lagenwechsel zu Beginn und am Ende der Übung sehr langsam erfolgen.

Vor jeder Übung lockern wir beengende Kleidung und sorgen für freie Atemwege in der Nase.

16 a Wir legen uns auf den Teppich oder auf eine Decke auf den Rücken, und zwar so, daß das Gesäß etwa 30 bis 60 Zentimeter von der Wand entfernt ist. Zunächst lassen wir die Beine aufgestellt

die Fersen vor dem Gesäß. – Erst wenn wir uns im Liege[n]
fühlen, nehmen wir die Beine nach oben und stützen die F[üße an]
der Wand ab. Wir lassen die Beine passiv gestreckt und g[eben sie]
ebenso passiv an die Wand ab, wie wir unseren Rücken, unseren
Kopf und die Arme an den Boden abgeben. – Wenn die Beine bis
in die Hüften hinein ganz locker sind, fallen die Füße auseinander,
so daß nicht die Fußsohlen die Wand berühren, sondern die Fersen
und Außenkanten der Füße. (Bild 1)

Wenn die Beine durchgestreckt schmerzen, können wir sie in
den Knien etwas beugen. (Bild 2)

Dies sollte jedoch eine Ausnahme sein, denn die Beine sind
dann nicht ganz so passiv und der Hüftbereich nicht so locker wie
in der ausgestreckten Haltung.

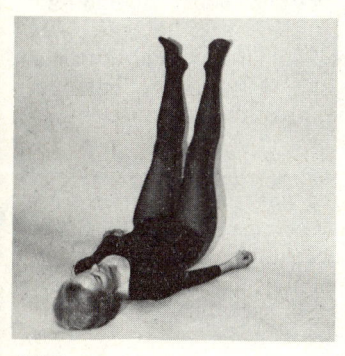
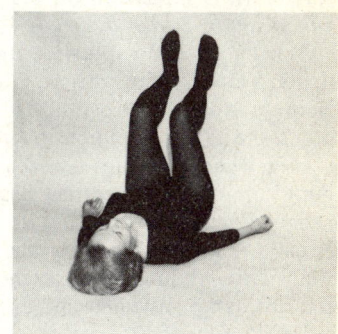

Bild 1   Bild 2

Wir können den Entspannungsvorgang noch durch die Vorstellung unterstützen, daß die Wand elastisch ist und langsam nachgibt,
wobei unsere Beine weich in die Wand einsinken. – –

Dann überlassen wir die Beine sich selbst und erspüren unseren
Kontakt zum Boden. Diesmal beginnen wir beim Kopf, der wie ein
schwerer Steinbrocken daliegt. Erspüren wir mit dem Hinterkopf
den Boden, so daß uns bewußt wird, daß auch unser Kopf vom
Boden getragen wird. – Ist unser Gesicht ganz locker? – Können
wir spüren, daß in dieser Lage unser Kopf verstärkt durchblutet
ist, – ebenso Gesicht und Hals? – –

Ist unser Nacken entspannt? Wenn wir nicht sicher sind, drehen
wir den Kopf, wie in den Entspannungsübungen einige Male langsam hin und her. – Dann gleiten wir mit dem Hinterkopf einige
Zentimeter nach oben, so daß das Kinn näher zum Brustbein

.ommt und die Halswirbelsäule gedehnt wird. – Wenn dabei eine Spannung entsteht, lassen wir sie mit dem Ausatmen los, bis wir spüren, daß Kopf und Nacken entspannt sind. –

Liegen unsere Schultern so schwer auf dem Boden, daß wir sie kaum heben könnten? – Spüren wir mit dem ganzen Rücken die enge Verbindung zum Boden? – Sind auch unsere Arme, die entspannt neben dem Körper liegen, in Bodenfühlung? – Können wir wahrnehmen, wie unsere Lendenwirbelsäule locker durchhängt, so daß sie den Boden berührt und wir unser Hohlkreuz nicht mehr spüren? – Auch am Kreuzbein werden wir kaum einen Druck wahrnehmen, und doch ist es in engem Kontakt mit dem Boden. – Erspüren wir, wie unser Körper als Ganzes vom Boden getragen wird, auch wenn die Beine an der Wand abgestützt sind; – vertrauen wir also unseren Körper restlos dem Boden an, und *lassen wir uns vom Boden tragen.* – –

Wie empfinden wir unsere Beine? – Spüren wir die Entlastung in den Venen? – Sind unsere Füße kalt oder warm? – Sind unsere Beine und Füße entspannt, daß sie, wenn die Wand weich wäre, durch die Wand hindurchsinken würden? – –

Nun wenden wir uns unserem Atem zu. Ist unsere Atembewegung ruhig und tief, so daß das Gedehnt- und Gelöst*werden* im ganzen Beckenraum spürbar ist, rund herum bis in den Rücken und Brustkorb hinein, – und bis zum Beckenboden herunter? – – Lassen wir die Atmung ruhig geschehen, ohne unser Zutun! Wir dürfen uns dabei ausruhen und erholen. – – –

16 b Als nächstes führen wir ein interessantes Experiment durch, das uns unsere Atmung und den Einfluß der Lage unserer Arme auf die Atembewegung bewußt werden läßt. Noch liegen unsere Arme neben dem Körper auf dem Boden, und wir erspüren mit dieser Armlage nochmals bewußt unsere Atembewegung im ganzen Beckenraum, – in der Leibmitte – und im Rücken, – so daß wir nachher jede Veränderung der Atembewegung wahrnehmen können. – – –

Ohne den Atemvorgang zu beeinflussen, erspüren wir die Atembewegung auch im Brustkorb und im Lendenbereich. – –

Nun führen wir unsere Arme seitlich am Boden entlang, bis sie waagrecht liegen. (Bild 3)

Beobachten wir jetzt unsere Atmung! Hat sich etwas *verändert?* – Können wir spüren, daß unser Brustkorb weiter geworden ist und sich die Atembewegung in den Brustraum hinein vertieft hat? – Es kann sein, daß ein freies, tiefes Aufatmen entsteht, so, als ob eine unsichtbare Last abfallen würde. Lassen wir dies geschehen, und genießen wir das Durchström*twerden* vom Atem! – – Wenn sich das Aufatmen noch nicht einstellt, so vermeiden wir jede willentliche Beeinflussung der Atmung! Früher oder später kommt dieses befreiende Aufatmen ganz von selbst. Nur dann hat es eine befreiende Wirkung. –

16 c Nun nehmen wir die Arme am Boden entlang etwas schräg nach oben, lassen jedoch die Arme in Bodenfühlung, wenn uns dies ohne Anspannung möglich ist. (Bild 4)

Andernfalls berühren nur die Handrücken den Boden, während die Arme etwas über dem Boden hängen. –

Erspüren wir auch jetzt wieder die *veränderte Atmung!* – Im Beckenraum ist wohl immer noch die Atembewegung spürbar, aber vermutlich wird dazu der Brustkorb noch stärker mitbewegt, wenn wir die Atmung frei zulassen können. – –

Spüren wir den *Einfluß der Armlage auch auf unsere Brustwirbelsäule* und damit auf unseren ganzen Rücken? – – Diese Lage ist besonders wertvoll bei einer Kyphose der Brustwirbelsäule, also gegen den Rundrücken, der mit zunehmendem Alter meistens stärker und oft schmerzhaft wird. Dem läßt sich durch solche Übungen vorbeugen.

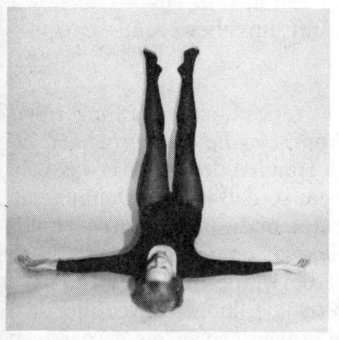 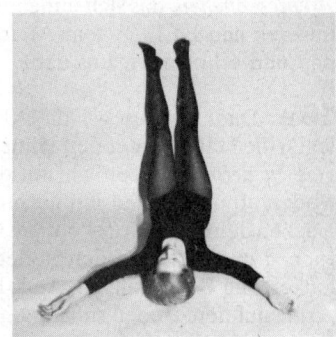

Bild 3   Bild 4

Wenn wir also eine starke Spannung im Bereich der Brustwirbelsäule spüren, sollten wir immer wieder versuchen, mit dem Ausatmen die Spannung loszulassen. Gerade dann ist diese Übung für uns besonders wichtig, und wir sollten sie öfter, wenn auch nur kurzzeitig durchführen, damit unsere Wirbelsäule wieder elastisch wird.

16 d Nun nehmen wir die Arme möglichst am Boden entlang nach oben. (Bild 5) Je nach Elastizität der Brustwirbelsäule und der Schultergelenke werden die Arme nicht mehr in Bodenfühlung bleiben, sondern leicht gebeugt etwas über dem Boden hängen.

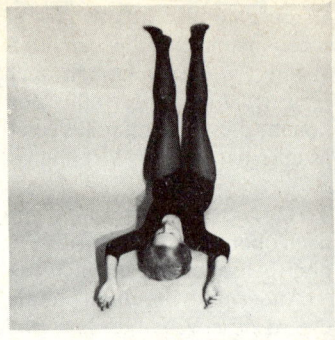

Bild 5

Wir lassen die Arme passiv hängen und versuchen, mit dem Ausatmen etwas von den Spannungen loszulassen, bis schließlich die Handrücken und später, nach längerem Üben, auch die Arme zum Boden kommen. –

Erspüren wir auch in dieser Lage wieder unsere Atembewegung. – Erfaßt sie bereits den ganzen Atemraum, vom Beckenboden bis zu den Lungenspitzen? – – Wir bleiben völlig passiv liegen und lassen *es* atmen. – Erleben wir dabei bewußt das *veränderte Atemgeschehen,* das sich ohne unser Zutun vollzieht. – Lassen wir unseren ganzen Leib vom Atem sanft durchbewegen, – entspannen und erholen wir uns dabei! – – –

16 e Dann beugen wir die Arme, verschränken die Finger und legen die Hände unter den Hinterkopf. *Um die Halswirbelsäule etwas zu dehnen,* heben wir mit den Händen den Kopf etwas vom Boden ab und ziehen ihn nach oben, so daß wir die Dehnung im Nacken deutlich spüren können. In diesem Zustand legen wir Handrücken und Kopf auf den Boden und lassen unsere Arme seitlich locker zum Boden sinken. Auch hierbei werden nicht bei jedem die Arme auf dem Boden ruhen, sondern die Ellbogen etwas über dem Boden sein. Wenn wir uns täglich einige Zeit in dieser passiven Dehnlagerung entspannen, geben die Gelenke, Bänder und Sehnen sowie die Brustwirbelsäule immer mehr nach. Wir werden elastischer, während wir uns entspannen und das Atemgeschehen bewußt wahrnehmen. – – – Wir lassen also unsere Arme so locker wie möglich und erspüren unsere Atembewegung vom Beckenboden bis in den Brustkorb hinein. – – Versuchen wir, uns mit jedem Ausatmen noch mehr zu entspannen. – –

16 f Wenn wir nun dieselben *Armhaltungen* nochmals, jetzt aber *rückläufig* durchführen, kann uns ihr Einfluß auf die Atmung, aber auch die inzwischen erreichte Elastizität bewußter werden.

Wir lösen also die Hände und legen unsere Arme nach oben. Ist diese Haltung für uns noch ebenso anstrengend wie vorher, oder liegen wir bereits entspannter? – Wir erspüren in dieser Lage nochmals alle Bereiche, die von der Atembewegung erfaßt werden. – – –

Dann legen wir die Arme seitlich schräg nach oben und machen uns die Veränderung im Atem und im Rücken bewußt. – –

Nun legen wir die Arme seitlich waagrecht und erspüren die Veränderung in dieser Lage. – – –

Anschließend legen wir die Arme wieder neben den Körper und leben uns in die Atembewegung ein. Vermutlich haben jetzt alle Spannungen nachgelassen, und wir liegen ganz bequem. – – Ist dies auch in der Atemweise festzustellen? – –

Zuletzt legen wir die Hände flach auf den Bauch und erspüren die Atembewegung mit den Handflächen. – –

Hier sollte die Entspannungsübung 5 (Seite 37 bis 40) folgen; ebenso können andere Entspannungsübungen in dieser Lage durchgeführt werden.

Um diese Übung zu beenden, nehmen wir die Füße von der Wand und bleiben mit aufgestellten Beinen noch kurze Zeit liegen. Anschließend rutschen wir auf dem Boden so weit zurück, daß wir mit ausgestreckten Beinen liegen können. Dann kann die Beendigung wie bei jeder Entspannungsübung erfolgen. Ein plötzliches Aufstehen sollte jedenfalls vermieden werden.

Nach jeder Übung ist wesentlich, die körperliche wie psychische Wirkung sowie ihre Dauer zu beobachten. Daraus läßt sich schließen, ob die Übung in der rechten Weise durchgeführt wurde.

Wenn bei starker Kyphose die Brustwirbelsäule schmerzt, ist es sinnvoll, diese Übungsfolge täglich mehrmals durchzuführen, jedoch kurzzeitiger und nur bis zur ersten Schmerzgrenze, auch dann, wenn zunächst noch nicht alle fünf Lagen der Arme möglich sind. Mit Regelmäßigkeit *und Geduld* läßt sich hier viel erreichen.

Für das schmerzfreie Sitzen in der Meditation sind solche einfachen Übungen eine notwendige Vorbereitung, sowohl hinsichtlich der bewußten natürlichen Atmung als auch für eine aufrechte und doch entspannte Sitzhaltung.

Alle, denen diese Übung schmerzfrei und ohne Beeinflussung der Atmung gelingt, können zur nächsten Übung übergehen.

Kurzfassung der Übungsfolge 16

16 a In der Rückenlage die Beine an der Wand abstützen und die Atembewegung erspüren. Die Arme liegen neben dem Körper. (Bild 1 und 2)

16 b In dieser Entspannungslage die Arme waagrecht legen und die veränderte Atembewegung wahrnehmen. (Bild 3)

16 c Dasselbe mit schräg nach oben gelegten Armen durchführen. (Bild 4)

16 d Dasselbe mit parallel nach oben gelegten Armen durchführen. (Bild 5)

16 e Dasselbe mit gebeugten Armen, die Hände unter dem Hinterkopf verschränkt durchführen.

16 f Dasselbe mit den Armhaltungen von 16 d bis 16 a rückläufig durchführen und in jeder Haltung die Atembewegung vergleichend erspüren.

Abschließend Entspannungsübung 5 oder andere Entspannungsübungen durchführen.

17 Atembewegung in Beckendehnlagerungen erspüren

Zu den verschiedenen Armlagen der vorhergehenden Übung kommt nun eine passive Dehnung des Beckens, der Oberschenkel und besonders der Hüftgelenke hinzu. Dabei entsteht auf natürliche Weise eine Erweiterung des Atemraumes. Auch der Beckenboden wird gelockert und durch die verstärkte Atembewegung in die rechte Spannung gebracht. Vorwiegend Frauen haben hier Verspannungen, die sich reflektorisch auch im Kopfbereich und nicht zuletzt psychisch auswirken. Wenn eine Lösung im Beckenboden gelingt, wirkt sich dies ebenso günstig auf die Psyche aus.

Diese Übungsfolge ist durch ihre dehnende und lösende Wirkung vor allem für werdende Mütter empfehlenswert; sie ist auch als Vorbereitung für Sitzübungen und für schwierigere Hatha-Yoga-Übungen gedacht.

Bei starkem Hohlkreuz sollte Übung 16 über längere Zeit beibehalten und immer wieder als Ausgleichsübung eingesetzt werden.

Auch für ältere Menschen sind diese einfachen und doch so wirkungsvollen Übungen wertvoll, da sie auf gefahrlose Weise behutsam die Elastizität erhöhen und zu einem wacheren Körpergefühl führen.

17 a Für diese Übung legen wir uns auf einem weichen Teppich oder einer Decke auf den Rücken.

Zuerst entspannen wir uns in der Rückenlage und erspüren, ob es noch lösender Bewegungen bedarf, um bequem zu liegen. – (Siehe Entspannungsübungen!)

Damit wir in den verschiedenen Dehnlagerungen die unterschiedliche Atembewegung bewußter wahrnehmen können, erspüren wir unseren Atem auch in dieser entspannten Lage. – Wir können dazu die Hände flach auf den Bauch legen, oder, wenn es möglich ist, erfühlen wir die Atembewegung ohne die Zuhilfenahme der Hände nur mit dem Bauch. Dabei ertasten wir mit der Bauchdecke die Bewegung, die von innen her aus dem Beckenraum kommt und sanft gegen die Bauchdecke drückt. – Wir machen uns das Gedehnt- und Gelöst*werden* auch im Beckenboden und bis herauf in den Lendenbereich bewußt. – – Kann der Atem frei ausschwingen? – Ist die Ein- oder die Ausatmung länger? – –

17 b Dann beugen wir das rechte Knie und nehmen den rechten Fuß langsam am Boden entlang nach oben, bis die Fußsohle an der Innenseite des linken Oberschenkels liegt. Das rechte Knie lassen wir seitlich locker weghängen. (Bild 6)

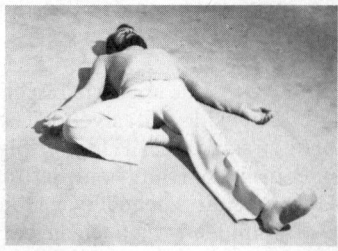

Bild 6

Dabei kann im rechten Hüftgelenk, im Kreuzbeinbereich oder in der Lendenwirbelsäule eine Spannung entstehen. Wenn sie mit dem Entspannungsvorgang der Ausatmung nicht zu lösen ist, sollte diese Dehnlagerung nur kurzzeitig, jedoch täglich eingenommen werden, bis die Elastizität zunimmt und diese Lage schmerzfrei möglich ist. Dann erst ist es sinnvoll, weitere Stufen der Übung zu erarbeiten.

17 c In vielen Fällen läßt sich jedoch diese Lage schmerzfrei einnehmen, auch wenn das rechte Bein nicht locker auf dem Boden liegt, sondern das Knie noch seitlich hochsteht. In diesem Fall drücken wir mit der rechten Hand den Oberschenkel ganz behutsam zum Boden hin und lassen ihn wieder los, so daß ein weiches Schwingen oder Wippen entsteht. Dabei erspüren wir, ob und wann die Dehngrenze erreicht wird, ohne sie zu überschreiten. – –

Wenn dies schmerzfrei möglich ist, heben wir mit der rechten Hand den Oberschenkel von unten her etwas hoch und lassen ihn fallen, so daß er zum Boden hin sinkt oder über dem Boden elastisch schwingt. Wir wiederholen dies einige Male und erspüren dabei den Lockerungsvorgang. – –

Diese beiden Lockerungsübungen erübrigen sich, sobald das rechte Bein bequem auf dem Boden ruht.

Dann lassen wir das rechte Bein langsam nach vorne weggleiten, bis es ausgestreckt neben dem linken liegt. – Nun vergleichen wir die rechte Seite mit der linken. – Empfinden wir Unterschiede im Gefühl der Wärme, – der Größe und Weite, – der Lockerheit – und der Bewußtheit? – –

Dann erspüren wir wieder die Atembewegung im ganzen Beckenraum und bis in den Brustkorb hinein und vergleichen sie mit der zu Beginn der Übung. – – –

17 d Dasselbe üben wir anschließend mit dem *linken Bein*. Wenn wir dann beide Seiten vergleichen, spüren wir sicher, ob die Dehnung zu stark und zu lange erfolgt ist, ob Schmerzen im Hohlkreuz oder in einem Hüftgelenk auftreten. In diesem Fall bedarf es noch längerer Zeit regelmäßiger Übung.

Empfinden wir jedoch die verstärkte Durchblutung und Lockerung als angenehm, kann die nächste Stufe dieser Übung durchgeführt werden.

Bild 7

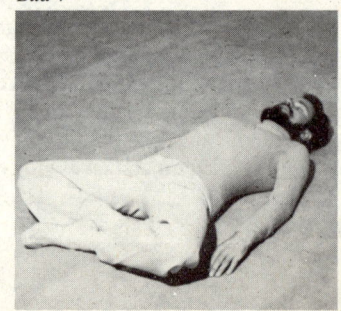

17 e Nun beugen wir beide Beine, bis die Unterschenkel waagrecht liegen und die Knie seitlich weghängen. Wir lassen die Beine passiv, so daß sie ihr eigenes Gewicht zum Boden hin zieht. (Bild 7)

Wenn die Beine bequem auf dem Boden ruhen, sind Lockerungsübungen nicht erforderlich. Andernfalls können wir beidseitig wippen oder mit beiden Händen die Beine etwas anheben und fallen lassen, so daß sie locker nachschwingen. – –

Versuchen wir auch, mit einer Hand nur einen Oberschenkel zu heben und lassen wir plötzlich los, so daß die ganze untere Körperhälfte locker ausschwingt. – –

Dann erspüren wir die Atembewegung im Beckenraum und im Beckenboden. An der unbehinderten Atembewegung läßt sich erkennen, ob wir wirklich entspannt liegen. – – Sind wir entspannt genug, um den Atem unbehindert strömen lassen zu können? –

Damit wir auf beiden Seiten gleichwertig elastisch werden, üben wir dasselbe *mit umgekehrt eingeschlagenen Unterschenkeln.*

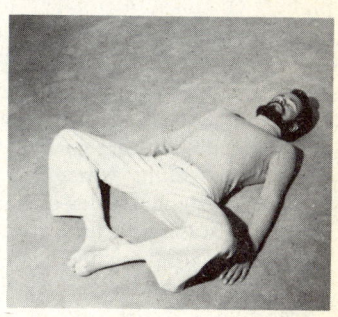

17 f Zuletzt legen wir beide Fußsohlen aneinander und lassen die Knie seitlich zum Boden hin sinken, soweit dies schmerzfrei möglich ist. (Bild 8)

Bild 8

Auch in dieser Lage können wir Lockerungsübungen durchführen, wenn dies für die Elastizität erforderlich ist.

Dann erspüren wir wieder die Atembewegung im Beckenraum. Wird in dieser starken Dehnung der Beckenboden ebenfalls stärker mitbewegt? – Können wir durch den Beckenboden hindurch auch in den Oberschenkeln die Atembewegung noch etwas spüren? – Entspannen wir uns immer mehr und geben wir damit dem Atem jedes Mal mehr Freiheit. – – –

Wenn diese fünf Beckendehnlagerungen – jede Seite einzeln gerechnet – und die damit verbundene Atembewegung vertraut geworden sind, können die verschiedenen Armlagen von Übung 16 hinzugenommen werden.

17 g Für die Armlagerungen sollte jeweils jene Beckendehnlagerung genommen werden, die uns *schmerzfrei die stärkste Deh-*

nung ermöglicht. Auf diese Weise kann jeder individuell nach seinen körperlichen Gegebenheiten arbeiten.

Dabei ist jedes Mal das Erspüren der Atembewegung und ihrer Veränderung wesentlich. Sie ist gleichsam Maßstab dafür, ob und wie weit wir entspannt liegen. Wenn uns eine völlige Entspannung und damit eine freie Atmung in der gewählten Dehnlagerung nicht möglich ist, nehmen wir die vorhergehende leichtere Haltung ein. Am besten ist es, die verschiedenen Armhaltungen mit der leichtesten Dehnlagerung zu beginnen, also mit einem gebeugten Bein die Arme seitlich waagrecht legen, dann schräg nach oben, ganz nach oben, möglichst immer in Bodenfühlung bleiben, und zuletzt die Hände unter dem Hinterkopf verschränken und die Ellbogen seitlich weghängen lassen. Erspüren wir dabei jedesmal, welcher Körperbereich nun stärker vom Atem bewegt wird, so daß mit jeder neuen Armlage der Atemraum erweitert erlebt wird.

17 h Wenn bei Beendigung der Übung im Kreuzbein- oder Lendenbereich Schmerzen auftreten, wurde entweder zu intensiv oder zu lang geübt. In diesem Fall sollte folgende kleine *Ausgleichsübung* durchgeführt werden:

Beine aufstellen, so daß die Füße vor dem Gesäß und die Unterschenkel etwas schräg nach vorne stehen. Füße etwas auseinander, Knie locker zusammennehmen.

Dann stützen wir die Füße so stark gegen den Boden ab, daß Gesäß und Kreuzbein sowie die Lendenwirbelsäule vom Boden abgehoben werden, und schütteln das Becken *in sehr kleinen Bewegungen* zum Boden hin durch. Dabei entsteht das Gefühl, daß die Lendenwirbelsäule immer besser zum Boden hin durchhängt, während die Brustwirbelsäule in Verbindung mit dem Boden bleibt. Diese Übung ist auch am Morgen nach dem Schlafen wohltuend.

Kurzfassung der Übungsfolge 17

17 a In der Rückenlage entspannen und im Beckenraum die Atembewegung wahrnehmen.

17 b Das rechte Bein beugen und entspannen. (Bild 6)

17 c Mit dem rechten Bein wippen, es mit der rechten Hand hochheben und fallen oder ausschwingen lassen. Nach der Lockerung neben das linke Bein legen, die Atembewegung erspüren und vergleichen mit vorher.

17 d Dasselbe mit dem linken Bein üben.

17e Beide Beine beugen und die Unterschenkel waagrecht legen.
Bei Bedarf Lockerungsübungen durchführen. Die Atembewegung wahrnehmen.
Dasselbe mit umgekehrt gelagerten Unterschenkeln durchführen. (Bild 7)

17f Beide Beine beugen und die Fußsohlen aneinanderlegen;
eventuell Lockerungsübungen durchführen. (Bild 8)
Die Atembewegung erspüren.

17g In einer Dehnlagerung die Arme seitlich waagrecht legen,
dann schräg nach oben, ganz nach oben und die Hände unter
dem Hinterkopf verschränken.
In jeder Lage den erweiterten Atemraum wahrnehmen.

17h Ausgleichsübung, Becken durchschütteln.

18 Den Atem im Sitzen erspüren

In den bisherigen Atem- und Entspannungsübungen ging es vorwiegend darum, die Atmung unter günstigsten Bedingungen bewußt wahrzunehmen und sie doch frei zulassen zu können. Wenn dies wirklich gelingt, hat der Übende bereits wertvolle Hilfen für die Selbstregulation des Körpers, für eine natürliche Muskelspannung, für tiefen, erholsamen Schlaf und für Regenerationsmöglichkeiten in der Tiefentspannung gewonnen.

Die folgenden Atemübungen führen nun gezielter zu *Übungs- und Kontrollmöglichkeiten für den Alltag.* Dazu gehört das Erspüren der Atembewegung im Sitzen als Maßstab für die momentane Verfassung und ihres entsprechenden Ausgleichs, ferner das Zulassen-Können der Basisatmung sowie der verlängerten Ausatmung und die Hara-Atmung.

Das Erspüren der Atembewegung im Sitzen läßt bereits nach wenigen Atemzügen den physischen wie psychischen Zustand erkennen *und* bietet die Möglichkeit, ohne eigenes Eingreifen, nur durch bewußtes Zulassen und Werdenlassen der natürlichen Atmung die Gesamtverfassung zu verbessern*. In dem Versuch, bei jedem Atemzug aufs neue dem Atem alle Freiheit zu geben, ihn vor allem frei ausschwingen zu lassen, treten alle Ich-Impulse

---

* Siehe hierzu „Körperliche Erziehung zum seelischen Gleichgewicht" von
L. Ehrenfried, Berlin 1957.

zurück, die Unruhe läßt nach, und es setzen eine merkliche Sammlung und Ordnung der körperlichen und psychischen Kräfte ein. Wird die Übung über längere Zeit durchgeführt, verhilft sie zur Selbstfindung und ist eine bewährte Vorbereitung für die Meditation. Das Zulassen-Können der natürlichen Atmung ist auch Voraussetzung für alle Yoga-Übungen.

Diese Übungen sollten jedoch nicht nur dann eingesetzt werden, wenn bereits alle Kräfte im Menschen in Aufruhr und Unordnung sind – in diesem Zustand erscheint dem Anfänger die Übung völlig aussichtslos –, sondern regelmäßig täglich, am besten jeden Morgen und Abend über längere Zeit sowie tagsüber öfters kurzzeitig.

Nur so kann ein Gefühl und später ein Bewußtsein entwickelt werden, das eine Fehlatmung und Fehlspannung im Entstehen bemerken und damit auch rechtzeitig beheben läßt.

Hierin liegt auch die Möglichkeit, deren psychische Ursachen sowie die dahinterliegende eigentliche *Fehlhaltung des Bewußtseins* zu erkennen. Dann erst lassen sich Probleme ursächlich angehen, und wir verbrauchen nicht mehr sinnlos Kräfte im Kampf gegen sie. Vielmehr erkennen wir dann immer mehr, *daß unsere inneren Schwierigkeiten Ursache der äußeren sind.* Dies ist eine wesentliche Voraussetzung, um äußere wie innere Schwierigkeiten nicht nur endgültig zu überwinden, sondern auch einen entsprechenden Reifungsprozeß bewußt zu erfahren.

Sicher kann der Anfänger in so einfachen Übungen noch nicht diese *tiefgreifenden Wirkungen* erkennen und anerkennen; jeder, der jedoch über viele Jahre solche Übungen regelmäßig durchführt, ja mit ihnen lebt und sein Leben immer bewußter gestaltet, weiß aus Erfahrung um ihren Wert für alle Lebensbereiche. Doch auch der Anfänger erfährt nach verhältnismäßig kurzer Zeit des Übens spürbare Hilfe, und sei es nur, daß er sich in Alltagssituationen besser in den Griff bekommt und damit manche Schwierigkeiten besser meistert.

Diese Übungen haben noch den Vorzug, daß sie fast immer durchführbar sind, ohne daß die Umwelt davon etwas bemerkt. Alle Übungen haben aber auch einen Nachteil: sie helfen nur, wenn sie durchgeführt werden! – Genauer: wenn sie regelmäßig und konzentriert durchgeführt werden!

Um diese Übungen im Alltag jederzeit einsetzen zu können, ist eine gute Sitzhaltung erforderlich. Im Westen sitzen wir gewöhnlich auf einem Stuhl und lehnen uns an. Dadurch ist die Rückenmuskulatur meistens zu schwach, um über längere Zeit ohne Stütze den Oberkörper in einer geraden Haltung zu wahren. Da aber – meistens berufsbedingt – das Sitzen auf dem Stuhl täglich über viele Stunden unvermeidlich ist, versuchen wir, wenigstens so gerade und entspannt wie möglich zu sitzen. Nur dann ist eine freie Atmung möglich. Umgekehrt verrät eine schlechte Atmung immer auch eine schlechte Haltung und damit eine Fehlspannung der Muskulatur. Durch Üben wird der Einfluß der Haltung auf die physische wie psychische Verfassung und Gesundheit bewußt, und es lohnt sich, jede Gelegenheit wahrzunehmen, um das aufrechte, entspannte Sitzen im Alltag zu üben*.

Für die Übung ist ein gerader Holzstuhl am geeignetsten, der so hoch ist, daß beim Sitzen auf dem vorderen Drittel, also fast auf der Stuhlkante, die Knie tiefer sind als die Hüften. Die Oberschenkel verlaufen dann von den Hüften schräg abwärts zu den Knien.

Auf Stühlen, deren Sitzfläche nach hinten vertieft ist, sollte eine zusammengerollte Decke oder ein Bandscheibenkissen so auf den Stuhl gelegt werden, daß das Becken von unten und hinten her schräg abgestützt wird, so daß es nicht nach hinten sinken kann. Auch für langzeitiges Sitzen im Beruf, zum Beispiel am Schreibtisch, ist eine solche Stütze für eine bessere Sitzhaltung angebracht.

Da diese grundlegenden Haltungsübungen für den Alltag so wesentlich sind, werden die einzelnen Elemente, die im Alltag bei jeder nur möglichen Gelegenheit bewußt eingesetzt werden sollten, mit „(Alltag!)" versehen.

18 a Wir setzen uns auf einen Stuhl und stellen die Füße bequem auseinander, so daß die Beine entspannt sind. Um zu kontrollieren, ob die Beine wirklich locker sind, nehmen wir die *Knie zusammen* und erspüren dabei die starke Spannung im ganzen Becken, im Beckenboden, im Gesäß und bis herauf zu den Hüften. – Dann lassen wir die Knie locker auseinanderfallen und nehmen dabei den Entspannungsvorgang wahr. – –

Wir können auch *mit den Händen die Oberschenkel zusammenschubsen* und beim Auseinanderschwingen der Beine erspüren, ob sie wirklich locker sind. – – (Alltag!)

Dann legen wir unsere Hände auf die Oberschenkel, so daß sie wirklich ruhen.

---

* Sitzübungen auf dem Boden, wie sie für Konzentrations- und Meditationsübungen am günstigsten sind, finden sich ab Seite 147.

18 b Damit wir uns unabgelenkt *in den Körper einleben* können, schließen wir am besten die Augen, jedoch so locker, als ob wir schlafen würden, bleiben dabei aber hellwach.

Nun *leben wir uns in die Füße ein* und *erspüren mit den Fußsohlen den Boden* oder, wenn wir dickere Strümpfe oder Schuhe tragen, erspüren wir zuerst diese und durch sie hindurch den festen Boden. – Wenn wir den Boden nicht wahrnehmen können, bewegen wir ein wenig den rechten Fuß, nur so viel, daß er etwas gegen den Boden drückt und den Boden als Widerstand spürt. – Dasselbe versuchen wir dann mit den linken Fuß, ohne Bewegung wahrzunehmen. – – (Alltag!)

Wird uns dabei *bewußt, daß uns der Boden trägt?* – Können wir auch wahrnehmen, daß uns der Stuhl trägt und daß der Stuhl vom Boden getragen wird? – – Lassen wir uns bewußt vom Stuhl und vom Boden tragen, dann brauchen wir selbst nichts zu halten oder anzuspannen! – – (Alltag!)

Spüren wir durch den Boden hindurch – notfalls mit Hilfe der Vorstellung durch sämtliche Stockwerke und durch das Fundament des Hauses hindurch – tief *in die Erde hinein,* – so als wären wir in ihr verwurzelt. – Dabei kann uns bewußt werden, daß die Erde uns und dieses Haus trägt. – – (Alltag!) Wie fühlen wir uns in dieser Erdverbundenheit? – Sind unsere Füße angenehm warm und belebt, – oder kalt und unbelebt? – Wenn sie noch kalt sind, spüren wir mit den Füßen über längere Zeit in die Erde, immer tiefer in die Erde hinein, bis wir ein Gefühl für den Kontakt mit der Erde bekommen. – (Alltag!)

Dann erspüren wir, ob auch unsere Beine angenehm warm sind, – ebenso unsere Oberschenkel. –

18 c Als nächstes gleichen wir die *Haltung des Beckens* aus, damit wir ohne Anstrengung mit einem natürlichen geraden Rücken sitzen. Können wir unsere Wirbelsäule erahnen oder gar wahrnehmen? – – Spüren wir, daß in unserem Rücken eine ‚Säule‘ ist, die uns trägt und aufrecht sein läßt? – Ist unser Rücken starr gerade oder leicht geschwungen? – (Alltag!)

Damit uns der Einfluß der Haltung des Beckens auf die Haltung der Wirbelsäule bewußt wird, lassen wir das Becken sehr langsam nach hinten gleiten, so daß der Rücken rund wird. Dann richten wir das Becken ebenso langsam auf, bis wir mit einem Hohlkreuz sitzen. Lassen wir immer wieder abwechselnd das Becken langsam und in einer weichen Bewegung nach hinten sinken, so daß sich der Rücken rundet und wir langsam zusammensinken, und richten es ebenso langsam auf. Wir erspüren dabei, ob dies ohne Verspannung, also ganz selbstverständlich und ohne Rucke, möglich ist. Wir haben beim Aufrichten das Gefühl, daß wir wachsen. – Dabei kann uns bewußt werden, welchen Einfluß die Haltung des Beckens auf die Haltung der ganzen Wirbelsäule ausübt. – Diese Bewegung immer noch lockerer durchführen und dabei bewußt wahrnehmen, ob die Bauchwand und auch der Beckenboden entspannt sind. – – Erspüren wir, ob auch die Atmung von der Beckenbewegung beeinflußt wird. – Wir lassen den Atem frei strömen und erspüren, ob beim Zurücksinken des Beckens die Ein- oder die Ausatmung entsteht. – – Vermutlich spüren wir bald, daß beim Zurücksinken von selbst eine Ausatmung und beim Aufrichten des Beckens die Einatmung entsteht. – Wir *gleichen unsere Beckenbewegung dem Atembedürfnis an* und lassen immer genügend Zeit für das Ausatmen. – (Alltag!)

Zuletzt richten wir das Becken nur noch so weit auf, daß wir ohne Verspannung weder mit einem Rundrücken noch mit einem Hohlkreuz sitzen, sondern aufrecht und doch entspannt. Versuchen wir noch einmal unsere *Wirbelsäule als Ganzes zu erspüren,* vom Steißbein bis zur Halswirbelsäule. – Dafür dehnen wir den Nacken ein wenig, so daß der Hinterkopf in Richtung Decke und das Kinn etwas näher zum Brustbein kommt. Mit dem nächsten Ausatmen lassen wir die dabei entstandene Spannung los, ohne den Kopf zu bewegen. (Alltag!)

18 d Hängen unsere *Schultern und Arme locker,* – oder halten wir sie durch Muskelanspannung fest? – Wenn wir nicht sicher sind, heben wir die Schultern beidseitig hoch und lassen sie locker seitlich oder etwas nach hinten fallen, so daß sie weich nachschwingen. – Achten wir darauf, daß wir dabei im Rücken nicht zusammensinken! – (Alltag!)

Sind Kopf und Gesicht entspannt? – Wir lassen den Unterkiefer locker hängen und erspüren, ob sich dabei der Bereich um die Ohren sowie die Kopfhaut entspannen. – – Ist die Stirn gelöst? – Sind die Augen und die kleinen Muskeln um die Augen locker, so als ob wir schlafen würden? – Sind Wangen, Mund, Hals und Brustkorb entspannt? – Ist die Bauchwand so locker, daß sie bei jedem Einatmen der Dehnung und bei jedem Ausatmen der Lösung nachgibt? – (Alltag!)

Erspüren wir nun, ob wir ganz gerade und doch entspannt sitzen. – – Ermüden unsere Rückenmuskeln bereits, oder sitzen wir noch bequem, ohne uns anzulehnen? – Erleben wir uns bewußt in

dieser aufrechten und doch entspannten Sitzhaltung! – Sind wir
dabei mehr oder weniger wir selbst? – Wenn wir uns in dieser Haltung fremd vorkommen, versuchen wir herauszufinden, wie wir
sitzen müßten, damit wir uns natürlich empfinden und in dieser
Haltung wohlfühlen. – Wir können uns nochmals wie bei der Bek-
kenübung aufrichten, bis wir übergerade sitzen und dabei erspüren, ob wir uns in dieser Haltung wohler fühlen. – Oder wir können
uns etwas zusammensinken lassen und dabei erspüren, ob uns diese
Haltung mehr entspricht. Gleichen wir dann unsere Haltung in der
Weise aus, daß wir uns in der aufrechten, entspannten Haltung
auch wohlfühlen und dabei in einem Höchstmaß wir selbst
sind. – –

Es kann sein, daß wir Fehlhaltungen bereits gewohnt sind, so
daß uns die rechte Sitzhaltung durch Üben wieder vertraut werden
muß. (Alltag!)

Wenn das Sitzen, ohne sich anzulehnen, bereits anstrengt, sollte
die Übung für einige Zeit nur bis hierher durchgeführt werden. Erst
wenn das aufrechte Sitzen auch entspannt möglich ist und die Rük-
kenmuskeln gekräftigt sind, ist der Zeitpunkt gegeben, weitere
Stufen zu üben.

Bei den nachfolgenden Übungen besteht oftmals die Möglich-
keit, daß *bei nervösen und psychisch belasteten Menschen die innere
Unruhe und Spannung vorübergehend noch bewußter werden.*
Wenn die Bewegungen des Gemüts nachlassen und keine neuen
äußeren Eindrücke die Aufmerksamkeit absorbieren, können
noch nicht verarbeitete Eindrücke aus dem Unbewußten in das
Wachbewußtsein aufsteigen und während oder auch nach der
Übung Unruhe sowie Spannungen erzeugen. *Nicht durch die
Übung verstärkt sich also die Unruhe, sondern durch die eintretende
Ruhe wird die sonst überdeckte 'Unruhe' bewußt.*

Aber dadurch kann ein heilsamer Prozeß des Ausgleichs der
Kräfte einsetzen, der sich jedoch nur dann organisch vollzieht,
wenn dieser Ausgleich allmählich zugelassen werden kann.

Wenn also nach einer solchen Übung – und später auch nach
Konzentrations- und Meditationsübungen – erhöhte Nervosität
oder Gereiztheit entsteht, sollte sehr regelmäßig und täglich öfter,
jedoch nur kurzzeitig geübt werden, eben so lange, wie dabei eine
körperliche und psychische Beruhigung und Selbstfindung erfolgen.
Bei regelmäßigem Üben lassen sich diese anfänglichen Schwierigkeiten allmählich überwinden, weil erst durch eigene Erfahrung ein
Vertrauen in die ordnenden und heilenden Kräfte der Stille gewon-

nen wird. Dies ist ein *Lernprozeß,* der Geduld und Einsicht erfordert, aber auch einen Reifungsvorgang ermöglicht, der zugleich Therapie ist. Die natürliche Atmung gleicht in psychosomatischer Weise Verspannungen aus und ist ein ebenso natürliches wie einfaches Mittel der Selbstregulation, der Kraftsammlung und Selbstfindung. Zugleich ist sie Grundlage für alle anderen Übungen, vor allem der Konzentration und Meditation.

In Übung 5 und anderen Entspannungsübungen haben wir bereits die Atembewegung im Liegen erspürt, um unter günstigsten Voraussetzungen zu lernen, den Atem bewußt wahrzunehmen *und* frei zuzulassen.

Wenn wir bemerken, daß im Sitzen die Atembewegung nicht frei ist, sollten wir einerseits noch das entspannte Sitzen üben, andererseits die Atembewegung immer wieder im Liegen erspüren, bis wir sie frei zulassen können. (Alltag!)

Dieses Zulassen-Können des Atems bedarf der täglichen Übung; denn es bedeutet gleichzeitig das Loslassen-Können des Eigenwillens, wodurch unser Ich erst in den rechten Bezug zu sich und zur Umwelt kommen kann. Da aber der Eigenwille und die unzähligen Ich-Impulse je nach Stärke der Identifikation mit den äußeren Eindrücken mehr oder weniger immer in Aktion sind, brauchen wir täglich erneut Zeit, um den Eigenwillen loszulassen, um *sich* im Atem loszulassen, bis er sich schließlich frei, also ohne unser Eingreifen, Wollen oder ‚Tun‘, in uns bewegen und in uns wirken kann. Je besser dies gelingt, um so eher werden wir fähig, unser Ich auch von den Dingen, Gedanken, Gefühlen, Vorstellungen, Erwartungen, Ängsten und dergleichen loszulassen, an die es sich sonst so fest klammert, daß es davon nicht mehr loskommen kann. Wie weitreichend die Wirkungen dieser Übung sind, erfährt jeder ernsthaft Übende! (Alltag!)

18 e Wir versuchen nun, die Atembewegung in der aufrechten, entspannten Sitzhaltung zu erspüren. Als Sprechtext kann von Übung 5 Seite 39 verwendet werden. Was wir dort im entspannten Liegen übten, versuchen wir nun im aufrechten und doch entspannten Sitzen. (Alltag!)

18 f Wenn wir die Atembewegung im ganzen Beckenraum, vom Beckenboden bis in den Lendenbereich und in den Brustkorb hinein spüren *und* frei zulassen können, erspüren wir die *Basisatmung.– –* Darunter versteht man das *Durchbewegt-Werden aller Organe, die zwischen Zwerchfell und Beckenboden eingelagert sind.*

Erleben wir dabei das organische Geschehen im Innern des Bekkenraumes – wie auch in der Leibeshülle, – wobei wir das Gedehnt- und Gelöstwerden rundherum und bis in den Rücken hinein erfühlen können. – – – Beobachten wir, ob dabei *ein Teil weniger elastisch* und damit weniger lebendig ist! – Versuchen wir dann, uns *während der Phase jeder Ausatmung dort noch mehr zu entspannen*, noch mehr loszulassen! – –

Oder wir *leben uns in diesen Körperteil ein und warten* dort einfach ab, *bis wir auch diese Stelle elastisch und lebendig empfinden*. – – Dabei lassen wir die Atmung immer frei zu. – –

Eine weitere Möglichkeit besteht darin, daß wir eine Hand oder beide *Hände* auf diese Stelle legen und geduldig *erspüren, ob die Atembewegung bis dorthin kommt* und mit den Handflächen wahrnehmbar ist. – – – Auf diese Weise kann der ganze Beckenraum lebendiger und die Atmung freier werden. Auch schmerzende oder ‚lahme‘ Stellen lassen sich dadurch normalisieren. (Alltag!)

18 g Wenn wir die Basisatmung frei zulassen konnten, hat sich die Ausatmung von selbst verlängert. Ohne die Ausatmung verlängern zu wollen, *erspüren wir nun das Verhältnis der Zeitdauer der Ein- und Ausatmung.* – – –

Sollte die Einatmung noch immer stärker und länger sein als die Ausatmung, versuchen wir, uns noch mehr zu entspannen, unseren Willen und unsere Aktivität noch mehr loszulassen, vor allem mit dem Ausatmen loszulassen. – – – *Lassen* wir wirklich den Atem geschehen, so wie *er* will! – – Als Hilfe für die Konzentration denken wir bei jedem Einatmen „Los-“, „lassen“ bei jedem Ausatmen, so daß wir nichts anderes denken und erleben als „los-lassen“. – – – Die Einatmung lassen wir ebenfalls immer frei zu, ohne etwas hinzuzufügen oder abzukürzen; doch dann geben wir sofort den Atem wieder her, ohne ihn auch nur einen Moment dabei aufzuhalten. – – –

Kontrollieren wir zwischendurch, ob wir trotz des Loslassens noch ganz aufrecht und entspannt sitzen – und ob wir noch hellwach gegenwärtig sind. – – (Alltag!)

Schließlich empfinden wir dann jedes Ausatmen als ein vertrauensvolles ‚Hergeben‘, als ein ‚Sich-Hergeben‘. Nur dann können wir bei jedem Einatmen tatsächlich etwas ‚bekommen‘, uns selbst neu zurückbekommen und finden. – –

Dann erleben wir dabei, daß nicht wir als Ich atmen, sondern daß der Atem, ja jeder Atemzug Geschenk des Lebens ist, für eine

Zeitspanne zu leben, die wir uns selbst nicht geben können. – – –
Wenn wir uns diesem LEBEN in uns anvertrauen, wird auch die
Ausatmung freier und länger sein als die Einatmung. Dann wird
uns auch bewußt, daß nicht *wir* atmen, sondern daß wir geatmet
werden, daß wir durchdrungen werden vom Odem des Schöpfers,
der uns durch seinen Atem im Rhythmus des Lebens und Werdens
erhält. – – – Überlassen wir uns dieser schöpferischen Kraft des
Lebens, der wir uns vorbehaltlos anvertrauen können und letztlich
müssen; denn wir selbst können uns weder den Atem noch das
Leben geben. – – – Je vertrauensvoller wir den Atem in uns zulassen, um so eher kommen wir in Gleichklang mit dem LEBEN *in uns
und außer uns,* erfahren wir in uns Harmonie mit dem Unendlichen
inmitten der Unvollkommenheit alles Endlichen. – – – (Alltag!)

Erleben wir in unserem Atem die *Ruhe in der Bewegung* – und
die *Bewegung in der Ruhe,* so daß beides eine lebendige Einheit
bildet, die in allem wirksam ist. – – – (Alltag!)

18 h Dann sind wir auch bereit für einen Moment der *Stille nach
jedem Ausatmen.* – Wir kosten diese Stille bewußt aus und erspüren, ob sie jene Phase jedes Atemzuges ist, in der wir *am wachsten
gegenwärtig sind.* – – –

Wir nehmen nach jedem Ausatmen diese Zeit der Stille wahr
und lassen sie frei zu. – – Vertiefen wir uns jeweils in jenen
Moment, in dem völlige Ruhe herrscht, – in dem weder Aus- noch
Einatmung ist, *in dem sich aber die Wende zur neuen Einatmung
vollzieht,* die wie von weit her aus dieser Stille auftaucht, sich zur
Ausatmung wandelt und wieder in die Stille zurückkehrt. – – –

Sind wir in dieser Stille *uns selbst ganz nah,* – so daß wir in uns
ruhen? – – – Sind wir ganz *in uns geborgen,* so daß wir diesem
Lebensgrund in uns vertrauen können? – – Spüren wir, daß in dieser Tiefe eine Kraftquelle verborgen liegt, die wir noch nicht kennen, die uns doch jederzeit zur Verfügung steht und unabhängig
ist von äußeren Umständen? – – Je länger wir still in uns ruhen, um
so bewußter kann uns diese heilende kraft werden. – – –

Je mehr wir uns dabei *Zeit lassen,* je gegenwärtiger wir uns in
jeden Atemzug einleben bis in die feinste Einzelheit hinein, um so
wacher, gelöster und harmonischer werden wir. Dieses *Zeitlassen*
ist weniger von ihrer Dauer abhängig, als vom ‚Lassen der Zeit‘,
von allem Zeitlichen und Derzeitigen! Dann erst werden wir frei
für neues und tieferes Erleben! – – *Und für ein neues Leben und
Wirken in der Welt!* –

Vergegenwärtigen wir uns in dieser Stille, wo wir sind und welche Aufgaben uns nachher erwarten! – – In welcher Weise werden wir ihnen begegnen? – – – Haben wir Kraft gesammelt, um unserer Umwelt bewußter und verantwortungsbewußter zu begegnen? – Haben wir für ihre wie auch durch unsere Schwierigkeiten diesen kleinen Abstand weniger oder mehr Verständnis? – –

Dann beenden wir sehr langsam die Übung wie nach jeder Entspannungsübung mit abschließendem Aufatmen, Durchstrecken und Gähnen.

Kurzfassung der Übungsfolge 18

18a Aufrecht und entspannt auf dem vorderen Rand des Stuhles sitzen, ohne sich anzulehnen.
Kontrollübung für die Beine: Knie zusammennehmen und Beine locker auseinanderfallen lassen; die Oberschenkel zusammenschubsen und auseinanderschwingen lassen.
18b Boden erspüren, sich vom Boden und Stuhl tragen lassen, durch den Boden hindurch in die Erde hineinspüren, Temperatur der Füße und Beine wahrnehmen.
18c Wirbelsäule erspüren, Beckenübung, dann in Verbindung mit der Atmung.
Nacken dehnen, Wirbelsäule als Ganzes wahrnehmen.
18d Schultern und Arme entspannen, Kopfhaut und Gesicht, Hals und Brustkorb entspannen.
18e Atembewegung erspüren (Sprechtext Übung 5 S. 39).
18f Sich der Basisatmung bewußt werden; unbelebte Körperstellen entweder mit jedem Ausatmen noch mehr entspannen, oder sich in diesen Körperteil einleben und die Belebung durch den Atem erwarten, oder mit den Händen dort die Atembewegung erspüren.
18g Die natürliche Verlängerung der Ausatmung werden lassen.
18h Bereit sein für die Atemstille nach jedem Ausatmen. Stille und die *Kraft der Stille* bewußt erleben.

19 Hara-Atmung

Das japanische Wort ‚Hara‘ heißt wörtlich ‚Bauch‘. Im übertragenen Sinn hat es die Bedeutung einer Gesamtverfassung, in der der Mensch zu seiner ursprünglichen Mitte gefunden hat und aus ihr heraus sich bewährt. Hara ist die Erfahrung des Ichs in seinem Schwerpunkt in der „Erdmitte" des Menschen, in seinem Bauch; genauer, im Unterbauch, anstelle der Ich-Fixierung im Schulterbereich. Die hochgezogenen, oft verfestigten Schultern vieler Menschen im Westen zeugen davon, daß sie sich vorwiegend im Schulterbereich festhalten. In ihrer ‚Kopflastigkeit' verlieren sie allzu leicht die Verbindung zur Basis, zu den Kräften ihrer Lebensbasis und damit auch zur Erde, zur Natur und Kreatur. Damit geht ihnen die Ganzheit ihres Menschseins und ihr inneres Gleichgewicht verloren.

Hara in seinem tieferen Sinn bedeutet jedoch zugleich das „Durchlässigsein für das größere Leben in uns"*. Prof. Graf Dürckheim hat Hara dem Westen vermittelt. Seine Hara-Übungen dienen „... dem Entstehen einer Gesamtverfassung, in der der Mensch wieder zu seinen Wurzeln im mütterlichen Raum der ‚Erde' hingefunden hat. Zu den Wurzeln, das heißt zu jener ursprünglichen Wirklichkeit seiner Natur, die ihn im Grunde immer trägt, löst, umschmilzt, verwandelt und immer wieder aus dem Wesen heraus neu werden läßt."**

Bei jeder Hara-Übung geht es darum, zu lernen, *immer und in jeder Situation* in jener Gesamtverfassung *zu sein,* in der wir aus dem rechten Schwerpunkt im Unterbauch leben und durchlässig sind für unser geistiges Wesen. Die Erfahrungen, die mit Hara in jeder Alltagssituation gewonnen werden können, sind oft so überraschend und erstaunlich, da sie vom Vorhandensein einer größeren Kraft im Menschen zeugen, als sie dem im Schulterraum fixierten Ich zur Verfügung stehen.

Wo immer das Ich nicht mehr begrenzend, trennend, wollend oder ängstlich im Weg steht, sondern in sich in einer größeren Ganzheit ruht, vermag es erst aus einem umfassenderen Leben zu nehmen, zu geben und zu wirken, ohne sich dabei an Menschen und Situationen zu verlieren. Im Gegenteil! Im Hara gewinnt sich der Mensch, unabhängig von Gewinn, Verlust oder Ansehen in jeder Situation neu, weil er sich von innen her tragen und wandeln läßt und den tieferen Sinn allen Geschehens erfassen lernt.

Zunächst jedoch bedarf es durch regelmäßiges Üben erst der

---

* Für das tiefere Verständnis und die Praxis wird das Studium wenigstens zweier Werke von Graf Dürckheim empfohlen: „Hara – die Erdmitte des Menschen", Barth-Verlag, München, und „Der Alltag als Übung", Huber-Verlag, Stuttgart.
** Aus „Hara – die Erdmitte des Menschen" Seite 163.

Entwicklung eines Gespürs dafür, ob und unter welchen Umständen wir in Hara kommen! Graf Dürckheim sagt: „Jeder Augenblick ist die günstigste Gelegenheit zum Üben!" Nur dann besteht die Aussicht, auch unter schwierigeren Umständen im Hara zu bleiben! Wann immer wir ‚hochgehen', außer uns und außer Atem geraten, als Ich begrenzt oder ärgerlich reagieren wie agieren, sind dies Zeichen dafür, daß wir nicht im Hara sind! (Alltag!)

Daraus wird verständlich, daß Hara-Übungen, wie auch viele Yoga-Übungen, ‚lebenslänglich' geübt werden sollen. Interessant ist dabei, daß solche Übungen nie langweilig, sondern immer reizvoller und differenzierter werden, ja dieselbe Übung durch das sich verändernde Bewußtseinsniveau des Übenden völlig anders erlebt werden kann.

Da Hara-Übungen mit der Atmung verbunden werden, jedoch äußerlich in keiner Weise sichtbar sind, gibt es wohl keine Situation, in der wir nicht üben könnten. Diese Art der Übung kostet keine zusätzliche Übungszeit, verhilft aber durch die bessere Gesamtverfassung zu Zeitersparnis.

Zunächst jedoch, bis uns Hara bewußt wird, bedarf es der Übung des Hara unter günstigen Bedingungen, um sich dann immer mehr in dieser Verfassung im Alltag bewähren zu können.

In der kleinen Übungsreihe dieses Buches soll nur die einfachste Grundübung aufgezeigt werden. Alle weiteren Hara-Übungen können den Werken Graf Dürckheims entnommen oder bei Mitarbeitern von ihm erarbeitet werden.

Doch bereits diese erste Grundübung wirkt körperlich wie psychisch entlastend. Vor allem im Schulterbereich lassen die Verspannungen spürbar und *dauerhaft* nach. Jede Verspannung in den Schultermuskeln zeugt vom Fehlen des Hara. Da Hara eine grundsätzliche Änderung der Ich-Haltung bewirkt, lassen sich alle Verspannungen, die durch Fehlhaltungen des Ichs bedingt sind, ursächlich und damit dauerhaft lösen und, wenn Hara weiterhin geübt wird, auch künftig vermeiden. Durch Hara kommt die Muskulatur nicht in einen Untertonus, sondern in die *rechte* Spannung, so daß sich auch die Körperhaltung und die Atmung verbessern. (Alltag!)

19 a Hara sollte zunächst im Sitzen geübt werden; später kann Hara dann immer, also auch im Stehen und im Gehen aufrechterhalten werden.

Als Vorbereitung dient Übung 18 a bis mindestens 18 e sowie 18 g, so daß eine *aufrechte, entspannte Haltung* eingenommen, die

19 b Ohne unsere körperliche Haltung zu verän... ...
wir nun das Loslassen unseres Ichs ‚oben‘ im Schu... ...
das Sich-Niederlassen in das Becken, in den Unterb... ... ...ist
wichtig, daß wir das Atemgeschehen in keiner Weise beeinflussen.
Die Einatmung lassen wir immer frei zu und erwarten den Zeitpunkt der Ausatmung. Wenn *es* ausatmet, also gleich zu Beginn der
Ausatmung, lassen wir *uns,* unser Ich, in den Schultern los, und am
Ende der Ausatmung lassen wir uns im Becken nieder. Wir nützen
immer die Phase der Ausatmung zum Loslassen ‚oben‘ und zum
Niederlassen ‚unten‘ im Beckenraum, so daß *in unserem Bewußt-
sein* während jeder Ausatmung *eine Abwärtsbewegung entsteht*.
Wir nehmen dabei nicht die Schultern nach unten, sondern lassen
die *Ursache* ihrer Verspannung los: *unser Ich!* Sich zu Beginn jeder
Ausatmung in den Schultern loslassen und Sich gegen Ende der
Ausatmung in das Becken niederlassen. Es geht also um das innere
Sich-Loslassen und Sich-Niederlassen. (Alltag!)

Versuchen wir es mit jedem Ausatmen: Sich – sein Ich – im
Schulterraum loslassen und Sich vertrauensvoll in der Basis niederlassen. Die Einatmung frei zulassen und sich mit jedem Ausatmen neu und noch mehr in den Schultern loslassen und in das Bekken niederlassen. – – – (Alltag!)

Erspüren wir zwischendurch, ob wir noch gerade sitzen oder ob
wir zusammengesunken sind. Gleichen wir dann die Haltung wieder aus.

Da diese Übung kein äußeres Geschehen enthält, bedarf es der
völligen Sammlung, um das innere Geschehen hellwach zu erleben.
Wenn es gelingt, *sich* im Schulterbereich los*zulassen* und voll Ver-
trauen im Becken nieder*zulassen,* empfinden wir im Kopf- und
Schulterraum ein Freierwerden, und in der Basis entsteht eine Art
‚Bodengefühl‘, von dem wir *in uns* getragen und gestützt wer-
den. – – – Mit dieser inneren Abwärtsbewegung entsteht die
Empfindung der *Schwere* und im Becken das Gefühl der
Breite. – – – (Alltag!)

Wesentlich ist, daß mit dem Einatmen kein erneutes ‚Hochgehen des Ichs‘ entsteht, sondern die Einatmung eher als Weitung der
Basis erlebt wird. – Dann mit jedem Ausatmen sich noch mehr
‚oben‘ loslassen und mit mehr Vertrauen in der Basis niederlassen.
Der Oberbauch sollte dabei so locker sein, daß er in der Magengrube weich nachsinkt, während der Unterbauch nicht zurückgeht,

sondern
diese
he

...ls ruhende Stütze bleibt. Lassen wir uns vom Becken, von
...tragenden Grund in uns, aufnehmen, so daß wir *in uns ru-*
...– – – (Alltag!)

19 c Zum besseren Verständnis der Übung nehmen wir nun –
ohne unsere Körperhaltung willentlich zu verändern – innerlich
eine Ich-Haltung ein, in der wir uns als Ich ‚repräsentieren'. Wir
fordern diese Haltung durch Gedankengänge heraus, die unser Ich
ansprechen. So denken wir daran, was wir bereits alles gelernt und
geleistet haben, was wir alles „ganz allein", ohne Unterstützung
der Umwelt fertigbringen mußten, was man uns schon alles ange-
tan hat und wie wir unserer Umwelt zeigen könnten, daß wir mehr
vermögen als andere. – – Beobachten wir dabei die Veränderung
in der Haltung, im Atem und in der Muskelspannung! – – – Wie
würden wir in dieser Haltung reagieren, wenn wir jetzt von der
Umwelt belastet oder gar angegriffen würden? Könnten wir dies
gelassen meistern? Sind wir in dieser Ich-Haltung ganz wir
selbst? – Sind wir so wirklich ‚echt'? – Ruhen wir in uns? – Haben
wir dabei ein Bewußtsein von Stärke und Großzügigkeit, von Freiheit und Gegenwärtigkeit? – – Oder empfinden wir Enge, Unsi-
cherheit, Verspannung? – Sind wir uns in dieser Ich-Haltung selbst
fremd und unsympathisch? – – Vermutlich bräuchte es nur wenig,
um uns außer Atem und außer uns zu bringen! Spüren wir in die
Schultern hinein, ob die Muskeln noch so entspannt sind wie vorher. –

19 d Nun versuchen wir wieder, zu Beginn jeder Ausatmung unser Ich im Schulterbereich loszulassen und gegen Ende jeder Ausatmung uns in das Becken niederzulassen. Dabei beobachten wir
jetzt bewußter, ob der Schulterbereich freier wird, ob sich Verspannungen in der Schultermuskulatur lockern, ob die Atmung
natürlich und frei ausschwingen kann und ob wir dabei wieder
mehr wir selbst werden. – – – Wir lassen uns zu Beginn jeder Ausatmung noch mehr los, ohne zusammenzusinken, und nehmen die
innere und äußere Veränderung wahr. – – – Die Einatmung lassen
wir immer frei zu, ganz wie sie will; wir fügen nichts hinzu und nehmen nichts weg. – – – (Alltag!)
　　Stellt sich dabei wieder das Gefühl der *Schwere und Breite* ein? –
Spüren wir, wie wir allmählich auch den Bauch ganz frei geben und
ihn zulassen können? – – Sinkt die Bauchwand im Bereich der
Magengrube bei jedem Ausatmen entspannt nach? – – (Alltag!)

19 e Wenn uns das Loslassen im Schulterbereich und das Niederlassen im Becken gelingt, richten wir unsere Aufmerksamkeit
zusätzlich auf den Moment der Stille nach jedem Ausatmen, in dem
wir uns ganz dem schöpferischen Urgrund in uns anvertrauen, *uns
einlassen in diesen Grund* und bei jedem Einatmen uns *neuwerden
lassen.* – – –

In dieser Ganzheit jedes Atemzuges wird dann sein Wandlungsprozeß bewußt: „Sich los*lassen* – sich nieder*lassen* – sich ein*lassen*
(später: sich eins*werdenlassen!*) – sich neuwerden-*lassen.*"* (Alltag!)

Zunächst *denken* wir diese Reihenfolge in Verbindung mit jedem Atemzug; dann aber versuchen wir, diesen *Wandlungsvorgang bewußt und unmittelbar zu erleben!* – – –

Wenn die Konzentration über längere Zeit ungestört aufrechterhalten werden kann, führt sie *über das Denken hinaus in einen
meditativen Zustand,* der neue Möglichkeiten des Erlebens sowohl
des Atems als auch des Selbstseins und seines Bezuges zu sich und
der Welt erschließt**. Dann wird uns etwas von dem ‚größeren
Leben' in uns bewußt, dem wir uns dann immer mehr anvertrauen
können.

19 f Damit uns die Gesamtverfassung bewußt werden kann und
wir sie auch im Alltag immer mehr verwirklichen, stellen wir uns
vor Beendigung der Hara-Grundübung Fragen wie folgende:
(Dazwischen führen wir immer wieder die Hara-Atmung durch
und lassen uns ‚oben' noch mehr los und vertrauensvoller in der
Basis nieder!)

Halte *ich mich* noch immer ‚oben' im Schulterbereich fest, so
daß mein Ich im Vordergrund steht? – Oder bin ich im rechten
Schwerpunkt? – – Bin ich etwas mehr *ich selbst* geworden? – – Bin
ich mir selbst näher gekommen, mir selbst vertrauter oder fremder
geworden? – – *Ruhe ich ganz in mir?* – Bin ich *in mir geborgen,*
oder noch immer außer mir? – – Wächst in mir das *Vertrauen* zum
Leben und *zum Leben in mir?* – – – Bin ich in einer Verfassung,
in der ich den Aufgaben dieses Tages in der rechten Weise begegnen kann? – – Spüre ich *in mir,* in meinem Becken, einen ‚Boden',

---

* Siehe Graf Dürckheim: „Hara – die Erdmitte des Menschen" Seite 161, Barth-
Verlag, München.
** Für die Meditation ist von Graf Dürckheim „Meditieren – wozu und wie" empfeh-
lenswert, Herder, Freiburg.

der mich trägt und stützt, – auch dann, wenn Belastungen auf mich zukommen? – – Oder ‚gehe ich wieder hoch‘ und ‚verliere die Fassung‘? – – Werde ich im Alltag *rechtzeitig* darandenken, *vor* jeder Reaktion *zuerst* auszuatmen und *mich* in den Schultern loszulassen und in der Basis vertrauensvoll niederzulassen? – – Kann ich etwas von der Kraft in meinem Wurzelraum, in meinem Unterbauch *spüren,* oder *weiß* ich nur von dieser Kraft? – – – Bin ich in der Basis verankert und zugleich durchlässig für mein innerstes Wesen, *so daß nicht ich alles mache,* sondern daß ich *immer mehr durchlässig bin für meine Wesenskräfte,* die durch mich wirken und mich wandeln? – – – (Alltag!)

Die *Beendigung jeder Hara-Übung,* die in die Tiefe und Stille führt, sollte sehr behutsam und bewußt erfolgen, während das Sich-Loslassen, Sich-Niederlassen, Sich-Einlassen und Sich-Neuwerdenlassen immer und überall geübt werden kann und soll. *Im Alltag* liegt dann der Schwerpunkt mehr auf dem Sich-Loslassen und Sich-Niederlassen, vor allem dann, wenn Belastungen auf uns zukommen.

Abschließend sei noch auf mögliche Fehler hingewiesen, die bei Hara-Übungen, vor allem von Anfängern, gemacht werden können:

Man läßt nicht *sich* in den Schultern los, sondern versucht, die Schultern zu entspannen oder sie herunterzudrücken;

man läßt sich zwar in den Schultern los, aber nicht im Becken nieder, oft aus der unbewußten Scheu vor dem Unterbauch, dem ‚Unterleib‘ und vielleicht auch dem ‚Untergrund‘ in uns, der durch die Erziehung oft mit negativen Wertungen besetzt ist;

man läßt den Unterbauch nicht locker hervorkommen, sondern drückt ihn heraus. *Dadurch fehlt das Erleben des ‚Bodens‘ in sich,* um das es aber zunächst bei der Übung geht.

Der Oberbauch sinkt in der Magengegend nicht weich nach, sondern bleibt leicht angespannt. Auch dies ist oft die Ursache, daß der Übende im Basisraum nicht ‚ankommt‘.

Man verläßt die aufrechte Körperhaltung, so daß ein Rundrücken und ein Untertonus in der Muskulatur entsteht. Diese *Auflösungshaltung* beruht auf einer psychischen Passivität in der Übung, die sich durch eine kontrollierte Körperhaltung und ein *bewußtes Erleben* des *ganzen Atemvorganges* vermeiden läßt. Anstelle einer psychischen Auflösung, ein Zurücksinken in das Unbewußte, sollte das wache *Erleben* der „transparenten Form" und der „geformten Transparenz" treten, die *in der Übung wie im Alltag* präsent ist.

Man versucht, gedanklich oder sogar willentlich den ‚Boden' in sich ‚zu machen', oft durch Anspannen des Unterbauches, anstatt *sich* in das Becken niederzulassen, so daß diese Basis als tragendes Element *erlebt* und in der Bewährung im Alltag wie auch später unter Belastungen *erfahren* wird.

Man ‚denkt herunter' und schafft damit eine verstärkte Polarität zwischen ‚oben' und ‚unten', anstatt *sich* in der Basis zu *erleben*. Diese Fehlhaltung beruht meistens auf mangelnder Geduld und Zeit beim Üben.

Man bleibt nicht in der Basis verankert, sondern geht bei nächster Gelegenheit ‚wieder hoch'. Sobald dies bewußt wird, sollte wieder und wieder das Sich-Loslassen ‚oben' geübt werden. Da die Ich-Fixierung im Schulterbereich meistens eine alte Gewohnheit ist, bedarf es längerer Zeit des Übens, bis der Schwerpunkt des Ichs in der Basis zur Gewohnheit wird! (Alltag!)

Um den Schwerpunkt im Unterbauch zu stärken, kann am Ende jeder Ausatmung noch etwas mehr ausgeatmet und dabei *Kraft in den Unterbauch gegeben* werden. Dies ist ein Bewußtseinsvorgang, für den es nicht nötig ist, den Unterbauch zu verspannen. (Alltag!)

So ist Hara schlechthin *die* Übung für den Alltag, die wirklich in allen Situationen eingesetzt werden kann, beim Gehen, Stehen, Sitzen, beim Radfahren wie Autofahren, in Gesprächen mit dem ‚Du' wie in der Gruppe, bei der Begrüßung im Händedruck – ohne die Schultern dabei hochzuziehen! – wie auch bei körperlichen Arbeiten, im künstlerischen Schaffen wie Erleben, im Kontakt mit Mensch und Tier, beim Sport und auch bei ganz gewöhnlichen Arbeiten, wie beim Öffnen von Flaschen oder Gläsern.

Für den Anfänger ist es auch eine Hilfe, wenn er die Hara-Atmung direkt auf der Erde sitzend durchführt; dabei wird die Verbindung zur Natur und zur Kreatur bewußter.

Für den Alltag ist noch wichtig, Hara auch bei Stimmungsschwankungen und bei unerwarteten psychischen Belastungen einzusetzen. Es sollte zur Gewohnheit werden, sich *immer zuerst* mit dem Ausatmen in den rechten Schwerpunkt niederzulassen, ehe eine Antwort oder Reaktion erfolgt.

Auch für die Meditation sowie für alle Hatha-Yoga-Übungen ist Hara eine gute Voraussetzung, weil dadurch Absichten des ehrgeizigen Ichs vermieden und der eigentliche Erlebnisvorgang zugelassen und bewußt werden kann.

19a Aufrecht und entspannt sitzen, die Atembewegung erspüren und eine natürliche Verlängerung der Ausatmung zulassen.

19b Zu Beginn jeder Ausatmung *sich* in den Schultern loslassen und *sich* in der Basis niederlassen; sich von der Basis im Unterbauch tragen lassen.

19c Als Vergleich eine Ich-Haltung ‚provozieren‘ und die damit verbundene Haltung, Atmung und Verfassung bewußt wahrnehmen.

19d Die Hara-Übung wie 19b durchführen, jetzt aber die Wirkungen bewußter wahrnehmen.

19e „Sich-loslassen, sich-niederlassen, sich-einlassen, sich-neu-werdenlassen“ als Verwandlungsgeschehen bei jedem Atemzug zuerst ‚denken‘, dann unmittelbar, bewußt *erleben*.

19f Vor Beendigung sich die Gesamtverfassung durch Fragen bewußt machen, wie: Bin ich mir selbst vertrauter oder fremder geworden?

20 Harmonisierende Atemübung im Stehen

Wie oft gibt es in unserem Leben Tage, die ohne besonderen Grund disharmonisch verlaufen, nur weil wir selbst nicht in der rechten Verfassung sind! Kommen dann noch Belastungen durch die Umwelt hinzu, sind wir nur selten in der Lage, diese abzufangen und den Tag trotzdem positiv zu gestalten.

Es gibt jedoch eine Reihe von Übungen, durch die sich die Gesamtverfassung verbessern läßt, *wenn gleichzeitig* eine *Kontrolle und positive Ausrichtung der Gedanken und Gefühle* erfolgt. Dann läßt sich eine harmonische Denk- und Lebensweise erreichen und stabilisieren, die auch unter Belastungen aufrechterhalten bleibt. (Alltag!)

Ebenso wie sich negative Gefühle und destruktive Gedanken auf Hormonausschüttung, Blutzusammensetzung, Speichelbildung, Organ- und Nerventätigkeit, auf die Atmung, Haltung und den Muskeltonus belastend auswirken, ebenso wirken harmonische und aufbauende Gedanken und Gefühle auf die Gesundheit und Gesamtverfassung positiv. Dies allein ist bereits Grund genug, sein Leben harmonisch zu gestalten! – Doch bereitet dadurch das Leben täglich auch mehr Freude für sich und die Umwelt! (Alltag!)

Die harmonisierende Atemübung kann bereits am Morgen den Tag einleiten. In der warmen Jahreszeit sollte sie bei offenem Fenster oder auf dem Balkon durchgeführt werden. Diese einfache Übung regt den Kreislauf und den Stoffwechsel an, hebt einen zu niederen Blutdruck und den Muskeltonus, vertieft die Atmung und verstärkt die Reinigung des Blutes. Wenn die Übung richtig durchgeführt wird, steigert sie die Konzentrationsfähigkeit und harmonisiert psychische Spannungen, vorausgesetzt, daß die Gedanken- und Gefühlskräfte auch nach der Übung kontrolliert und bewußt positiv ausgerichtet bleiben. (Alltag!) Dies fällt jedoch durch regelmäßiges Üben immer leichter und wird schließlich selbstverständlich.

Diese und die nächste Übung sollten erst dann durchgeführt werden, wenn die natürliche Atmung jederzeit frei zugelassen werden kann. Durch die Bewegung der Arme wird die Ein- und Ausatmung etwas vertieft. Dies sollte jedoch nicht willentlich geschehen, sondern die Armbewegung hat sich an den Atemrhythmus anzugleichen.

Deshalb wird die Armbewegung anfangs immer etwas schneller sein, damit keine Atemnot entsteht. Jeder Übende sollte für sich erspüren, in welchem Tempo die Armbewegung und damit die Atmung für ihn richtig ist. Bei regelmäßigem Üben kann dann die Bewegung immer langsamer und bewußter erfolgen, weil sich die Atmung dem veränderten Bewußtseinszustand anpaßt. Je konzentrierter wir sind, um so ‚größer‘ wird der Atem *als Folge dieses Bewußtseinsvorganges.* Umgekehrt läßt sich der Bewußtseinszustand durch den Atem verändern, wenn dies nicht durch Atemverhaltungen erzwungen, sondern durch einfühlsames und konzentriertes Üben bewirkt wird.

Für diese Übung stehen wir an einem Platz, an dem genügend Raum ist für eine freie Bewegung unserer Arme. Wenn die Übung mit gespreizten Beinen als unangenehm empfunden wird, kann sie auch mit geschlossenen Beinen, ja sogar im Sitzen durchgeführt werden.

20 a Wir stehen mit weit gespreizten Beinen und erfühlen mit den Fußsohlen den Boden. – Spüren wir durch den Boden hindurch in die Erde hinein, als wären wir in der Erde verwurzelt. – Sind dabei unsere Fußsohlen gleichmäßig belastet? – Sind unsere Beine elastisch, also nicht stramm durchgestreckt, sondern so entspannt, daß nur die nötigste Spannung vorhanden ist und die Beine jederzeit beweglich sind? – Dann gleichen wir die Haltung des Beckens aus. Zuerst nehmen wir das Becken so weit nach vorne, daß ein starkes Hohlkreuz entsteht. – Nun richten wir das Becken auf, bis die Lendenwirbelsäule fast gerade ist. Wir können eine Hand auf den Bauch unter den Nabel legen, die andere mit dem Handrücken auf das Kreuzbein, damit wir die Ausgleichsbewegung des Beckens besser wahrnehmen können. Bewegen wir das Becken einige Male vor und zurück, bis wir das Empfinden haben, daß wir weder mit einem Hohlkreuz noch mit angespannter Gesäßmuskulatur stehen, sondern aufrecht und in einem Höchstmaß locker und elastisch. – – – Wir erspüren, ob die Atembewegung im ganzen Beckenraum und bis zum Beckenboden frei möglich ist. Nur dann stehen wir richtig! – *Aufrecht und aufrichtig!* – Hängen die Schultern und Arme ganz locker? – Ist unser Nacken leicht gedehnt? – Ist unser Gesicht entspannt – vor allem der Unterkiefer locker? – –

Sind Hals und Brustkorb entspannt? – Dann erspüren wir die freie Atembewegung im Beckenraum. – Kann der Atem frei ausschwingen? – Ist die Bauchwand locker, oder halten wir sie immer noch fest? – Erspüren wir im Unterbauch den Schwerpunkt in uns. – Zu Beginn jeder Ausatmung lassen wir uns in den Schultern los, und am Ende jeder Ausatmung lassen wir uns in das Becken nieder. – Immer wieder! – – – Die Einatmung lassen wir frei zu, um uns sofort wieder ‚oben‘ loszulassen und in der Basis niederzulassen. – – – *Sind wir im Hara, im rechten Schwerpunkt im Unterbauch?* – –

20 b Als nächstes versuchen wir, uns die *Wirkung der Bewegung unserer Hände bewußtzumachen.* Bis jetzt hängen unsere Arme und Hände locker herunter. Nun wenden wir die Handflächen langsam nach außen – und kehren sie dann wieder zu den Oberschenkeln hin. Versuchen wir das einige Male sehr langsam: die Handflächen ganz nach außen kehren und wieder nach innen drehen, so daß sie an den Oberschenkeln sind. – – –

Beobachten wir, ob diese Bewegung *Einfluß auf unsere Atmung* hat! – – Wie verhält sich unsere Atmung, wenn wir die Handinnenflächen nach außen wenden? – Entsteht dabei ohne unser Zutun eine Ein- oder Ausatmung? – – Vermutlich spüren wir bald, daß beim Nach-außen-Wenden von selbst eine Einatmung und beim Nach-innen-Kehren eine Lösung und damit eine Ausatmung erfolgt. Versuchen wir dies zu erspüren, ohne in den Atemvorgang einzugreifen! – – Wir drehen dabei die Handflächen ganz nach außen, so daß der Handrücken zu den Oberschenkeln zeigt und die Hände mit den Unterarmen etwas seitlich abstehen. – –

Führen wir diese Bewegung immer wieder ganz ruhig durch, und erspüren wir ihre *Wirkung auf den Brustkorb und Schulterbereich.* – – Entsteht beim Nach-außen-Kehren der Hände eine Dehnung, ja fast eine Öffnung des Brustbereiches? – Und spüren wir beim Zurückdrehen der Hände die Lösung dieser Spannung, verbunden mit einem Empfinden des Schließens, des In-sich-zurück-Nehmens? – –

Können wir auch *psychisch eine Wirkung dieser Gebärde wahrnehmen?* – Erleben wir das Sich-Öffnen und Sich-Schließen, das Sich-nach-außen-Hingeben und das Zurückempfangen und In-sich-Kehren! – – Vermutlich empfindet dies jeder etwas anders, doch wird die Grundstimmung dieselbe sein. – – –

Wenn uns diese unmittelbaren *Zusammenhänge von Gebärde und leib-seelischem Erleben* noch nicht sofort bewußt werden, so sollten wir doch beim täglichen Üben dafür aufgeschlossen bleiben. Im allgemeinen sind wir weitaus gröbere Einflüsse gewöhnt, als daß sofort solche subtilen Vorgänge bewußt würden. *In diesen Bewußtseinsvorgängen* jedoch liegen die eigentlichen Wirkungen dieser Übungen begründet, und in solcher Leiberfahrung *beginnt der Weg zur Meditation.*

Um eine unabgelenkte Konzentration zu erreichen, werden am besten die Augen locker geschlossen. Bei Kreislauf- und Gleichgewichtsstörungen sollten die Augen nur so weit geschlossen werden, daß gerade noch ein Anhaltspunkt wahrgenommen werden kann.

20 c Nun lassen wir die Arme wieder locker hängen und dehnen die Finger, die Hände und Arme ganz unauffällig, so als ob wir mit den Fingerspitzen den Boden berühren wollten, ohne uns zu bükken. Wir lassen dabei die Finger beisammen und den Daumen am Zeigefinger. Wir *spüren über die Fingerspitzen hinaus,* als wollten wir das Material des Bodens oder Teppichs erfühlen. Dabei entsteht eine leichte Spannung im ganzen Arm. Wenn es uns möglich ist, spüren wir durch den Boden hindurch in die Erde hinein. – –

In dieser Boden- oder Erdverbundenheit und mit gedehnten Armen führen wir nun wieder die Bewegung der Hände durch. Wir kehren die Handflächen langsam nach außen und nach innen. Die Finger und Arme werden jeweils erst dann ganz entspannt, wenn die Handflächen an den Oberschenkeln liegen. Ehe wir die Hände wieder wenden, erfühlen wir immer mit den Fingerspitzen den Boden oder die Erde. Dies erfolgt am besten in der Zeit der Ausatmung, damit beim Nach-außen-Kehren der Hände die Einatmung beginnen kann. Wenn wir dabei die Atmung frei zulassen, verbinden sich Bewegung und Atmung in natürlicher Weise. – –

Damit wir genügend Zeit für den Erlebnisvorgang haben, lassen wir nach jeder Bewegung eine Zwischenatmung zu. Vermutlich können wir wahrnehmen, daß die Bewegung mit gedehnten Armen und Händen wesentlich bewußter wird als mit passiv hängenden Armen und Händen. – – –

20 d Und nun zur vollständigen Atemübung:

Mit den Fingerspitzen nehmen wir Bodenfühlung auf oder spüren in die Erde hinein, so daß eine leichte Spannung in Armen und Händen entsteht. Erwarten wir die Ausatmung. – Dann die Handflächen nach außen kehren und die ‚Öffnung' mit dem Einatmen erleben. (Bild 9)

Mit der Einatmung die gedehnten Arme seitlich nach oben führen und dabei weit über die Fingerspitzen hinausspüren. (Bild 10)

Über dem Kopf berühren sich die Handflächen mit dem Empfinden, daß die Fingerspitzen die Decke oder den Himmel berühren, während die Füße in der Erde verwurzelt sind. Hier ist das Ende der Einatmung erreicht und der ganze Körper aktiv gedehnt. (Bild 11)

Dann die Hände mit den Fingerspitzen wie eine sich öffnende Blüte auseinandernehmen. (Bild 12)

Die gedehnten Arme während der Ausatmung seitlich nach unten führen. Auch dabei spüren wir über die Fingerspitzen hinaus, als könnten wir auf beiden Seiten gleichzeitig die Wände berühren. (Bild 10)

Die Hände bleiben bis zuletzt nach außen gewandt. (Bild 9) Erst wenn die Handflächen zu den Oberschenkeln gedreht sind, entspannen wir Arme und Hände völlig.

Die Handinnenflächen bleiben beim Heben und Senken nach oben gekehrt. Dies ist wesentlich; denn mit nach unten gehaltenen Handflächen entsteht eine *ableitende Wirkung*, nach oben gekehrt eine *aufladende*.

Nach jeder Atembewegung lassen wir eine Zwischenatmung zu, die eine Verlängerung der Atmung ausgleichen kann. Dann führen

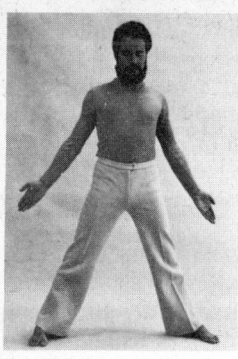

Bild 9

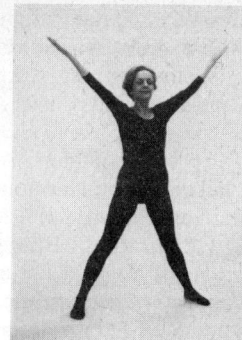

Bild 10

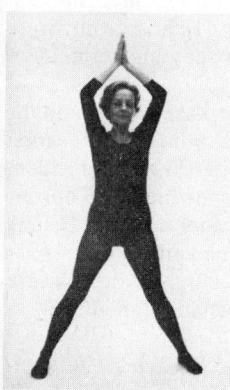

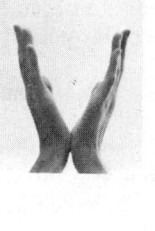

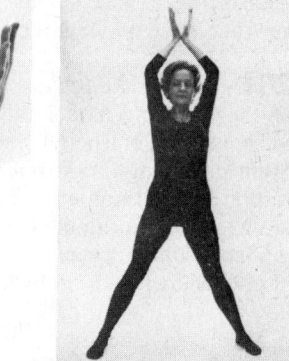

Bild 11

Bild 12

wir die Übung in einer ruhig fließenden Bewegung weiter und passen die Bewegung dem Atemrhythmus an. Vermeiden wir eine willentliche Atemvertiefung!

20 e Wenn Atmung und Bewegung harmonisch zusammenspielen, kommt noch die Konzentration auf die *Kraft der Harmonie* hinzu. Ebenso, wie Disharmonie eine sehr wohl spürbare und wirksame Kraft sein kann, ist die Kraft der Harmonie auch wirksam und spürbar für den, der sich auf sie einstellt.

Damit die Gedanken und Gefühle ungeteilt und unabgelenkt auf die Kraft der Harmonie ausgerichtet bleiben, konzentrieren wir

113

uns während der Zeit der Einatmung auf das Wort ‚Harmonie‘ und während der Ausatmung wieder.

Wenn dies ungestört gelingt, konzentrieren wir uns über den Zeitraum eines ganzen Atemzuges auf ‚Harmonie‘, bis wir schließlich *vom Denken an Harmonie zum bewußten Erleben der Kraft der Harmonie* kommen. Auch bei der jeweiligen Zwischenatmung bleiben wir auf Harmonie konzentriert, so daß wir dann Harmonie denken, fühlen und erleben.

Führen wir die Bewegung der Arme ruhig und harmonisch aus, so als ob es jetzt für uns nichts anderes auf der Welt gäbe! Nur dann erreichen wir die Schönheit und Harmonie der Bewegung und einen Ausgleich körperlicher und psychischer Kräfte.

Wie lange diese Übung durchgeführt wird, hängt von den Gewohnheiten des Übenden ab. Der Anfänger sollte zunächst noch nicht die ganze Übung ausführen, sondern sich Stufe um Stufe vertraut machen. Dadurch läßt sich Überanstrengung vermeiden.

20 f Als *Abschluß dieser Übung* kann eine kurze Entspannung im Liegen erfolgen oder auch im Sitzen, sobald die verschiedenen Sitzhaltungen erarbeitet sind. Notfalls kann im Sitzen auf einem Stuhl die Übung ausklingen. Wesentlich ist dabei, daß die Konzentration auf ‚Harmonie‘ gewahrt bleibt, so daß noch nach der Übung die Kraft der Harmonie bewußt erlebt werden kann.

Dabei sollten wir auch erspüren, ob sich unsere Körperkräfte harmonisiert haben und wie lange dieser Zustand anhält.

Wenn der Übende das Bedürfnis hat, *den Rücken zu entspannen,* kann er – noch im Stehen – den Kopf fallen lassen, die Arme und Schultern nach vorne sinken lassen und dann ganz langsam den Oberkörper beugen, bis er ‚hängt‘. *Bei Überfunktion der Schilddrüse sowie bei Kreislaufbeschwerden* sollte der Oberkörper noch langsamer und behutsamer und nicht zu weit gebeugt werden. Wir erspüren dabei die passive Dehnung im Rücken und lassen die Atmung frei zu. Wer Bewegung will, kann mit dem Oberkörper weich zum Boden hin wippen, so daß der Kreuzbeinbereich noch stärker gedehnt wird. Das Aufrichten sollte noch langsamer erfolgen als das Sinkenlassen. Dabei bleibt der Kopf bis zuletzt hängen, und wir ziehen uns von der Lenden- und Brustwirbelsäule in Zeitlupe hoch, bis wir aufrecht stehen.

20a Aufrecht und entspannt stehen, Atembewegung erspüren, Hara!

20b Handflächen langsam nach außen und innen kehren. Den Einfluß dieser Bewegung im Atem, im Brustkorb, in den Schultern und psychisch erspüren.

20c Über die Fingerspitzen hinaus den Boden oder die Erde erspüren und in dieser Dehnung 20b üben.

20d Zu a bis c mit der Einatmung die gedehnten Arme seitlich heben, Handflächen über dem Kopf aneinanderlegen. Die Verbundenheit mit ‚Erde und Himmel' erleben! Mit dem Ausatmen die gedehnten Arme senken und entspannen. Zwischenatmung zulassen!

20e Konzentration auf ‚Harmonie' denken und *erleben!*

20f Als Abschluß der Übung entspannen und *in Harmonie bleiben.*

21 Entlastende Atemübung – HA-Atmung

Der Schwerpunkt dieser Übung liegt in einer verstärkten *Ausatmung;* denn die Qualität der Ausatmung bestimmt die der Einatmung. Die wesentlich vertiefte Ausatmung hat eine reinigende, belebende und wärmende Wirkung. Deshalb ist diese Übung geeignet gegen Müdigkeit, auch gegen Morgenmüdigkeit, gegen Sauerstoffmangel, zur Anregung von Kreislauf und Stoffwechsel und vor allem gegen psychische Belastungen. (Alltag!)

Wegen ihrer anregenden Wirkung ist eine Durchführung vor dem Schlafengehen ungeeignet.

Bei Herz- und Kreislaufbeschwerden, bei Asthma, bei zu hohem oder zu niederem Blutdruck sowie bei Überfunktion der Schilddrüse sollte diese Übung als Training aufgefaßt, jedoch äußerst behutsam regelmäßig durchgeführt werden. Dabei ist zu berücksichtigen, daß die Ausatmung nicht zu stark und die Beugung des Oberkörpers nicht zu tief erfolgt. Bei gesundheitlichen Störungen sollte besonders die Reaktion des Körpers beachtet und für das nächste Üben entsprechend berücksichtigt werden. Je nach Verträglichkeit kann die Stärke der Ausatmung und Beugung sowie die Anzahl der Übungen dann gesteigert werden.

Die *psychischen Wirkungen* dieser Übung liegen in der Befreiung von Mißstimmungen, Belastungen, Ängsten und Hemmungen.

Ebenso wie wir bereits in vorhergehenden Übungen versuchten, mit dem Ausatmen Spannungen oder Schmerzen loszulassen, so lassen wir bei dieser Übung mit dem Ausatmen negative Gefühle, Gedanken, Ängste oder sonstige Belastungen los. Gerade dieses Loslassen und Abgeben will gelernt sein! Dafür müssen bei manchen Übenden erst Hemmungen abgebaut werden. Doch auch dafür ist diese Übung gedacht. (Alltag!)

Die *körperliche Durchführung* der Übung besteht in zwei Atemzügen, wobei beide Male durch die Nase eingeatmet, das erste Mal durch den Mund und das zweite Mal durch die Nase ausgeatmet wird. Dabei werden, genauso wie in Übung 20, die Arme bei jeder Einatmung seitlich nach oben geführt, jedoch nur so weit, bis sie schräg nach oben gehalten sind. Die Handflächen schauen, schräg nach oben gehalten, zueinander. Beim starken Ausatmen durch den Mund entsteht dann ein HA-Laut, nach dem die Übung auch benannt ist. Mit dem intensiven Ausatmen erfolgt eine starke und schnelle Beugung des Oberkörpers, so daß er entspannt hängt. Auch der Kopf sollte dabei hängen, damit der Nacken entspannt ist. Mit der zweiten Einatmung – wieder durch die Nase – wird der Oberkörper aufgerichtet, die Arme nochmals schräg nach oben geführt, und während der Ausatmung – diesmal durch die Nase und ganz ruhig – werden die gedehnten Arme nach vorne genommen und gesenkt, während wir gerade stehen bleiben.

Zu einer Übung gehören also zwei Atemzüge, wobei immer durch die Nase eingeatmet wird; das erste Ausatmen erfolgt durch den Mund, das zweite durch die Nase.

Diese Übung wird in kleinen Zyklen durchgeführt, wobei der Anfänger mit zwei bis drei Einheiten beginnt und diese, je nach Verträglichkeit und Wirkung, allmählich steigert.

Die *psychische Seite* dieser Übung besteht darin, daß wir mit jedem *Einatmen bewußt Kraft aufnehmen.* Wir können uns dabei vorstellen, daß wir sowohl mit dem Atem selbst Kraft aus dem Kosmos aufnehmen als auch mit jeder Pore der Haut, und zwar in der Weise, wie wir auch Licht, Wärme und Sonnenkraft mit der Haut aufnehmen.

Während der Ausatmung, die jeweils kurz und stark oder auch langsam und intensiv erfolgen kann, geben wir alles Belastende, Kranke und Schwache mit dem Atem an die Erde ab. Dabei ist wichtig, daß wir – außer bei Bronchial- und Herzasthma sowie bei Lungenblähung, also einem Emphysem – immer *tief ausatmen,* wobei wir auch alle psychischen Belastungen ohne Hemmungen *ganz abgeben.*

Der Anfänger sollte zunächst nach jeder Übungseinheit für kurze Zeit die natürliche Atmung zulassen, vor allem dann, wenn er das Gefühl hat, daß durch die Armbewegung der Atemrhythmus verlängert wurde. Es darf also keine Atemnot entstehen, wohl aber eine angenehme, prickelnde Durchwärmung des Körpers.

Für die Durchführung ist noch wichtig, daß die Arme ebenso wie in der vorhergehenden Übung von Anfang bis Ende – außer wenn der Oberkörper hängt – in der aktiven Dehnung bleiben. Diese wird erreicht durch das Über-sich-Hinausspüren, so als ob man den Boden und nachher die Wände oder Zimmerdecke mit den Fingerspitzen berühren wollte. Ein bloßes Strecken der Arme genügt nicht; dies würde nur eine sinnlose Verspannung und Versteifung bewirken. Das Einleben in die Hände und Finger, später auch in Beine und Füße, sowie das Darüber-hinaus-Spüren erwecken ein neues Körpergefühl und Körpererleben.

Wenn der folgende Text für Bandaufnahmen verwendet wird, müssen die Atmungsabläufe ziemlich schnell gesprochen werden, damit die Atmung nicht zu sehr verlängert wird. Deshalb verteilen sich im Text die Erlebnisvorgänge auf mehrere Übungseinheiten, obwohl sie als Ganzheit für jede Übung zu verstehen sind.

21 a Wir stehen an einem Platz, an dem genügend Raum ist für die Bewegung unserer Arme, sowohl seitlich als auch nach vorne. Wir spreizen die Beine weit, stehen entspannt aufrecht und erspüren mit den Fußsohlen den Boden. – Spüren wir durch den Boden hindurch in die Erde, die uns trägt. – –

Können wir die freie Atembewegung in der Basis und damit unseren Schwerpunkt im Unterbauch spüren? – – (Siehe Übung 20 a.)

21 b Dann leben wir uns in unsere Hände ein und nehmen mit den Fingerspitzen Kontakt zum Boden und zur Erde auf, behalten die Spannung in Armen und Händen bei und erwarten die Ausatmung. Sogleich kehren wir die Handflächen nach außen und erleben das ‚Geöffnet-Werden‘. (Bild 13)

Mit der Einatmung heben wir die gedehnten Arme seitlich schräg nach oben, dehnen den ganzen Körper und erleben dabei die Verbindung zum Boden und zur Decke! (Bild 14 zeigt die Endhaltung in der Einatmung.)

Durch den Mund intensiv ausatmen – alles Belastende abgeben! – Den Oberkörper beugen und entspannt hängen lassen! (Bild 15; Anfänger können hier eine Zwischenatmung zulassen.) Langsam aufrichten, Einatmung zulassen (Bild 16), Bodenfühlung mit Dehnung der Hände und Arme erleben (Bild 17),
mit dem Einatmen die Arme seitlich heben, Kraft aufnehmen (Bild 18),
den ganzen Körper dehnen (Bild 19),
Handflächen nach vorne wenden (Bild 20),
durch die Nase ausatmen, Arme senken und gedehnt lassen (Bild 21), bis sie neben dem Körper sind.
Dann erst entspannen, ein freies Aufatmen zulassen und die Wirkung erspüren! Beobachten wir dabei, ob sich nach wenigen Atemzügen wieder eine natürliche, ruhige Atmung einstellt!

Wenn wir die Übung wieder oder ihre Fortsetzung durchführen, versuchen wir – am besten mit geschlossenen Augen – *die psychische Seite bewußter einzubeziehen.* Das bedeutet, daß wir mit jedem Einatmen *bewußter* Kraft aufnehmen, als ob wir *mit jeder Pore der Haut* einatmen würden. Beim jeweiligen ersten Ausatmen geben wir – notfalls mit der Hilfe der Vorstellungskraft – alles Kranke, Schwache, Belastende und Unvollkommene *mit dem Atem bewußt an die Erde ab.* Das bedeutet loslassen und geben können, nicht nur Angenehmes und Schönes, sondern auch Belastendes! Dann wirkt dieses Abgeben befreiend und entlastend. Wir dürfen unbesorgt alles an die Erde abgeben; in ihrem ‚großen Körper‘ kann eher ein Ausgleich der Kräfte erfolgen als in unserem kleinen, so eng begrenzten Kräftehaushalt! (Alltag!)

Bei jedem zweiten Ausatmen lassen wir die aufgenommenen Kräfte wirken und sich ausgleichen.

Auch die Bewegung der Arme führen wir noch bewußter durch, als ob unsere Fingerspitzen auf beiden Seiten mindestens einen Viertelmeter länger wären und die Wände *berühren und spüren*

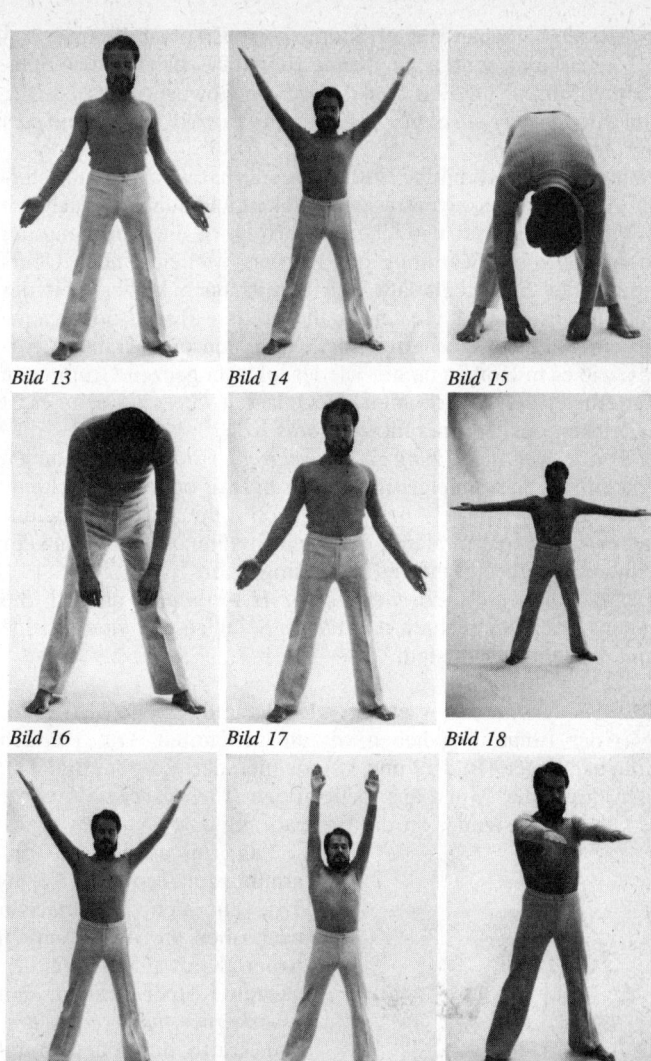

Bild 13

Bild 14

Bild 15

Bild 16

Bild 17

Bild 18

Bild 19

Bild 20

Bild 21

könnten. Dabei schauen die Handflächen nach oben. Wenn es unsere Zeit erlaubt, sollten wir Übung 20 und 21 auch vor dem Spiegel durchführen, um den *Unterschied* der Bewegungen *zu sehen,* wenn wir *entweder mit aktiv gedehnten,* mit *gestreckten* oder mit *passiven Armen* üben.

Wie stark die psychische Entlastung spürbar wird, hängt in starkem Maß von der Konzentrationsfähigkeit und zunächst auch von der Vorstellungskraft des Übenden ab. Doch die Anregung des Kreislaufes, die Erwärmung des Körpers, vielleicht auch Überwindung der Müdigkeit läßt sich bereits nach kurzer Zeit des Übens erfahren. Es kann sein, daß bereits während oder gleich nach einer Übung ein befreiendes Aufatmen oder Gähnen entsteht, wie es in Kursen immer wieder, oft von ganzen Gruppen in erheiternster Weise vorkommt! Doch lassen wir es zu; denn es ist ein Zeichen der Regeneration unseres Körpers!

Wenn jedoch die *Übung zu stark durchgeführt* wurde, können Herzklopfen, Schwindelgefühl, Druck im Hals oder Atemnot entstehen. Selbst geringste Anzeichen davon sollten zu einem behutsameren Üben führen, damit der Atemrhythmus das Zeitmaß der Armbewegung bestimmt und nicht umgekehrt.

Es folgt nun eine *Erweiterung der HA-Atmung,* nämlich die Beugung nach der rechten und linken Seite, so daß viermal eine aktive Ausatmung entsteht.

21 c Die Vorbereitung erfolgt wie 21 a und b, Seite 117–118.

Mit der Einatmung heben wir die gedehnten Arme seitlich schräg nach oben (Bild 13 und 18), dehnen den Körper (Bild 14), atmen durch den Mund aus, beugen den *Oberkörper nach vorne* und geben Belastendes an die Erde ab! (Bild 15)

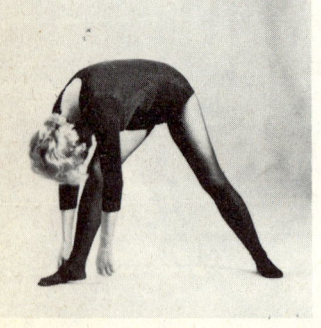

Langsam aufrichten, Einatmung zulassen (Bild 16 bis 18), mit den Handflächen nach oben die Arme seitlich heben, Kraft aufnehmen, den ganzen Körper dehnen, den *Oberkörper nach rechts drehen,* kräftig durch den Mund ausatmen und psychisch Belastendes abgeben und den Oberkörper über das rechte Bein beugen und entspannt hängen lassen. (Bild 22)

Bild 22

Langsam aufrichten, durch die Nase einatmen, Kraft aufnehmen, die gedehnten Arme heben, den ganzen Körper dehnen, den *Oberkörper nach links drehen,* kräftig durch den Mund ausatmen und sich über das linke Bein beugen. Alles Belastende abgeben und den Oberkörper entspannt hängen lassen!

Wieder langsam aufrichten, durch die Nase einatmen, Kraft aufnehmen, die gedehnten Arme seitlich schräg nach oben heben, durch das Erspüren von Boden und Decke den ganzen Körper dehnen, durch den Mund stark ausatmen, den *Oberkörper nach vorne beugen,* alles Schwache und Kranke abgeben und entspannen in der Hängehaltung! (Bild 25)

Mit dem Einatmen langsam aufrichten, die gedehnten Arme seitlich heben, Kraft aufnehmen, den ganzen Körper dehnen, (Bild 19) Handflächen nach vorne wenden (Bild 20), durch die Nase ausatmen, Arme, mit den Handflächen nach unten, senken (Bild 21) und gedehnt lassen, bis sie neben dem Körper sind; entspannen, ein freies Aufatmen zulassen und die Wirkung erspüren! – – –

Wenn das äußere Übungsgeschehen erfaßt wurde, läßt sich das innere vertiefen und erweitern. Dann steht nicht mehr im Vordergrund, daß *wir* Kraft aufnehmen und Belastendes abgeben, sondern daß durch den Atem in uns etwas geschieht, das wir nicht selbst ‚machen' oder durch unseren Willen bewirken können. Vielmehr geht es um das Bewußtwerden, daß wir mit dem Einatmen Kraft des Lebens *bekommen!* Kraft zum Wirken in der Welt, Kraft zum Geben, zum Tragen, zum Freuen und zum eigenen Werden! Voraussetzung dafür ist, daß wir bereit und damit fähig sind, zu empfangen. Dafür ist das Ausatmen eine Hilfe! Mit jedem Ausatmen haben wir Gelegenheit zum Loslassen und Abgeben, so daß neue Kraft einströmen und nachströmen kann und damit ein freier Kräftefluß entsteht. Jede Kraft, die durch Gefühle oder Gedanken an das Ich gebunden wird, entbehrt des freien Nachströmens und ist damit begrenzt.

So kennen wir *zwei Möglichkeiten dieser Übung:* entweder nehmen *wir* aktiv Kraft auf und geben körperliche wie psychische Belastungen mit dem Ausatmen ab, oder *wir lassen* in der Übung – und später auch immer mehr im Alltag! – das freie Strömen der Kräfte durch ein tieferes, größeres Atemgeschehen zu, das durch alles Lebende hindurch wirkt, das alles wandelt und neu werden läßt. Das setzt voraus, daß wir uns wandeln lassen und nicht am Alten festhalten. Gerade dieses Loslassen will immer wieder geübt und schließlich gelernt sein!

21 d Erfühlen wir mit den Fingerspitzen den Boden, drehen wir die Handflächen nach außen, heben wir die Arme weit ausgebreitet nach oben und *lassen wir dabei den Atem einströmen!* Dann den *Oberkörper nach vorne beugen* und den *Atem durch den Mund ausströmen lassen* und zugleich alles loslassen, was unserer Entwicklung im Wege steht. –

Mit dem Aufrichten und Heben der Arme den *Atem neu empfangen* wie ein Geschenk des Lebens, den *Oberkörper nach rechts beugen* und mit dem Ausatmen *ohne Furcht loslassen, was wir für unser Leben festzuhalten versuchen!* –

Dann sich wieder langsam aufrichten, die gestreckten Arme heben und den Atem bewußt empfangen, *nach links beugen* und mit dem Ausatmen *loslassen und hergeben, was immer uns das Leben geschenkt hat!* Und dabei entspannen wir uns noch! –

Mit dem Einatmen erleben wir dann um so bewußter das Bekommen und die Fülle! Lassen wir uns vom Atem durchströmen und heben wir die Arme, um alles neu zu empfangen!

Zuletzt atmen wir durch die Nase aus, bleiben aufrecht stehen, senken langsam die gedehnten Arme nach vorne und entspannen sie erst, wenn sie am Körper sind. –

21 e Wir bleiben in uns gesammelt und *erleben das natürliche Atemgeschehen,* so daß wir das *Geben und das Bekommen,* das *Loslassen und die Fülle* mit jedem Atemzug neu erfahren. – –

Wenn dies, zum Beispiel wegen eines schwachen Kreislaufs, im Stehen zu anstrengend ist, dann setzen wir uns und lassen uns viel Zeit für dieses Erleben.

Wie bereits anfangs darauf hingewiesen wurde, können diese Übungen auch im Sitzen durchgeführt werden.

Kurzfassung der Übungsfolge 21

21a Mit gespreizten Beinen aufrecht und entspannt stehen, die Atembewegung erspüren, Hara. (Siehe 20a)

21b Mit den Fingerspitzen Kontakt zur Erde aufnehmen, Ausatmung erwarten. Handflächen nach außen kehren und mit der Einatmung die gedehnten Arme seitlich schräg nach oben heben, Kraft aufnehmen, Körper dehnen und dabei die Verbindung zum Boden und zur Decke erleben.

Intensiv durch den Mund ausatmen, Belastungen abgeben, Oberkörper beugen und entspannt hängen lassen.

Langsam aufrichten, Einatmung zulassen, Kraft aufnehmen, Handflächen nach vorne kehren, durch die Nase ausatmen, die gedehnten Arme nach vorne senken und nachher entspannen. Die Wirkung erspüren und die natürliche Atmung erleben. In Zyklen üben!

21 c Wie 21 b, jedoch die Beugung in folgender Reihenfolge durchführen:

nach vorne,
nach rechts,
nach links,
nach vorne.

Dann erst den ausgleichenden Atemzug folgen lassen, wobei die gedehnten Arme nach vorne gesenkt werden.

21 d Durchführung wie 21 b oder 21 c, dabei jedoch nicht aktiv Kraft aufnehmen und Belastungen abgeben, sondern den Atem und seine Kraft einströmen *lassen* und beim Ausatmen bereit sein zum Loslassen und Hergeben.

21 e In sich gesammelt bleiben und das Atemgeschehen bewußt erleben: das Geben und das Bekommen, das Loslassen und die Fülle. Die körperliche und psychische Wirkung erspüren.

Halsübungen

Hinweise zu den Halsübungen

Die folgenden drei Halsübungen beinhalten Dehnungen seitlich, nach vorne und im Nacken, ferner Kreisen des Kopfes und Drehen des Halses.

Durch diese grundlegenden und zugleich einfachen Halsübungen wird der Zustand der Muskeln von Hals, Nacken und oberem Brustraum bewußt, Verspannungen lassen sich lösen, die Gelenke der Halswirbelsäule werden in jede Richtung bewegt und bleiben damit beweglich; Haltungsschäden lassen sich verbessern und Durchblutungsstörungen weitgehend vermeiden. Auch die Speichelbildung wird angeregt. Im verlängerten Rückenmark werden das Atemzentrum, das Schlafzentrum sowie vegetative Nervenzentren für Herz- und Kreislauffunktion sowie für den Stoffwechsel angesprochen. Hinzu kommt die lösende Wirkung auf die Nacken- und Schultermuskeln.

So kann es durchaus sein, daß Halsübungen zu tiefem Aufatmen führen, das körperlich und psychisch befreiend wirkt. Diese *natürliche Form der Vollatmung* ist ohne Nachteile, da sie dem augenblicklichen Bewußtseinszustand entspricht, im Gegensatz zur oft „gemachten" Vollatmung, die meistens nur die Quantität der Luftaufnahme berücksichtigt.

Vorsicht ist jedoch geboten *bei Überfunktion der Schilddrüse* und Erkrankungen der Halswirbelsäule. In beiden Fällen sollten die Halsübungen regelmäßig, sehr behutsam und eingefühlt durchgeführt werden. Erfahrungsgemäß ist bei solchen Störungen eine Lockerung der Halsmuskulatur, vor allem im Nacken, sowie eine Verbesserung der Durchblutung besonders vordringlich. Bei einer Überfunktion der Schilddrüse sollte der Kopf jedoch nicht nach hinten genommen und nach jedem Üben die Reaktion beachtet und nächstes Mal berücksichtigt werden.

Halsübungen lassen sich zu Hause, zum Beispiel vor dem Frühstück, wie auch am Arbeitsplatz oder im Auto, wenn man etwa warten muß, jederzeit durchführen. Auch nach längerem Sitzen, sei es am Schreibtisch oder bei Meditationsübungen, sollten die Halsübungen regelmäßig eingesetzt werden.

22 Halsdehnung seitlich, vorne und im Nacken

Diese Übung kann zunächst auf einem Stuhl sitzend durchgeführt werden, später auch im Sitz auf dem Boden.

Das entspannte, aufrechte Sitzen auf dem Stuhl findet sich im Sprechtext der Übung 18a bis d ab Seite 93. In den folgenden Übungen wird es nur noch so weit aufgenommen, als es zum Bewußtwerden der Einzelheiten erforderlich ist.

Wir setzen uns (entweder auf den Boden oder) auf die vordere Hälfte des Stuhles und überprüfen unsere Haltung: Sind unsere Füße in Bodenfühlung? – Sind die Beine entspannt? – Ist unser Becken gerade, so daß die Wirbelsäule aufrecht ist? – Wir lassen die Schultern und Arme ganz locker hängen; den Nacken dehnen wir etwas und erspüren, ob auch Gesicht, Hals und Brustkorb entspannt sind. –

Dann leben wir uns in den Beckenraum ein und ermitteln, ob die Atembewegung frei ist. – Lassen wir den Atem immer frei ausschwingen, und erspüren wir, ob es wirklich unsere natürliche Atemweise ist, die unserer derzeitigen Verfassung entspricht! – –

Ohne unsere aufrechte, entspannte Haltung und die Atmung zu verändern, nehmen wir das Kinn zur Brust und den Kopf ein wenig nach vorne. Dann dehnen wir ganz langsam die linke Halsseite, wobei wir mit dem rechten Ohr vor die rechte Schulter zu kommen versuchen. Vermeiden wir eine Anstrengung, sondern erspüren wir dabei die Dehnung, die auf der linken Seite des Nackens entsteht; wir gehen aber bis zur Dehngrenze! – Dann richten wir den Kopf wieder langsam auf, nehmen ihn nach vorne und nun nach links, wobei die rechte Nackenseite gedehnt wird. – Das Kinn bleibt dabei in der Nähe des Brustbeines, die Schulter lassen wir hängen, so daß sie also dem Ohr nicht entgegenkommt.

Auch im Rücken bleiben wir gerade. Dann richten wir den Kopf wieder auf und nehmen ihn nochmals nach rechts, – nach links und erspüren dabei jeweils die starke Dehnung und Lösung. – Zuletzt heben wir den Kopf und erspüren die Wirkung im Nacken. –

126

Wenn bei diesen Bewegungen ein ‚Krachen' in der Halswirbelsäule entsteht, ist erst recht wichtig, daß regelmäßig und ausreichend, jedoch eingefühlt und behutsam geübt wird. *Bei Schmerzen und Schäden in der Halswirbelsäule* sollte der Arzt um Rat gefragt werden, ob und welche Übungen dann geeignet sind.

Nun versuchen wir *dasselbe mit aufrecht gehaltenem Kopf*, wobei das Kinn nicht mehr zur Brust genommen wird. Senken wir also den Kopf nach rechts, bis wir mit dem rechten Ohr in die Nähe der rechten Schulter kommen, und erspüren wir links die Dehnung. Dabei atmen wir entspannt aus und lassen auf der linken Halsseite etwas von der Spannung los. – Dann richten wir den Kopf wieder langsam auf und vergleichen beide Halsseiten miteinander. Vermutlich ist der Unterschied groß, so daß wir gerne den Kopf nach links nehmen, um einen Ausgleich zu schaffen. Versuchen wir dies sehr langsam, und erspüren wir dabei die Dehnung auf der rechten Seite. Auch jetzt lassen wir mit dem Ausatmen etwas von der Spannung los, so daß das linke Ohr noch etwas näher zur Schulter kommt. – Dann heben wir den Kopf wieder, bis er gerade ist. – Dasselbe üben wir nochmals und achten dabei auf die Haltung von Rücken und Schultern. Dann nehmen wir den Kopf zur Mitte und erspüren wieder die Wirkung. – Hat sich etwas verändert? – Konnten wir bereits tief und befreit aufatmen? – –

Um auch noch die vorderen Halsmuskeln anzusprechen, führen wir *dieselbe Übung mit leicht angehobenem Kopf* durch. Wir heben also das Kinn zwei bis drei Zentimeter und achten darauf, daß dabei der Nacken gedehnt bleibt. Hängen unsere Schultern noch ganz locker? – Und ist die Wirbelsäule natürlich gerade? – Dann neigen wir den Kopf langsam nach rechts und erspüren links die starke Dehnung, jetzt nicht mehr ganz seitlich, sondern links vorne im Hals. Lassen wir mit dem Ausatmen einige Male etwas von der Spannung los, so daß der Kopf noch etwas nach rechts sinkt. – Dann richten wir den Kopf wieder auf, vergleichen die beiden Halsseiten, heben das Kinn etwas hoch und neigen den Kopf nach der linken Seite, als wollten wir mit dem linken Ohr die Schulter berühren. Mit jedem Ausatmen versuchen wir wieder, etwas von der Spannung auf der rechten Halsseite loszulassen und geben mit dem Kopf noch ein wenig nach. Dann richten wir den Kopf wieder auf und erspüren die Wirkung der Übung. –

Hat sich unsere Atmung ohne unser Zutun vertieft? – Ist sie noch ganz natürlich und frei? – Oder haben wir uns im Bauch verspannt? Da mit diesen Übungen auch der Schulterbereich angesprochen wird, müßte auch der Beckenbereich etwas gelockert worden sein, da beide über die Nerven reflektorisch verbunden sind. Wenn uns die Übung gut bekommt, führen wir sie nochmals durch.

Als nächstes versuchen wir, den Kopf nach vorne und nach hinten zu nehmen, so daß jeweils eine starke Dehnung entsteht. *Bei Überfunktion der Schilddrüse* sollte der Kopf nicht nach hinten genommen, sondern nur der Kopf aufgerichtet und der Nacken gedehnt werden. Die Atmung lassen wir immer frei zu.

Wir überprüfen wieder unsere Haltung. – Dann lassen wir unseren Kopf langsam nach vorne sinken, bis wir die Dehnung auch im oberen Teil des Rückens spüren können; den Rücken lassen wir jedoch unverändert gerade, die Schultern entspannt. – Wir versuchen, mit jedem Ausatmen etwas von der Spannung im Nacken loszulassen, so daß der Kopf noch etwas nach vorne sinkt. –

Dann heben wir langsam den Kopf und nehmen ihn so weit nach hinten, bis der Hals gedehnt ist, jedoch nicht so weit, daß es als unangenehm empfunden wird. Wir lassen mit dem Ausatmen den Unterkiefer los, so daß sich der Mund leicht öffnet. – Anschließend heben wir den Kopf wieder und senken ihn. Dabei nehmen wir bewußt das Muskelspiel im Hals, im Nacken und bis in den Rücken hinein wahr. – Mit dem Ausatmen entspannen wir uns in dieser starken Dehnung wieder, – heben den Kopf und nehmen ihn sehr langsam nach hinten bis zur Dehngrenze, die wir bewußt wahrnehmen. – Lassen wir den Unterkiefer los und entspannen wir uns im Dehnungsbereich. – Zuletzt richten wir den Kopf so weit auf, bis der Nacken gedehnt ist, – und lassen es aufatmen! – –

Erspüren wir nun den ganzen Halsbereich! Haben sich Spannungen gelöst, und ist uns die Halswirbelsäule und Nackenmuskulatur bewußter geworden? – Dann werden uns auch im Alltag Verspannungen immer eher bewußt, so daß sie sich schließlich vermeiden lassen.

23 Hals-Lockerungsübung – Kopf kreisen

Wir setzen uns auf die vordere Hälfte eines Stuhles und kontrollieren unsere aufrechte, entspannte Haltung. – – –

Die Atmung lassen wir während dieser Übungen immer frei zu. Nach längerer Zeit der Übung verbinden sich Bewegung und Atmung auf natürliche Weise, ohne willentliche Beeinflussung.

Nun senken wir den Kopf, so daß das Kinn zum Brustbein kommt und erspüren dabei die Dehnung bis in den Rücken hinein. – Dann nehmen wir das Kinn langsam am Brustbein entlang nach rechts, heben das Kinn nach oben, kreisen weit außen herum nach links, senken den Kopf, bis das Kinn vor der linken Schulter zum Brustbein kommt, gleiten zur Mitte, wieder nach rechts, nach oben – und so kreisen wir langsam weiter. – Wir erspüren dabei die Muskelarbeit im Nacken, im Hals- und Schulterbereich. Den Rücken lassen wir aufrecht gerade, die Schultern entspannt. –

Nun nehmen wir den Kopf zur Mitte und führen kleine, entspannende Bewegungen durch, sowohl kleine ‚Nein-Bewegungen' wie ein Durchrütteln, als auch kleine ‚Ja-Bewegungen' mit gehobenem und gesenktem Kopf. – Diese Bewegungen sind nur dann nötig, wenn wir noch nicht spüren, wie groß die kreisenden Bewegungen sein können, ohne daß wir uns verspannen. –

Dann kreisen wir mit dem Kopf ebenso von rechts nach links, erspüren aber dabei immer die Dehngrenze, damit wir Verspannungen vermeiden. –

Sollte sich beim Kreisen des Kopfes die Halswirbelsäule geräuschvoll benehmen, dann üben wir um so regelmäßiger, aber auch um so behutsamer!

Wenn wir diese Übung beenden, erspüren wir immer ihre Wirkung, zum Beispiel, ob der Nacken angenehm warm geworden ist, vielleicht bis in den Rücken hinein; ob wir den Halsbereich belebter und doch befreiter empfinden als vorher. Erspüren wir auch, ob unsere Atmung noch natürlich und frei ist. Nur dann können wir herausfinden, ob wir zu stark oder zu lang geübt haben. Wenn wir keinerlei Wirkung wahrnehmen können, wurde vermutlich zu zaghaft geübt!

24 Elastizitätsübung für den Hals

Wir sitzen wieder aufrecht und entspannt und lassen die freie Basisatmung zu. –

Dann leben wir uns in den Nacken und Schulterbereich ein und erspüren den Spannungszustand der Muskeln. – – Achten wir darauf, daß wir während der ganzen Übung mit gerader Wirbelsäule und mit entspannten Schultern sitzen!

Nun senken wir den Kopf zum Brustbein. Dann gleiten wir mit dem Kinn am Brustbein entlang nach rechts und drehen den Kopf so weit es geht nach hinten, so daß wir über die rechte Schulter hinwegschauen können. Wir bleiben in dieser Haltung und lassen jeweils mit dem Ausatmen Spannungen in Gesicht und Hals los. Meistens läßt sich dann der Kopf noch ein wenig nach hinten drehen, ohne die Schmerzgrenze zu berühren. – Dann lösen wir die Spannung und nehmen den Kopf langsam zur Mitte und vergleichen die rechte Seite mit der linken. Können wir die Verschiedenheit der rechten und linken Halspartie und den Spannungsunterschied bis in die Schultern hinein spüren?

Nun versuchen wir *dasselbe nach der linken Seite,* jedoch mit geschlossenen Augen, damit es uns leichter fällt, uns in die Spannungsabläufe einzuleben. Wir senken also wieder den Kopf und drehen ihn nach links. Wenn wir mit dem Ausatmen Spannungen loszulassen versuchen, entspannen wir Gesicht, Hals und vor allem die linke Schulter, damit sie wirklich *hängt.* – – Sind wir auch im Bauch völlig entspannt? – Wenn ja, dann ist uns sicher noch etwas mehr Drehung des Kopfes nach links möglich. Dann lassen wir die Spannung nach und nehmen den Kopf zur Mitte. Vermutlich kommt ein tiefes Aufatmen! – Können wir wohlige Wärme im ganzen Hals-Nacken-Schulterbereich spüren? –

Als nächstes führen wir *dieselbe Übung mit aufrechtem, gerade gehaltenem Kopf* durch, wodurch wir andere Muskeln ansprechen.

Dafür heben wir – immer bei gedehntem Nacken! – das Kinn etwas und drehen dann langsam den Kopf nach rechts. Erspüren wir dabei die Spannungsvorgänge im Hals, Nacken, im Schulterbereich und im Rücken. – Jetzt schauen wir „hochnäsig" über unsere rechte Schulter hinweg nach hinten, so, als ob wir wie Eulen den Kopf drehen könnten! Mit dem Ausatmen lassen wir wieder Spannungen im Bauch, im Rücken, in beiden Schultern und im Hals los, und wir drehen den Hals bis zur Dehngrenze. – Dann lassen wir langsam nach, nehmen den Kopf zur Mitte und erspüren, ob wir zu weit gegangen sind oder ob neues Leben in die Halswirbelsäule kommt.

Dasselbe führen wir nach der linken Seite durch und entspannen uns dann. – Erspüren wir die Wirkungen dieser Übungen! Der Körper sagt uns unmißverständlich und auf seine Weise, ob wir in der rechten Weise geübt haben oder nicht. –

Wenn es zeitlich möglich ist, sollten wir uns entspannen, am besten im Liegen auf dem Rücken mit leicht gedehntem Nacken.

Schulterübungen

Hinweise zu den Schulterübungen

Das Ziel der Schulterübungen ist ein dreifaches:
1. *Bewußtwerden,* Lockern und allmähliches Beseitigen von Verspannungen im Schulterbereich;
2. Bewußtwerden und *Beheben der Hauptursache* dieser Verspannungen;
3. *Entwickeln eines Körpergefühls,* das Verspannungen im Entstehen bewußt werden und damit weitgehend vermeiden läßt.

Das erste, das Bewußtwerden von Verspannungen im Schulterbereich, setzt voraus, daß die Schultermuskulatur durch Üben in ihren normalen Tonus gebracht und dieser dann immer mehr Maßstab für die Spannung im Alltag wird. Damit jedoch die derzeitigen Verspannungen bewußt werden können und *dürfen,* ist wichtig, daß wir lernen, sie zu bejahen und anzunehmen, auch wenn sie zunächst als unangenehm oder sogar schmerzhaft empfunden werden. Nur dann lassen sie sich durch regelmäßiges Üben lockern und schließlich beseitigen. Wenn das Vorhandensein von Verspannungen im Bewußtsein verdrängt oder als etwas Negatives angesehen wird, fehlt die rechte Motivation und damit die Kraft für das regelmäßige und einfühlsame Üben, das für den Erfolg unerläßliche Voraussetzung ist.

Um das zweite Ziel zu erreichen, ist stete Übung im Hara erforderlich. (Siehe hierzu Übung 19 ab Seite 100.)

Warum tragen wir ,psychische Lasten' mit unseren Schultern? Warum ,nehmen wir uns zusammen' – bitte stellen wir uns dics bildhaft vor! – oder ,gehen hoch', wenn Belastungen auf uns zukommen? Wir ,verlieren die Fassung', weil wir nicht im rechten Schwerpunkt in der Basis ,gefaßt' sind, weil wir als Ich im Schulterbereich leben und das, was von der Umwelt auf uns zukommt, ,oben' festhalten und mit den Schultern zu tragen versuchen. Doch dafür sind unsere Schultern nicht geschaffen und reagieren auf Fehlspannungen und Verspannungen schmerzhaft. Durch diese ,Kopflastigkeit' sind wir durch kleinste ,Anstöße' aus dem psychischen, und manchmal sogar physischen Gleichgewicht zu bringen und umzuwerfen. Die Folge ist wiederum verstärkte Verspannung in den Schultern!

Selbst wenn Verkrampfungen durch Massagen gelöst und die Schultern schmerzfrei werden, so bleibt dieser Zustand nur so lange erhalten, bis bei nächster Gelegenheit die *unbewußte Fehlhaltung unseres Ichs* uns wieder ‚hochgehen' und ‚oben' festwerden läßt. Daraus wird deutlich, wie zwecklos es ist, solche Schmerzen ausschließlich mit Schmerztabletten zu behandeln, ohne die eigentliche Ursache zu beheben. Selbst Schulterübungen ohne Hara im Alltag bringen keinen anhaltenden Erfolg.

Deshalb liegt hier die wesentlichste Arbeit im Üben des Hara, wie es Graf Dürckheim in einigen seiner Werke aufgezeigt hat*. Auch wir verbinden die folgenden Übungen, ja letztlich jede Yoga-Übung, mit Hara; denn jede Übung, die aus dem falschen Schwerpunkt ‚oben' erfolgt, ist vom Ich gemacht' und kann die Ich-Fixierung noch verfestigen. Um eigene Erfahrungen damit zu gewinnen, sollte jeder Übende damit experimentieren.

Das dritte Ziel ist Wirkung der beiden ersten, wenn das einfühlsame Üben nicht nur auf die täglich bemessene Übungszeit beschränkt, sondern im Bewußtsein auf den ganzen Tag ausgedehnt wird.

Die Wirkungsweise der Schulterübungen ist vielseitig und weitreichend, da sie teilweise die Wirbelsäule und damit auch vegetative Nervenstränge erreichen, die indirekt jene inneren Organe beleben, die von diesen Nerven innerviert, also mit Reizen versorgt werden. Dies sind zum Beispiel Herz, Lunge, Magen, Leber, Bauchspeicheldrüse und, je nach der Intensität der Durchführung der Übungen, auch Dünndarm und Dickdarm. Ferner werden Nervenzentren im verlängerten Rückenmark angesprochen; dies wirkt sich auf Kreislauf, Stoffwechsel, Schlaf, Atmung und Wärmeregulation aus. Über die äußere Muskulatur helfen diese Übungen Verspannungen abzubauen und Rückenschmerzen zu vermeiden, *wenn nicht durch Fehlhaltungen des Ichs erneut Verspannungen geschaffen werden*.

Hierbei ist zu bedenken, daß Fehlhaltungen des Ichs über Jahre hindurch zur *Gewohnheit* geworden sind, so daß es oft längere Zeit des Übens bedarf, um alte Gewohnheiten abzubauen und neue zu schaffen. Deshalb braucht es *viel Geduld*, weniger zum Üben, das

---

* Einen Einblick in sein gesamtes Schaffen gibt das Buch „Vom doppelten Ursprung des Menschen", Herderbücherei, Bd. Nr. 480.

meistens Freude bereitet, als *gegenüber Rückfällen in alte Gewohnheiten.*

Die Anwendungsbereiche sind beinahe unbegrenzt! Die erste Übung, verbunden mit Hara, ist jederzeit möglich und für die Umwelt unsichtbar. Auch die weiteren Übungen lassen sich oft im Alltag durchführen, wenn die Zeiten, in denen wir allein sind, genutzt werden. Am Schreibtisch, vor dem Essen, selbst im Auto lassen sich immer wieder Schulterübungen einsetzen, wenn wir nur daran denken! Am besten begeistern wir Familienmitglieder für diese einfachen Übungen, damit auch sie in den Schultern schmerzfrei werden und die Aufmunterung gegenseitige Hilfe wird.

Bei Verletzungen oder Erkrankungen der Brustwirbelsäule sollte der Arzt befragt werden, ob und welche Übungen geeignet sind. Nach unseren Erfahrungen lassen sich viele Beschwerden durch regelmäßiges und gezieltes Üben beheben oder zumindest verringern.

25 Schultermuskelübung 1 im Sitzen: Heben und senken

25 a Wir setzen uns auf die vordere Hälfte eines Stuhles und kontrollieren unsere Haltung, ob sie aufrecht und doch entspannt ist. (Siehe Übung 18a bis e S. 93)

Erspüren wir den rechten Schwerpunkt in uns. (Übung 19 S. 103)

Nun leben wir uns in beide Schultern ein und erspüren ihre Spannung. – Empfinden wir beide Seiten in gleicher Weise entspannt? –

Dann heben wir im Zeitlupentempo allein die rechte Schulter, so langsam, als uns dies möglich ist, so daß es äußerlich zunächst nicht sichtbar wird. – Wir erspüren dabei den Anspannungsvorgang in der rechten Schulter, während die linke völlig entspannt bleibt. – – Dann senken wir ebenso langsam, also Millimeter um Millimeter die rechte Schulter, bis sie entspannt hängt, und erspüren dabei den Lösungsvorgang in der Muskulatur. – –

Dasselbe versuchen wir nun *wesentlich langsamer,* vor allem bei Beginn der Anspannung, *damit uns bereits die ersten Veränderungen und Spannungen in der Schultermuskulatur bewußt werden.* Um uns besser in den Vorgang einleben zu können, schließen wir die Augen. –

Jetzt geht es um das *Bewußtwerden der allerersten Anspannungen, die vor dem Anheben der Schulter entstehen.* Dafür versuchen wir, die rechte Schulter so wenig wie möglich anzuspannen, nur so viel, daß ihr Tonus etwas höher ist als der der linken Schulter, die wir passiv hängen lassen. Ist dabei unsere Atmung immer noch frei und damit der Beckenbereich entspannt? – Verstärken wir dann die Anspannung rechts ein wenig, immer noch, ohne die Schulter zu heben. – Hat diese Spannung bereits einen Einfluß auf unsere psychische Verfassung? – Dann spannen wir die rechte Schulter allmählich stärker an, so daß sie dadurch ganz langsam gehoben wird. – – Erspüren wir sowohl den Anspannungsvorgang in der Muskulatur als auch ihre psychische Wirkung, die von Kursteilnehmern oft als „enger" und „ängstlicher" bezeichnet wurde. – Verstärken wir noch die Spannung, so daß wir sie auch im rechten Arm und in einem Teil des Rückens wahrnehmen können. – Wir halten diese Spannung kurze Zeit, damit sie uns voll bewußt werden kann, um sie jederzeit im Alltag wahrzunehmen, wenn Spannungen entstehen. – Vergleichen wir nochmals die rechte Schulter mit der linken, und erspüren wir, wie schwierig es ist, die linke wirklich entspannt zu lassen. – Ist unsere Bauchwand noch locker? – Wie empfinden wir den Beckenboden? –

Dann lösen wir wieder langsam die Spannung und erspüren dabei den Lösungsvorgang ebenso in der Schultermuskulatur wie im Rücken, im Nacken, im Arm, aber auch im Becken und psychisch. – – – Lassen wir immer noch mehr nach, bis die Schulter hängt. – –

Nun vergleichen wir die beiden Seiten wieder; vermutlich können wir jetzt einen größeren Unterschied wahrnehmen. – Welche Schulter empfinden wir wärmer? – Welche weiter oder größer? – Welche Seite ist uns bewußter geworden? – Welche ist belebter? – Vermutlich haben wir das Bedürfnis, einen Ausgleich zu schaffen und mit der *linken Schulter* zu üben. Das versuchen wir auch, jedoch wirklich so bewußt und so langsam wie möglich. – – – – –

Nachher üben wir *dasselbe mit beiden Schultern* gleichzeitig. Vermutlich wird uns dabei bewußt, daß *beim Lösungsvorgang eine verstärkte Ausatmung* entsteht. Dies läßt sich noch unterstützen, wenn wir mit dem Ausatmen bewußt die Schulter loslassen und immer noch mehr entspannen. – – –

25 b Doch dies war nur die erste Hälfte der Übung, bei der wir die Anspannungs- und Entspannungsvorgänge kennengelernt und dabei die Schultern etwas gelockert haben. Die zweite und wesentlichere Hälfte der Übung liegt in der Hara-Atmung, damit wir lernen, *uns,* also unser Ich *in den Schultern loszulassen* und uns vertrauensvoll in der Basis niederzulassen.

Dabei läßt sich erfahren, daß sich immer noch Verspannungen lösen, meistens tiefliegende Verspannungen, die wir durch eine Bewegungsübung normalerweise nicht erreichen.

Wir brauchen also für den zweiten Teil der Übung keine Bewegung mehr, vielmehr geht es um einen *Bewußtseinsvorgang,* in dem wir uns in den Schultern loslassen und in der Basis niederlassen. Dies klingt zwar einfach, ist es aber in der Praxis nicht immer, vor allem dann nicht, wenn unser Ich stark beteiligt ist.

Versuchen wir nun die ganze Übung! Wir heben wie vorher in Zeitlupe die rechte Schulter und erspüren dabei die Veränderung bis in die Tiefe der Schultermuskeln als auch der korrespondierenden Muskeln im Rücken und im Becken. – –

Dann lösen wir die Spannung ebenso langsam und bewußt und unterstützen den Entspannungsvorgang bei jedem Ausatmen, bis die rechte Schulter hängt. – – Nun lassen wir die Schulter hängen, lassen die nächste Einatmung von selbst werden und verwenden die Phase der Ausatmung, um *uns* in der rechten Schulter loszulassen und im Becken niederlassen. Dies üben wir bei jedem Ausatmen wieder, bis wir spüren, daß wir ‚oben' freier werden, daß sich vielleicht sogar noch spürbare tiefliegende Verspannungen lösen und wir im Schwerpunkt im Unterbauch getragen sind. – (Siehe Übung 19 Seite 103) Achten wir aber darauf, daß wir trotz des völligen Loslassens die aufrechte Haltung wahren.

Dasselbe üben wir dann mit der linken und anschließend mit beiden Schultern, wobei wir immer versuchen, sowohl die körperlichen Vorgänge wahrzunehmen als auch die psychischen Wechselwirkungen beim Anspannungs- wie beim Entspannungsvorgang.

25 c Zuletzt erfassen wir mit der linken Hand die rechte Schultermuskulatur, ziehen sie etwas hoch und lassen sie langsam durch die Hand gleiten. Dasselbe führen wir mit der rechten Hand an der linken Schulter durch, wobei jeweils keine Schmerzen, sondern nur eine angenehme Dehnung spürbar sein sollte. (Bild 23)

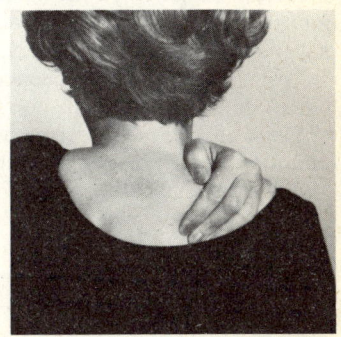

Bild 23

Wir sitzen aufrecht und entspannt und lassen den Atem frei strömen. (Siehe Übung 18a bis e und Übung 19)

Nun leben wir uns in beide Schultern ein und erspüren ihren Spannungszustand. – Die linke Schulter bleibt während der ersten Phase der Übung unbeteiligt und entspannt hängen.

Dann nehmen wir die *rechte Schulter* sehr langsam nach vorne und erspüren dabei die Muskelarbeit; – wir heben sie langsam immer höher, – nehmen die Schulter im großen Bogen langsam nach hinten, – senken sie und nehmen sie wieder nach vorne, – um mit der rechten Schulter sehr langsam große Kreise zu beschreiben. Dabei lassen wir den rechten Arm locker hängen; durch das Kreisen der Schulter werden Arm und Hand passiv etwas nachgezogen. Die Hand kann dabei auf dem rechten Oberschenkel bleiben. Auch der Rücken sollte, trotz der großen Bewegung der rechten Schulterseite in aufrechter Haltung bleiben.

Dann lassen wir die Schulter locker hängen und vergleichen sie mit der linken Seite. Vermutlich ist bereits ein Unterschied spürbar.

Nun kreisen wir *in umgekehrter Richtung,* jedoch noch langsamer und bewußter. – – –

Anschließend vergleichen wir wieder beide Schultern und führen dann *dieselbe Übung mit der linken Schulter* durch. Dabei versuchen wir das Kreisen so entspannt wie möglich, ohne jedoch die Kreise kleiner werden zu lassen. – – – Dazu beobachten wir, ob durch die großen, ruhigen Bewegungen auch die Brustwirbelsäule etwas mitbewegt wird, – ohne die gerade Haltung zu verlassen. – – –

Nach öfterem Üben kann auch das *Zusammenspiel von Bewegung und Atmung bewußt werden.* Wir sollten jedoch nicht in den natürlichen Atemrhythmus eingreifen.

Wenn wir das Kreisen beendet und beide Schultern verglichen haben, führen wir wieder die *Hara-Atmung* durch. – – –

Dann üben wir das Kreisen parallel *mit beiden Schultern*, ebenfalls in beide Richtungen sehr langsam, kontrolliert und mit unverändert gerader Haltung. – – –

Zuletzt üben wir wieder das Loslassen unseres Ichs in den Schultern, und wir lassen uns am Ende jeder Ausatmung in das Becken nieder.

27 Schultermuskelübung 3 im Sitzen: Versetzt kreisen

27 a Wir sitzen aufrecht und entspannt und lassen den Atem frei strömen. (Siehe Übung 18 a bis e und Übung 19)

Wir versuchen also entspannt, aber so gerade zu sitzen, als ob wir mit dem Kopf die Zimmerdecke berühren würden und zugleich mit den Füßen im Boden und durch den Boden hindurch in der Erde verwurzelt wären. Lassen wir uns Zeit dazu, bis wir beides gleichzeitig erleben können, notfalls mit Hilfe der Vorstellungskraft. – – Dann leben wir uns in unsere Schultern und in den Rücken ein. Können wir bereits ohne Bewegung die Schultern und ihren Spannungszustand spüren? –

Nun stellen wir uns vor, daß unsere Wirbelsäule tatsächlich eine ‚Säule' ist, die sich während der folgenden Übungen nicht bewegt, während sich Schultern und Brustkorb um sie herum bewegen. – Die Arme bleiben passiv hängen, die Hände lassen wir auf den Oberschenkeln.

27 b Als nächstes stellen wir uns vor, daß auf unseren Schultern ein kleiner Balken liegt, den wir abwechselnd auf einer Seite langsam und vorsichtig heben, während er auf der anderen Seite nach unten geht. Die Wirbelsäule bleibt dabei unverändert gerade.

Wir heben also die rechte Schulter sehr langsam immer höher, während wir gleichzeitig die linke nach unten nehmen; dann links heben, rechts senken, rechts heben, links senken. (Bild 24)

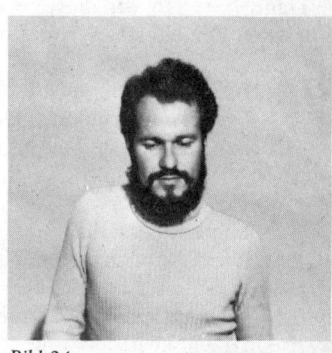

Es entsteht dabei ein Gefühl, als ob wir einen Querbalken, der auf unserer Wirbelsäule ruht und durch unsere Schulter hindurchgeht, wie ein Schaukelbrett wiegen würden.

Bild 24

Ist unsere Wirbelsäule noch immer ganz gerade – und sitzen wir noch entspannt?

27 c Die nächste Stufe der Übung besteht darin, daß wir – immer bei gerader Wirbelsäule – eine Schulter nach vorne und gleichzeitig die andere nach hinten nehmen. Auch hierbei kann uns die

137

Vorstellung eines Balkens helfen, den wir langsam vor- und zurück-bewegen. Versuchen wir es also!

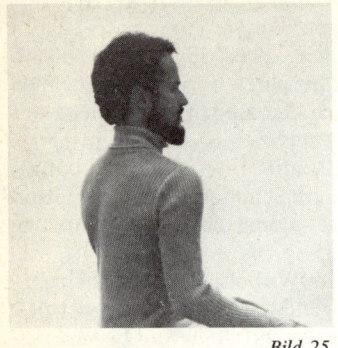

Wir nehmen die rechte Schulter nach vorne und gleichzeitig die linke nach hinten, so weit dies mit gerader Wirbelsäule möglich ist. (Bild 25)

Der Nacken bleibt gedehnt. Dann nehmen wir die linke Schulter nach vorne und die rechte nach hinten, so langsam und bewußt wie möglich. Dabei erleben wir unsere Wirbelsäule als ,Säule'!

Bild 25

Dasselbe versuchen wir noch einige Male, immer bewußter und noch entspannter. – – – Lassen wir auch das Gesicht entspannt, ebenso die Arme und Hände! – – Becken und Wirbelsäule bleiben elastisch und lassen sich möglichst wenig mitbewegen. – – Wir erspüren dabei das Ziehen im Brustraum und im ganzen Rücken. – – –

Dann beenden wir diese zweite Vorübung und erspüren die Wirkung. Für ein freies Aufatmen sind wir dabei immer bereit.

27 d Nun verbinden wir die beiden Vorübungen in einem *versetzten Kreisen* der Schultern. Das Becken bleibt dabei unbewegt, der Rücken aufrecht und die Wirbelsäule gerade; den Nacken lassen wir immer gedehnt, Gesicht, Arme und Hände so entspannt wie möglich.

Wir nehmen zuerst die rechte Schulter langsam nach vorne und zugleich die linke nach hinten, bis zur Dehngrenze. Dann heben wir die rechte Schulter und senken gleichzeitig die linke und kreisen mit der rechten Schulter in einer großen Bewegung nach hinten, während die linke nach vorne kommt. Die rechte Schulter hinten, senken, die linke vorne heben und so weiterkreisen, immer in großen, runden Bewegungen, und dabei die Anspannungs- und Entspannungsvorgänge bewußt wahrnehmen. – – – Die Atmung lassen wir frei zu. – –

Dann beenden wir die kreisende Bewegung der Schultern, entspannen uns und erspüren die Wirkung dieser Übung. – – –

Anschließend kreisen wir wieder mit beiden Schultern versetzt, jedoch in umgekehrter Richtung. Jetzt leben wir uns bewußt in die Wirbelsäule ein und erspüren, wie vor allem in der Brustwirbelsäule die einzelnen Wirbel leicht mitbewegt und gelockert werden. – – Auch die Arbeit der Schulter- und Rückenmuskulatur machen wir uns bewußt. – – Versuchen wir, die Kreise so groß wie möglich und doch mit geringstem Aufwand durchzuführen, damit sich die Bewegung bis in die Lendenwirbelsäule hinein fortsetzt. – – Wir können uns vorstellen, daß unsere Schultern zwei große Räder bewegen. Dabei sind immer beide Schultern gleichzeitig aktiv und nicht eine Schulter, dann die andere. – – Vermeiden wir jede Anstrengung, und *erleben wir uns als Mittelpunkt dieser Bewegung in der Basis verankert,* also im Hara. – –

Als Experiment können wir das Kreisen auch ohne Hara ausführen und dabei wahrnehmen, in welcher Weise sich die Bewegung, die Atmung, die Schulterspannung und unsere Gesamtverfassung verändern. – Wir brauchen uns dafür nur vorzustellen, daß *wir, als Ich,* diese Bewegung durchführen. – Beobachten wir, ob sich auch das Tempo der Bewegung verändert! – –

Dann lassen wir uns mit dem Ausatmen wieder in die Basis nieder und kreisen weiter, nach Belieben in der einen oder anderen Richtung. – – Können wir jetzt eine Veränderung bemerken? – Wird das Kreisen wieder organisch, weit und ruhig? – – –

Beenden wir nun diese Übung, und bleiben wir noch aufrecht und entspannt sitzen. Wie empfinden wir jetzt unsere Schultern und unseren Rücken? – Hat sich etwas verändert? – Haben wir das Gefühl, daß wir „neue Schultern" bekamen? – Sind sie angenehm durchwärmt? – Empfinden wir sie größer und weiter? – Oder haben wir uns angestrengt, so daß wir müde sind? Dann sollten wir das nächstemal einfühlsamer und behutsamer üben, vielleicht auch für kürzere Zeit. Ist uns auch unsere Wirbelsäule bewußter geworden, – ja der ganze Rücken? –

Beobachten wir die Wirkung dieser kleinen Übungsfolge auch nachher beim Sitzen, Gehen und Stehen, ob die Kraft und Wärme in Schultern und Rücken erhalten bleibt, ob sie sich auch auf unsere Wachheit und Konzentrationsfähigkeit auswirkt.

Kurzfassung der Übungsfolge 24–27 der Schulterübungen

25 a Aufrecht und entspannt sitzen, Hara, Schultern erspüren.
     Im Zeitlupentempo die rechte Schulter heben und senken und den Anspannungsvorgang bewußt wahrnehmen.

Dasselbe noch langsamer und bewußter durchführen; dabei auch den Einfluß auf die psychische Verfassung beobachten. Dann beide Schultern vergleichen und dasselbe mit der linken Schulter üben.

25 b *Durch Hara-Atmung tieferliegende Verspannungen lösen.*

25 c Mit einer Hand die entspannte *Schultermuskulatur hochziehen* und langsam durch die Hand gleiten lassen.

26 *Mit jeder Schulter sehr langsam in zwei Richtungen kreisen,* ebenso *mit beiden Schultern* und dabei die Bewegungsvorgänge bewußt wahrnehmen. Anschließend Hara-Atmung.

27 a Aufrecht und entspannt sitzen; Hara, Schultern, Rücken und Wirbelsäule erspüren, die Wirbelsäule als ‚Säule' erleben, die während der Übung unbewegt bleibt.

27 b Sich einen Querbalken auf den Schultern vorstellen und damit *eine Schulter langsam heben und gleichzeitig die andere senken*. Die Wirbelsäule bleibt dabei gerade.

27 c Dasselbe führen wir in einer *Vor- und Rückwärtsbewegung* durch, so weit dies mit gerader Wirbelsäule möglich ist.

27 d Mit beiden Schultern versetzt in beide Richtungen kreisen, sowohl im Hara, als auch als Experiment ohne Hara. Dabei den Unterschied in der Bewegung, Atmung, Muskelspannung und Gesamtverfassung wahrnehmen.

Zusletzt wieder bewußt im Hara mit den Schultern versetzt kreisen und nachher die Wirkungen dieser Übungen – auch im Alltag – beobachten.

Wenn die Schulterübungen im Sitzen auf dem Stuhl weitgehend entspannt gelingen, können sie auch im Stehen und später im Sitz auf dem Boden durchgeführt werden.

28 Schultergelenkübung 1 im Stehen: Kreisen

28 a Wir stehen aufrecht und entspannt, erspüren die Atembewegung und erleben den rechten Schwerpunkt im Hara. (Sprechtext siehe Übung 20 a Seite 109)

28 b Dann nehmen wir unsere Arme nach oben und stellen die Finger senkrecht auf die Schultern; die Fingerspitzen bleiben während der ganzen Übung in Fühlung mit den Schultern. Die Ellbogen sind in der Ausgangsstellung seitlich.

Nun nehmen wir die gebeugten Arme langsam nach vorne, bis sich die Unterarme vor der Brust berühren. (Bild 26)

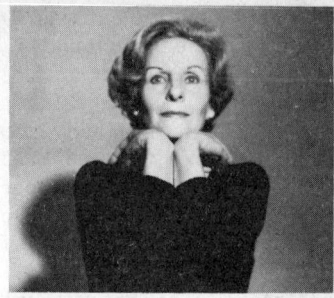

Wir lassen dabei die Schultermuskeln so locker wie möglich, die Wirbelsäule gerade und den Nacken gedehnt.

Dann nehmen wir langsam die Arme auseinander und so weit wie möglich seitlich nach hinten. Dabei erspüren wir die starke Dehnung im Brustkorb, die Muskelspannung im Rücken und die Dehnung in den Schultergelenken. (Bild 27)

Bild 26

Bild 27

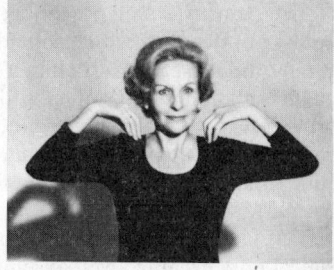

Trotz der großen Spannung lassen wir die Schultern gesenkt und so entspannt wie möglich. Die Oberarme bleiben waagrecht, die Finger aufgestellt.

Dann führen wir die Arme wieder nach vorne und wieder zurück, in ständigem Wechsel. Die Atmung lassen wir frei zu; vermutlich verbindet sie sich von selbst mit der Bewegung der Arme, so daß eine Ausatmung entsteht, wenn sich die Arme vor der Brust berühren, und eine freie Einatmung, wenn die Arme wie Flügel seitlich und nach hinten genommen werden. Beenden wir dann diese Vorübung und entspannen wir uns.

Bild 28

28 c Stehen wir noch im Hara? – – Dann stellen wir die Finger auf die Schultern und nehmen die Unterarme wieder zusammen. Jetzt führen wir die Ellbogen zusammen vor der Brust senkrecht nach oben, nehmen sie in Augenhöhe auseinander und heben sie, bis sie zur Decke schauen und die Oberarme senkrecht stehen. (Bild 28)

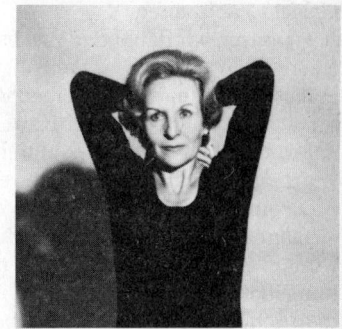

Nun führen wir die Ellbogen weit auseinander, so weit wie möglich zur Seite und nach hinten. (Bild 27 Seite 141)

Wir lassen die Finger immer noch aufgestellt auf den Schultern und senken die Ellbogen, führen sie vor der Brust zusammen, bis sich die Unterarme wieder ganz berühren. (Bild 26)

In dieser Weise kreisen wir mit den Ellbogen weiter: vor der Brust nach oben – die Ellbogen trennen sich erst, wenn sie in Augenhöhe sind! – bis die Oberarme senkrecht sind (Bild 28), dann weit auseinander zu beiden Seiten (Bild 27), nach unten und nach vorne, bis sich die Unterarme berühren. –

Dabei erspüren wir das Muskelspiel und vermeiden jede überflüssige Anspannung. – –

Die Atmung lassen wir frei zu; vermutlich verbindet sie sich von selbst mit der Bewegung, sobald diese lockerer wird. Beim Nachoben- und Auseinandernehmen der Arme entsteht die Einatmung, beim Senken und Zusammenführen der Arme die Ausatmung. –

Wenn wir die Übung beenden wollen, nehmen wir die Arme nach unten, entspannen uns und erspüren die Wirkung. Andernfalls führen wir die *Bewegung in umgekehrter Richtung* durch.

28 d Dafür lassen wir die Finger auf den Schultern und nehmen die Ellbogen seitlich weit auseinander. Dann ziehen wir die Ellbogen auf beiden Seiten nach oben, bis die Oberarme senkrecht sind. Die Hände werden dabei immer etwas hinter den Nacken gedrückt. Dann nehmen wir die Ellbogen vor dem Gesicht langsam herunter, wobei die Handgelenke die Ohren berühren. So bald es geht, nehmen wir – etwa vor dem Mund – die Ellbogen wieder zusammen und senken sie, bis sich die Unterarme ganz berühren. Dann nehmen wir die Arme wieder auseinander, seitlich und etwas nach hinten, kreisen mit den Ellbogen nach oben und wieder vor dem Gesicht nach unten.

Erspüren wir dabei das Wechselspiel der Muskeln, Sehnen und Bänder sowie die Beweglichkeit in den Schultergelenken! – – Im Hals, Nacken und Kopf bleiben wir so entspannt wie möglich. Lassen wir die Atmung mit der Bewegung in natürlicher Weise zusammenspielen, ohne daß wir eingreifen. – – Selbstverständlich atmen wir immer durch die Nase! Spüren wir auch in der Wirbelsäule die Bewegungen sowie im Rücken die Dehnung und Lösung? – –

Dann beenden wir langsam die Übung und leben uns ganz bewußt in den Schulter-, Rücken- und Brustbereich ein, um die Wirkung dieser Übung zu erspüren. – – – Sind uns Schultern, Rücken und Schultergelenke bewußter geworden? – Haben sie sich erwärmt? – Hat sich unsere Atmung vertieft? – Wurde unser Kreislauf angeregt? –

Wenn ein Schwindelgefühl oder Herzklopfen auftritt, wurde entweder die Atmung gestaut oder wir haben uns bei der Übung unnötig angestrengt. Dann sollten wir zunächst die Kreise kleiner nehmen, uns bewußter entspannen, eingefühlter und kurzzeitiger üben und die freie Atmung aus dem Hara zulassen.

Kurzfassung der Übungsfolge 28

28 a Aufrecht und entspannt stehen, die Atembewegung erspüren, Hara, sich in die Schultern einleben.

28 b Arme beugen, Finger senkrecht auf die Schultern stellen, Ellbogen seitlich nehmen.
Dann langsam die Unterarme vor der Brust zusammenführen und seitlich so weit wie möglich nach hinten, in ständigem Wechsel. Die Atmung frei zulassen und mit der Bewegung zusammenspielen lassen.

28 c Wir kreisen mit den Ellbogen: vor der Brust nach oben, weit auseinander, seitlich und so weit wie möglich nach hinten, nach unten und wieder vor.

28 d Wir kreisen in entgegengesetzter Richtung und erspüren dabei das Wechselspiel der Muskeln, Sehnen und Bänder sowie die Beweglichkeit in den Schultergelenken. Wir bleiben entspannt und lassen die Atmung frei zu.

29 Schultergelenkübung 2 im Stehen: Strecken

Übung 29 und 30 sind auch für die Brustwirbelsäule sehr wirksam; sie verbessern die Haltung und erleichtern das entspannte Sitzen, vor allem auf dem Boden. Deshalb sollte zumindest Übung 29 vor und nach längeren Meditationsübungen durchgeführt werden, in diesem Fall jeweils im Sitzen anstatt im Stehen. Bei längeren Autofahrten wirkt diese Übung erfrischend und anregend.

29 a Wir stehen mit geschlossenen Beinen aufrecht und entspannt, erspüren die Atembewegung in der Basis und erleben unseren Schwerpunkt im Hara. (Übung 20 Seite 109)

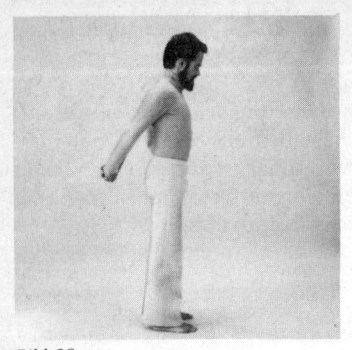

Nun nehmen wir die Arme nach hinten, verschränken die Finger und strecken die Arme so weit nach hinten weg, als dies schmerzfrei möglich ist. (Bild 29)

Die Wirbelsäule bleibt gerade, der Nacken gedehnt. Erspüren wir die starke Spannung in Armen, Schultern und Rücken, während wir im Bekken und in den Beinen entspannt bleiben.

Bild 29

Dann lassen wir die Arme wieder locker hängen und lassen es aufatmen. Erspüren wir die anregende Wirkung dieser Übung!

29 b Wenn wir die Übung wiederholen, wippen wir mit den Armen einige Male nach hinten, so daß wir die Dehngrenze für Momente elastisch überschreiten. Und dann gründlich entspannen! –

30 Schultergelenkübung 3 im Stehen: Gestreckt beugen

30 a Wir führen Übung 29 a durch, lassen den Rücken so gerade wie möglich und senken mit den gestreckten Armen langsam den Oberkörper, bis er waagrecht ist; der Nacken bleibt gedehnt. Wir erspüren in dieser Haltung die waagrechte Wirbelsäule und lassen die Atmung frei zu. – Dann richten wir uns langsam auf und entspannen uns. – –

30 b Wir strecken bei waagrechtem Oberkörper Hände und Arme so weit wie möglich nach oben. Langsam aufrichten und entspannen!

Sitzübungen

Hinweise zu den Sitzübungen

In diesem Abschnitt lernen wir eine Reihe von Möglichkeiten des Sitzens auf dem Boden kennen sowie Vorübungen dazu und ergänzende Ausgleichsübungen.

Erfahrungsgemäß wird die Konzentrationsfähigkeit durch eine schlechte Körperhaltung herabgesetzt und durch eine gute, vor allem aufrechte Haltung erhöht. Eine aufrechte Sitzhaltung, die ein Höchstmaß an Lockerheit, an natürlicher Atmung und Spannung zuläßt, ist für längeres Sitzen, wie es in der Meditation üblich ist, eine Grundvoraussetzung, damit das Bewußtsein von körperlichen Vorgängen ungestört bleibt und frei wird für neues Erleben. Hinzu kommt, daß zwischen der *Haltung der Wirbelsäule und der Wachheit des Übenden* ein unmittelbarer Zusammenhang besteht. Auch dies ist für die Meditation wesentlich. Ein über längere Zeit aufrecht gehaltener Rücken setzt aber voraus, daß eine stabile Basis und eine kräftige Rückenmuskulatur vorhanden sind. Dadurch entfällt auch das verunsichernde Gefühl, daß man umfallen oder umkippen könnte, wenn die Meditation tiefer wird und das Körpergefühl vorübergehend verlorengeht.

Die Sitzarten auf dem Boden ermöglichen eine freie, natürliche Atmung, eine gute Erdverbundenheit und eine spürbare Verankerung im Hara. Die Rückenmuskeln werden gekräftigt, die Haltung, auch im Alltag, bewußter und besser, der Beckenbereich gelockert und die Hüftgelenke und Beine elastischer.

Für das Üben der Sitzhaltungen auf dem Boden sind folgende Punkte der Beachtung wert:

1. Da uns Mitteleuropäer das Sitzen auf dem Boden im allgemeinen schwerfällt, sollten wir es ebenso *behutsam wie regelmäßig üben.* Dazu gehört, daß wir *täglich* für eine bestimmte Zeit *auf dem Boden sitzend üben,* dann aber diese Zeit allmählich verlängern, bis unser Körper elastischer wird und wir uns auf dem Boden sitzend wohl fühlen.

2. Vermeiden wir eine Überforderung der Sehnen, Bänder und Gelenke! Durch gewaltsames oder ‚heroisches' Üben können wir uns schaden, so daß wir oft für lange Zeit weder üben, noch uns im Alltag frei bewegen können. Deshalb ist *einfühlsames Üben und Erspüren der Dehngrenze erforderlich.*

3. Die *Kleidung* sollte beim Üben, und letztlich auch im Alltag, *bequem und warm* genug sein.

4. Bei allen Sitzhaltungen auf dem Boden wie auf dem Stuhl sollten die *Knie tiefer liegen als die Hüften.* Dies läßt sich am einfachsten durch eine entsprechend hohe Sitzunterlage erreichen. Sie sollte immer etwas höher sein, als die Knie vom Boden entfernt sind. Mit zunehmender Elastizität kann die anfänglich hohe Sitzunterlage allmählich abgebaut werden.

5. Das *Becken* sollte bei jeder Sitzhaltung *aufrecht* sein. Wenn dies ohne Verspannung durch Muskelkraft nicht möglich ist, kann eine nach vorne abgeschrägte *Sitzunterlage,* wie sie Bandscheibenkissen aufweisen, eine ausgleichende Stütze schaffen.

6. Damit die *Fußgelenke* nicht schmerzen, sollten sie auf einer *weichen Unterlage* liegen.

7. *Bei Meniskusschäden* oder anderen Knieverletzungen sollte das Sitzen auf dem Boden besonders behutsam und über lange Zeit geübt werden. Mit ‚langer Zeit' sind Jahre gemeint! Ich habe *fünf Jahre* gebraucht, bis ich schmerzfrei eine halbe Stunde im Freien Sitz meditieren konnte, da ich mir im ersten Jahr durch zu intensives und zu wenig eingefühltes Üben eine Meniskusverletzung zugezogen hatte! Mit behutsamerem Üben hätte sich vermutlich in kürzerer Zeit das Ziel erreichen lassen.

8. *Bei Venenleiden* ist der Kamelsitz (siehe Seite 171) am geeignetsten, oder auch das Sitzen auf einem kleinen Bänkchen, das über die Waden gestellt wird, am besten mit einer Decke oder einem kleinen Kissen darauf. Jedenfalls sollten enge Hosen vermieden, und nach längerem Sitzen *Ausgleichsübungen* für die Venen durchgeführt werden. Eine bewährte Ausgleichsübung ist die Entspannungslage, Übung 16.

9. *Wenn ein Bein einschläft,* liegt es oft an der Sitzunterlage oder auch an zu enger Kleidung. Manchmal genügt schon, die Sitzhaltung etwas zu verändern, damit das Blut wieder besser zirkulieren kann. Notfalls sollte ein Bein ausgestreckt oder aufgestellt werden, ohne die Übung zu stören oder zu unterbrechen.

In dieser Übungsfolge werden verschiedene Sitzweisen aufgezeigt, damit jeder die für sich geeignetste herausfinden kann.

31 Sitzübung 1: Lockerungsübungen

31a *Vorbereiten der Sitzunterlage*

Wenn kein sehr weicher Teppich im Raum ist, legen wir eine weiche Decke doppelt gefaltet der Länge nach auf den Boden. Damit wir nach den Sitzübungen ohne umzuräumen weiterüben können, kommt die Sitzunterlage auf das obere Ende der Decke.

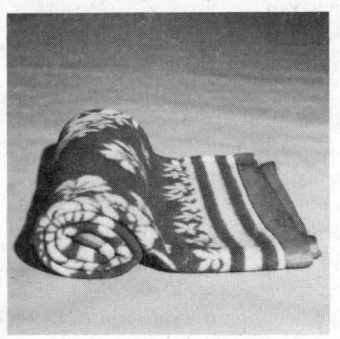

Bild 30

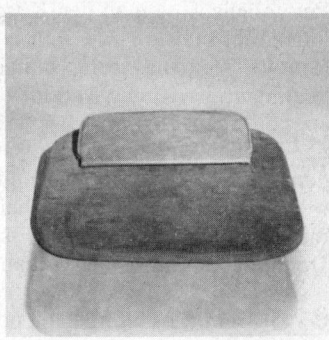

Bild 31

Als Sitzunterlage ist eine vierfach gefaltete Decke geeignet, die wir fest zusammenrollen. Wir legen dann diese dicke Rolle mit der glatten Seite nach oben auf den Boden und drücken sie so, daß sie vorne schräg wird. (Bild 30)

Das untere Ende der Decke dient als Unterlage für die Fußgelenke.

Als Sitzunterlage sind auch Keilkissen aus festem Schaumstoff geeignet, auf die noch ein Aktilordkissen ‚Present' oder feste kleine Sofakissen gelegt werden können. (Bild 31)

Meistens findet jeder erst durch etwas Übung im Sitzen für sich heraus, wie hoch und wie schräg die Sitzunterlage sein muß, um wirklich bequem darauf sitzen zu können.

Nach längerer Praxis wird immer weniger gebraucht; in manchen Fällen kann sogar auf eine Sitzunterlage verzichtet werden, nämlich dann, wenn der halbe oder ganze Lotossitz beherrscht wird.

31 b Wir setzen uns auf unsere Unterlage und strecken beide Beine gerade vor uns aus. Versuchen wir, mit geradem Rücken zu sitzen, und erspüren wir dabei die Spannung in der Rückenmuskulatur. – Vermutlich könnten wir nicht längere Zeit so sitzen!

Dann rutschen wir mit dem linken Bein nach links und lassen es gestreckt liegen. Das rechte Bein beugen wir, so daß die rechte Fußsohle am linken Oberschenkel liegt und ziehen den rechten Fuß möglichst nah an den Körper heran.

Nun schauen wir, wie weit unser rechtes Knie vom Boden entfernt ist! Wenn das rechte Bein bereits locker auf dem Boden aufliegt, dann ist Übung 31 b für die rechte Seite überflüssig! Wenn aber das rechte Knie noch vom Boden absteht, drücken wir es mit der rechten Hand ganz behutsam ein wenig nach unten, geben an der Dehngrenze sofort nach und belasten es wieder, so daß es sich weich auf- und abbewegt. Dabei versuchen wir, den Rücken so gerade wie möglich zu halten. Erspüren wir bei diesem Wippen den Dehnungs- und Lösungsvorgang in der rechten Hüfte!

31 c Damit das Hüftgelenk noch beweglicher wird, schütteln wir mit der rechten Hand das rechte Knie in sehr kleinen Bewegungen zum Boden hin durch und erspüren, wann die Dehngrenze erreicht wird, ohne sie zu überschreiten. – –

31 d Als dritte Lockerungsübung heben wir mit der rechten Hand das rechte Bein von unten her etwas hoch und lassen es fallen, so daß es locker nachschwingt. Wenn dies schmerzfrei möglich ist, abwechselnd das Knie zum Boden hin drücken und wippen, oder es durchschütteln oder durch Heben und Fallenlassen frei schwingen lassen. Dabei sollte der Rücken immer gerade bleiben. Wenn eine der drei Übungen unangenehm oder gar schmerzhaft ist, üben wir über längere Zeit nur die Weise der Lockerung, die schmerzfrei möglich ist.

31 e Dann lösen wir das rechte Bein, strecken beide Beine vor uns aus und schütteln sie durch. *Vergleichen* wir nun die rechte Seite mit der linken, vor allem im Hüftbereich! – – Wenn das Sitzen anstrengt, kann dieser Vergleich auch auf dem Rücken liegend durchgeführt werden.

31 f Als nächstes führen wir die drei Lockerungsübungen mit dem linken Bein durch, immer mit geradem Rücken, freier Atmung und im Hara verankert. – – –

Anschließend schütteln wir wieder beide Beine durch und entspannen uns auf dem Rücken liegend. Wie fällt jetzt der Vergleich mit beiden Seiten aus?

31g Wenn das gebeugte Bein bereits entspannt auf dem Boden liegt, so daß es keiner zusätzlichen Lockerung bedarf, sollten die Übungen 31b bis f *ohne Unterlage im Sitz auf dem Boden* durchgeführt werden, immer mit geradem Rücken und freier Atmung.

31h Wenn durch Elastizität oder durch Üben die Beine auch ohne Sitzunterlage entspannt auf dem Boden liegen, beugen wir das rechte Bein, legen den rechten Fuß *auf* den linken Oberschenkel und führen in dieser Haltung die Übungen 31.b bis f durch. Dabei kann die linke Hand den rechten Fuß festhalten. (Bild 32)

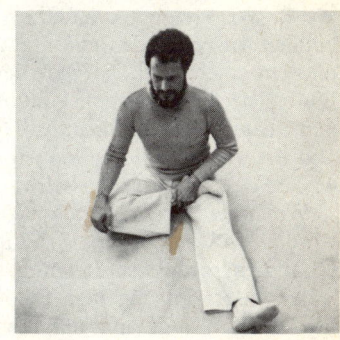

Bild 32

Kurzfassung der Übungsfolge 31

31a Wir bereiten die Sitzunterlage vor.

31b Wir setzen uns auf die Unterlage, strecken das linke Bein seitlich weg und beugen das rechte. Wenn das Knie vom Boden absteht, drücken wir es mit der rechten Hand behutsam bis zur Dehngrenze immer wieder zum Boden.

31c Wir schütteln das Knie mit der Hand in kleinsten Bewegungen bis zur Dehngrenze in Richtung Boden und erspüren die Lockerung.

31d Wir heben das rechte Knie mit der rechten Hand etwas hoch und lassen es fallen, so daß es nachschwingt.

31e Wir strecken das rechte Bein wieder aus und schütteln beide Beine durch. Dann vergleichen wir die rechte Seite mit der linken, entweder im Sitzen oder auf dem Rücken liegend.

31f Die drei Lockerungsübungen auch mit dem linken Bein durchführen.

31g Wenn das jeweils gebeugte Bein entspannt auf dem Boden liegt, sollten die Übungen 31b bis f ohne Unterlage im Sitz auf dem Boden durchgeführt werden.

31 h Wenn die Beine auch ohne Sitzunterlage entspannt auf dem Boden liegen, beugen wir das rechte Bein, legen den rechten Fuß auf den linken Oberschenkel und führen in dieser Haltung die Übungen 31 b bis f durch.

32 Sitzübung 2: Passive Dehnübungen im Schneidersitz

32 a Wir setzen uns auf eine Sitzunterlage auf den Boden. Dann beugen wir zuerst das linke Bein und dann das rechte und kreuzen die Unterschenkel, so daß der rechte Fuß unter dem linken Unterschenkel zu liegen kommt. Wir kennen diese Sitzweise als den bekannten *Schneidersitz*. Die Hände legen wir auf die Knie, und die Wirbelsäule halten wir so gerade wie möglich. Erspüren wir, ob der Atem frei ausschwingen kann. – –

Wenn die Schenkel noch nicht auf den Füßen aufliegen, führen wir die *Lockerungsübungen 31 b bis d* durch. Oder wir stützen den Oberkörper mit unseren Unterarmen auf den Knien ab, so daß sie weich federnd nachgeben. Erspüren wir dabei die Dehngrenze in den Hüften! – Dann üben wir dasselbe mit umgekehrt eingeschlagenen Beinen.

Wenn beim Üben der Rücken ermüdet, sollte *immer* eine kurze Entspannung im Liegen auf dem Rücken oder eine der Beckendehnlagerungen von Übung 17 zwischen die einzelnen Übungsphasen eingeschoben werden.

32 b Wenn wir mit diesen kleinen Übungen in den Knien und Hüftgelenken die Schmerzgrenze erreicht haben, *massieren wir* mit beiden Händen das belastete Knie. Dazu legen wir beide Hände auf den Oberschenkel und streichen mit den Handflächen langsam und einfühlsam über das Knie hinweg bis zum Unterschenkel; dann von unten herauf zum Oberschenkel und wieder über das Knie hinweg zum Unterschenkel. Dabei wird jedesmal das Knie sanft zum Boden gedrückt, jedoch nicht zusätzlich, sondern allein durch den langsamen, weichen Massagestrich. – Eine andere Möglichkeit besteht darin, daß wir das Knie oder auch Fußgelenk mit beiden Händen schnell und fest reiben, bis es warm wird.

Auch beim Massieren sollten wir immer mit geradem Rücken sitzen!

32c Wir setzen uns wieder in den Schneidersitz, also mit über-
kreuzten Unterschenkeln, so locker und aufrecht wie möglich. –
Dann stützen wir die Hände vor uns auf den Boden auf, lassen den
Kopf locker hängen und unseren *Oberkörper langsam so weit nach
vorne absinken,* als uns dies entspannt möglich ist. – Wir bleiben
kurz in dieser passiven Dehnung, erspüren die Dehngrenze und
lassen mit jedem Ausatmen Spannungen los. – – Dabei halten
Hände und Arme das Gewicht des Oberkörpers und geben so weit
nach, als dies schmerzfrei möglich ist. – – Dann strecken wir die
Arme, richten uns langsam auf und erspüren die Wirkung, vor allem
im Kreuzbeinbereich, in den Hüften und im Rücken, aber auch in
den Knie- und Fußgelenken. – Wenn die Belastung zu groß war,
massieren wir die entsprechenden Gelenke oder entspannen uns
auf dem Rücken liegend.

Damit beide Körperseiten gleichwertig elastisch werden, *führen
wir jede Sitzübung auch mit anders eingeschlagenen Beinen durch.*

32d Wir sitzen wieder gerade im Schneidersitz und erspüren, ob
uns dies bereits etwas besser gelingt. – Dann drehen wir den Oberkörper nach rechts und stützen unsere Hände rechts und links vom
rechten Knie auf dem Boden auf und *lassen den Oberkörper langsam nach rechts absinken,* bis wir wieder die Dehngrenze erreichen.
Erspüren wir dabei links die starke Dehnung und rechts die Pressung! – Wir lassen aber den Oberkörper völlig passiv, so daß auch
der Kopf hängt. Wenn wir die Dehngrenze erreicht haben, versuchen wir mit dem Ausatmen etwas von den Spannungen loszulassen, bis die Arme noch ein wenig nachgeben können, um die neue
Dehngrenze zu erreichen. – – Dann strecken wir langsam die Arme
und richten den Oberkörper auf. Erspüren wir die unterschiedliche
Wirkung dieser Dehnübung auf beiden Körperseiten! – –

Wenn keine Massage oder Entspannung erforderlich ist, üben
wir dasselbe zur linken Seite sowie mit umgekehrt eingeschlagenen
Beinen.

Kurzfassung der Übungsfolge 32

32a Im Schneidersitz die Lockerungsübungen von 31b bis d
durchführen. Bei Ermüdung des Rückens Entspannungspau-
sen auf dem Rücken liegend einschieben.

32 b Wenn die Schmerzgrenze erreicht wurde, das belastete Knie mit den flachen Händen einfühlsam massieren oder mit beiden Händen warm reiben.

32 c Im Schneidersitz die Hände auf dem Boden aufstützen und den Oberkörper langsam nach vorne absinken lassen. An der Dehngrenze mit dem Ausatmen Spannungen loslassen!

32 d Die passive Dehnung erfolgt auch nach rechts und links. Alle Übungen auch mit anders eingeschlagenen Beinen durchführen.

33 Sitzübung 3: Streckübungen im Schneidersitz

Die folgenden Streckübungen sollten *vor und nach jeder Meditation im gewohnten Bodensitz* durchgeführt werden, aber auch im Alltag, zum Beispiel am Schreibtisch! Sie helfen, die Wirbelsäule, vor allem die Brustwirbelsäule, elastisch zu halten und kräftigen die Rückenmuskulatur. Dadurch wird die *Haltung der ganzen Wirbelsäule verbessert.* Auch bei psychischen Belastungen läßt sich durch solche Übungen das seelische Rückgrat stärken, weil sich die körperliche Haltung auf die psychische Verfassung auswirkt.

33 a Wir setzen uns im Schneidersitz auf unsere Sitzunterlage auf den Boden. (Übung 32 a) Erspüren wir unsere Wirbelsäule und versuchen wir, ganz gerade zu sitzen! – –

Dann führen wir die *Beckenübung* (18 c Seite 94) durch. Dafür legen wir die Hände so auf die Knie, daß jeweils eine Hand ein Knie fest umfaßt. Die Hände dienen als Stützpunkt für das Nach-vorne-Ziehen des Beckens. Bewegen wir das Becken so locker wie möglich vor und zurück und erspüren wir dabei die jeweils veränderte Haltung der Wirbelsäule. – –

33 b Als nächstes beugen wir die Arme stärker, so daß sie die *Brustwirbelsäule kräftig nach vorne ziehen;* den Nacken lassen wir dabei gedehnt und den Bauch locker. –

Wir lassen abwechselnd die Spannung langsam nach und drücken die Brustwirbelsäule immer wieder nach vorne durch. Dabei erspüren wir den Bewegungsvorgang. – –

33 c Nun strecken wir mit Hilfe der Hände und Arme erneut die Brustwirbelsäule nach vorne durch. Wir bleiben in dieser Streckung und *verstärken sie* noch, wobei wir die Arme stärker anspannen und Brust wie Brustbein nach vorne und oben ziehen. (Bild 33)

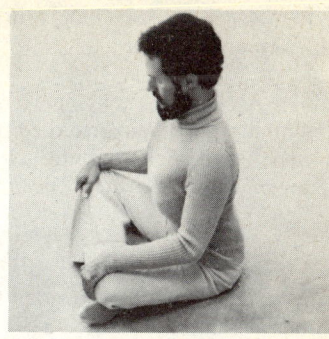

Bild 33

Dabei erspüren wir die Wirbelsäule und den ganzen Rücken.

Dann lassen wir die Spannung wieder nach und wiederholen das Durchstrecken und Lösen noch einige Male, immer bei gedehntem Nacken und mit lockerem Bauch. Die Atmung lassen wir frei zu. Dabei erspüren wir immer die Veränderungen im Rücken. – –

Nun lösen wir die Spannung, sitzen ganz gerade und vergleichen unsere Haltung mit der zu Beginn der Übung. – Vermutlich wurde der ganze Rücken bewußter! – Hat sich unsere Haltung verbessert? – Spüren wir die Entlastung in der Lendenwirbelsäule? Stellt sich ein freies Aufatmen ein? – –

Wenn die Übung angestrengt hat, entspannen wir uns zwischendurch im Liegen. Anschließend üben wir dasselbe mit anders eingeschlagenen Beinen.

33 d Wir strecken im Schneidersitz die Brustwirbelsäule nach vorne durch und *senken dabei langsam den Oberkörper bis zur Dehngrenze.* (Bild 34)

Bild 34

Erspüren wir die Dehnung in den Hüften und Beinen sowie die verstärkte Spannung im geraden Rücken!

Dann lösen wir die Spannung wieder.

Dasselbe üben wir auch mit anders eingeschlagenen Beinen.

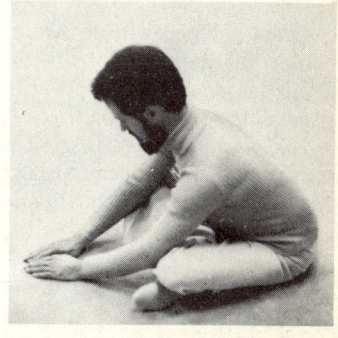

33 e *Als Ausgleichsübung* führen wir die *passiven Dehnübungen* Nr. 32 c und d durch.

33 f Als nächstes nehmen wir die Hände nach hinten, verschränken hinter dem Kreuzbein die Finger und strecken die Arme nach hinten durch. (Siehe Schultergelenkübung 29 Seite 144) Dann entspannen wir Arme und Rücken wieder und erspüren die Wirkung. –

33 g Anschließend strecken wir die Arme nochmals nach hinten durch und senken den geraden Oberkörper bis zur Dehngrenze. (Siehe Schultergelenkübung 30 Seite 144)

33 h Nach einer kurzen Entspannung nehmen wir die Arme nochmals nach hinten, verschränken die Finger und versuchen, die Ellbogen so nah wie möglich zusammenzubringen. – Und wieder entspannen! –

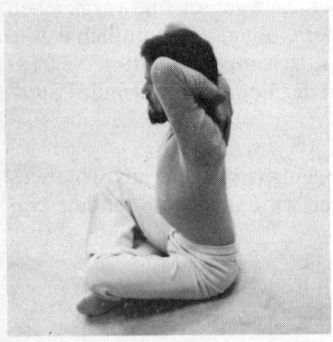

33 i Zuletzt heben wir die Arme und legen die Hände mit den Fingerspitzen nach unten unter den Nacken und ziehen die Ellbogen immer mehr nach oben, bis die Fingerspitzen noch etwas tiefer gleiten. (Bild 35)

Erspüren wir, wie gerade jetzt unser Rücken ist! –

Bild 35

Dann nehmen wir die Arme wieder nach unten und legen die Hände auf die Knie. Jetzt ist uns vermutlich die Wirbelsäule und damit das gerade Sitzen etwas bewußter geworden! – Ist uns auch angenehm warm geworden?

Als entspannenden Ausgleich führen wir nochmals entweder die passiven Dehnübungen (Nr. 32 c und d) durch, oder wir legen uns zur Entspannung abschließend auf den Rücken.

33 a Im Schneidersitz gerade sitzen, die Wirbelsäule erspüren und die Beckenübung (18 c) durchführen.

33 b Abwechselnd die Brustwirbelsäule mit Hilfe der Hände und Arme stark nach vorne durchstrecken, und die Spannung wieder lösen. Nacken gedehnt und Bauch entspannt lassen.

33 c Das Durchstrecken der Brustwirbelsäule verstärken, wobei Brust und Brustbein nach vorne und etwas nach oben kommen.

33 d Wie 33 c und den Oberkörper langsam bis zur Dehngrenze nach vorne senken.

33 e Als Ausgleichsübung die passiven Dehnübungen Nr. 32 c und 32 d durchführen.

33 f Hände hinter dem Kreuzbein verschränken und Arme nach hinten durchstrecken. (= Schultergelenkübung 29 S. 144)

33 g Den geraden Oberkörper mit den nach hinten gestreckten Armen langsam bis zur Dehngrenze senken und aufrichten.

33 h Nach kurzer Entspannung Finger hinten verschränken und die Ellbogen so nah wie möglich zusammenbringen.

33 i Mit Händen im Nacken Ellbogen nach oben ziehen.

34 Ergänzungsübung 1: Hüftübungen im Liegen

Um einen Ausgleich zu den Sitzübungen zu schaffen sowie als Entspannungsübungen zwischen den Sitzübungen, bewirken die Hüftübungen eine erhöhte Elastizität in Beinen und Hüften. Sie fördern die Verdauung und können auch gegen Ischiasbeschwerden eingesetzt werden.

34 a Wir legen uns auf unsere Decke in die Rückenlage. Nun nehmen wir das rechte Knie zur Brust und verschränken die Finger über dem Knie, oder wir nehmen die rechte Hand an das rechte Knie und die linke an das Schienbein. Während der Kopf auf dem Boden und das linke Bein gestreckt in Bodenfühlung bleiben, ziehen wir langsam das *Knie zur rechten Brust*, bis zur Dehngrenze. – Wenn der Oberschenkel noch nicht die Brust berührt, versuchen wir mit kleinen Schüttelbewegungen das Knie näher zur Brust zu bringen, ohne die Schmerzgrenze zu überschreiten. – –

34 b Dann lösen wir die Spannung und ziehen das rechte Knie *nach rechts zur Achselhöhle* herauf. Hierbei kann der rechte Unterarm über das Schienbein gelegt und das Bein vom ganzen Arm nach oben gezogen werden, bis die Dehngrenze erreicht ist. Sie läßt sich durch kleine Schüttelbewegungen erweitern, jedoch immer mit dem linken Bein in Bodenfühlung bleiben! – Erspüren wir dabei die Dehnung in der rechten Hüfte! –

34 c *Knie zur Brustmitte* nach links herüberziehen, so daß eine ausgleichende Dehnung erfolgt. Hierfür nehmen wir die linke Hand an das Knie und die rechte zum Schienbein. Auch hierbei können kleinste Schüttelbewegungen lockern und die Dehngrenze erweitern. – –

34 d Als nächstes lassen wir die Spannung nach, dehnen das Bein *nochmals in gerader Haltung zur Brust und vergleichen,* ob der Oberschenkel jetzt der Brust näher ist als zu Beginn der Übung. –
Dann legen wir das rechte Bein neben das linke, schütteln beide Beine abwechselnd locker durch und vergleichen die rechte Hüfte mit der linken. Vermutlich läßt sich ein deutlicher Unterschied wahrnehmen! –

34 e Sollte die rechte Hüfte schmerzen, dann üben wir beim nächsten Mal einfühlsamer und behutsamer, auch gleich anschließend, wenn wir *dasselbe mit dem linken Bein durchführen.* Dabei lassen wir wieder den Kopf und das rechte Bein auf dem Boden.

34 f Nun führen wir *dasselbe mit beiden Beinen* gleichzeitig durch, wobei jede Hand ein Knie umfaßt und zuerst parallel zur jeweiligen Brust zieht, dann auseinander zur Achselhöhe, und zusammen zur Brustmitte.
Auch dabei können lockernde kleine Schüttelbewegungen die Dehngrenze erweitern. Wir lassen dabei die Bauchdecke locker und erspüren ihren Widerstand an den Oberschenkeln.
Wenn wir die Beine wieder entspannen, schütteln wir sie abwechselnd durch und schwingen dann mit den Fußspitzen seitlich, damit die Hüften gelockert werden.

34 g Bei der folgenden Übung werden ein Bein, wie 34 a, oder beide Beine, wie 34 f, zur Brust gezogen und zunächst die Nasenspitze, später die *Stirn, zum Knie* gebracht. Bei der Übung mit beiden Beinen kommen die Knie zu den Wangen.

34 a In der Rückenlage das rechte Knie zur Brust nehmen und mit den Händen behutsam zur Brust heranziehen, locker schütteln und Dehngrenze etwas überschreiten. Kopf und linkes Bein bleiben auf dem Boden. Spannung lösen und

34 b das Knie zur rechten Achselhöhle ziehen, durchschütteln und die Dehnung in der rechten Hüfte erspüren.

34 c Das rechte Knie ebenso zur Brustmitte nach links ziehen.

34 d Knie nochmals gerade zur rechten Brust ziehen und die Dehngrenze mit der zu Beginn der Übung vergleichen.

34 e Dasselbe mit dem linken Bein durchführen.

34 f Dasselbe mit beiden Beinen gleichzeitig durchführen.

34 g Ein Bein oder beide Beine zur Brust ziehen, Kopf heben und mit der Nasenspitze oder Stirn Knie berühren.

Übungsfolge 34 ist als Ergänzung zu den Sitzübungen gedacht. Sie kann aber auch Vorbereitung zu einer klassischen Hatha-Yoga-Übung sein, zum *Janusira-Merudandasana*. Da von Übung 34 nur noch ein kleiner Schritt dazu ist, folgt Janusira-Merudandasana als zweite Ausgleichsübung.

35 Ergänzungsübung 2: Janusira-Merudandasana

Das Sanskritwort wird Dschanuschira-Merudandasana gesprochen und bedeutet ,Knie-Kopf-Wirbelsäulen-Haltung'.

Da es sich nicht um eine gymnatische Übung handelt, sondern um ein *,Asana'*, also um eine *Haltung,* die auf den ,ganzen Menschen' bezogen ist, erfolgt auch die Durchführung entsprechend langsam und wird in der Endphase über kurze Zeit beibehalten, *damit der leib-seelische Vorgang bewußt werden kann.*

Die Übung wirkt physisch und psychisch belebend, regt die Verdauung an und kräftigt die Bauchmuskulatur, so daß sie auch gegen erschlaffte Bauchmuskeln wirksam ist. Die Muskelspannung wird vorübergehend gehoben und dann normalisiert, die Wirbelsäule stark gerundet, womit auch bei Hohlkreuz die Lendenwirbelsäule entlastet wird. Daß Hüftgelenke und Wirbelsäule gelockert werden, macht sich auch nachher beim Gehen, Stehen und Sitzen angenehm bemerkbar. Die starke Anspannung beantwortet der Organismus mit vertiefter Entspannung, für die wir ihm ausreichend Zeit geben sollten.

35 a Wir legen uns entspannt in die Rückenlage, die Arme neben dem Körper; Arme und Hände bleiben während der Übung entspannt. Wir erspüren unsere freie Atembewegung und bleiben in uns gesammelt. – – Dann versuchen wir, *in unserer Wirbelsäule bewußt zu sein,* sie als wesentlichen Teil unseres Ich-Seins zu erleben. – – Auch während der Übung bleiben wir so bewußt. Wir lassen die nächste Einatmung frei zu und nehmen dabei wahr, daß sie uns Kraft schenkt.

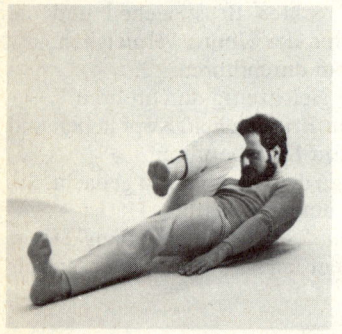

Zu Beginn der Ausatmung nehmen wir das rechte Knie zur Brust, heben gleichzeitig den Kopf und führen Knie und Stirn so nah wie möglich zusammen. (Bild 36)

Das linke Bein bleibt gestreckt auf dem Boden liegen.

Bild 36

Wir bleiben ausgeatmet in dieser Stellung und *erleben die gerundete Haltung der Wirbelsäule* und der rechten Körperseite.

Gesicht, Schultern und Arme lassen wir so locker wie möglich. Mit dem Einatmen, das wir geschehen lassen, nehmen wir das Bein und den Kopf zum Boden und entspannen uns. Vermutlich kommt ein tiefes, befreiendes Aufatmen! – Wir erspüren die Wirkung der Übung. Sind wir wacher, bewußter geworden? – Ist die rechte Körperhälfte bewußter als die linke, oder empfinden wir sie bloß ,anders'? –

Wenn unsere Atmung ruhig geworden ist, führen wir die Übung *mit dem linken Bein* und dann mit *beiden Beinen* durch.

Wenn uns die Übung vertrauter geworden ist, führen wir sie auf jeder Seite zwei bis drei Mal durch, und erleben jedes Mal bewußt entweder die Spanne an Raum, die die Stirn noch vom Knie trennt, oder die *Berührung* von Stirn und Knie, von ,oben' und ,unten'. – Dabei empfinden wir unsere *Wirbelsäule* wie eine *tragende Schale,* die diese Berührung ermöglicht.

35 b Als Variante und zugleich *Erleichterung dieser Übung* können die Hände unter dem Hinterkopf verschränkt werden und beim Ausatmen etwas mithelfen, um mit der Stirn zum Knie zu kommen. Dies jedoch nicht bei Schäden der Halswirbelsäule!

35 c Dasselbe sollte dann mit seitlich gehaltenen Ellbogen durchgeführt werden. (Bild 37)

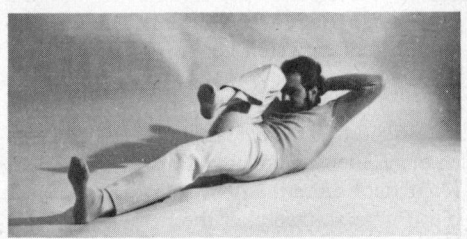

Bild 37

36 Sitzübung 4: Hüft- und Rückenübung im ‚Orientalischen Sitz'

36 a Wir setzen uns auf unsere Sitzunterlage in den Schneidersitz, für den wir zuerst das rechte Bein beugen, dann das linke, so daß die Unterschenkel gekreuzt sind. Für den Schneidersitz würden die Füße zum Gesäß etwas herangezogen, während für den *Orientalischen Sitz* die Füße etwa 15 bis 20 Zentimeter nach vorne geschoben werden. Dann bilden die Unterschenkel eine Parallele. Wenn möglich, lassen wir die Zehenspitzen seitlich der Knie hervorschauen.

36 b Nun legen wir die Hände übereinander auf das linke Schienbein. Das Becken nehmen wir so weit wie möglich nach vorne, so daß ein starkes Hohlkreuz entsteht, vorausgesetzt, daß es ohne Schmerzen möglich ist. Andernfalls lassen wir für diese Übung das Becken aufrecht. Wenn jedoch möglich, behalten wir das Hohlkreuz bei und *wiegen mit dem Oberkörper langsam vor und zurück*. Den Nacken lassen wir gedehnt, die Schultern entspannt. – Wir drücken die Brustwirbelsäule nach vorne durch und ziehen den Oberkörper mit den Händen immer wieder langsam bis zur Dehngrenze nach vorne, und lassen dann wieder nach. Bleiben

159

wir jedes Mal etwas länger in der Vorbeuge und erspüren wir dabei den geraden Rücken und die Dehngrenze in der rechten Hüfte. – –

Dann lösen wir die Spannung und strecken die Beine nach vorne weg. Wenn die Knie schmerzen, reiben wir sie entweder kräftig, bis sie warm werden, oder wir massieren sie behutsam mit den flachen Händen. – –

36 c Dieselbe Übung führen wir anschließend *mit anders eingeschlagenen Beinen* sowie *ohne Sitzunterlage* durch. Die Knöchel sollten jedoch weich liegen. – – –

36 d Wir halten im Orientalischen Sitz die Handflächen möglichst hoch über dem Kopf nach unten, wobei sich die Fingerspitzen berühren. Wir sitzen übergerade, schauen in die Handflächen und *wiegen langsam vor und zurück,* immer bis zur Dehngrenze. – – – (Bild 38)

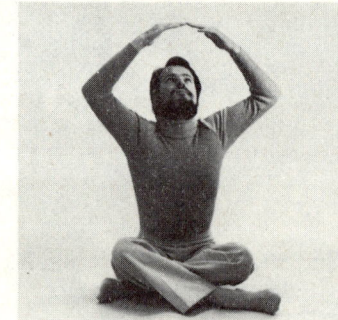

Bild 38

Bild 39

36 e Im Orientalischen Sitz halten wir die Hände möglichst hoch über dem Kopf und schauen in die Handflächen. Mit nach vorne durchgedrückter Brustwirbelsäule *senken wir langsam den Oberkörper zum Boden.* (Bild 39)

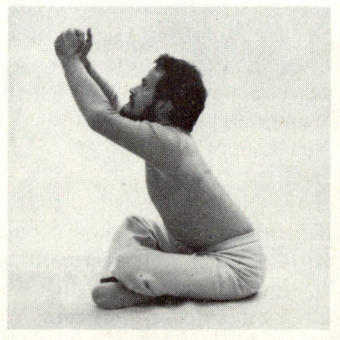

Dabei sollte das Hohlkreuz so lange wie möglich durchgedrückt bleiben. Die Arme und Hände werden möglichst nach oben und zuletzt nach vorne gehalten, den Blick immer auf die Handinnenflächen gerichtet.

Erst zuletzt werden die Hände auf dem Boden abgelegt, wobei der Rücken gebeugt wird. – Die Atmung lassen wir immer frei zu. –

Das Aufrichten erfolgt ebenfalls mit geradem Rücken, Hände und Arme immer nach oben gehalten, den Blick in die Handflächen. Dann entspannen wir uns in der Rückenlage und erspüren die starke Wirkung auf die Rückenmuskulatur. – – –

Übung 36 e ist als Endphase dieser Übungsfolge anzusehen und sollte erst dann durchgeführt werden, wenn 36 a bis d erarbeitet wurde.

Kurzfassung der Übungsfolge 36

36 a Wir sitzen im Schneidersitz. Für den Orientalischen Sitz schieben wir die Unterschenkel 15 bis 20 Zentimeter nach vorne, die Zehenspitzen schauen seitlich der Knie hervor.

36 b Mit den Händen am Schienbein sitzen wir mit starkem Hohlkreuz oder wenigstens mit geradem Becken, und wiegen mit durchgedrückter Wirbelsäule langsam vor und zurück.

36 c Dasselbe mit anders eingeschlagenen Beinen sowie ohne Sitzunterlage üben.

36 d Im Orientalischen Sitz Hände mit den Handflächen nach unten hoch über dem Kopf halten. Wir schauen in die Hände und wiegen mit nach vorne durchgedrückter Brustwirbelsäule langsam vor und zurück.

36 e Wie 36 d, jedoch Oberkörper bis zum Boden senken.

37 Ausgleichsübungen: Drei Arten des Rückenrollens

Um die starken Muskelspannungen, die durch Übung 36 entstanden sind, zu lockern, schieben wir einige Arten des Rückenrollens als Ausgleichsübungen ein. Sie sollten jedoch auch unabhängig davon jeden Morgen durchgeführt werden, um die Rückenmuskeln zu lockern, die Wirbelsäule elastisch zu halten, den Kreislauf anzuregen und den Blutdruck etwas zu heben. Das Rückenrollen erwärmt den Körper und läßt ebenso die Morgenmüdigkeit wie auch die Morgensteifheit des Körpers überwinden.

Als Angebot folgen, wie in allen bisherigen Übungen, verschiedene Schwierigkeitsstufen, die allmählich der Reihe nach erarbeitet werden können.

Für die Durchführung dieser Übung sollten folgende Punkte beachtet werden:

1. Vor Beginn der Übung ist erforderlich, daß wir uns umschauen, ob genügend Platz vorhanden ist, damit ein Anstoßen des Kopfes oder der Füße vermieden wird.
2. Damen sollten sich kurz vergewissern, ob Knöpfe oder Verschlüsse an der Kleidung die Wirbelsäule beeinträchtigen können.
3. Um ein Aufschlagen des Kopfes zu vermeiden, wird der Rücken während der ganzen Übung rund gehalten.
4. Die Rückwärts- und Vorwärtsbewegung der Unterschenkel bestimmt das Tempo des Rollens. Das Abrollen sollte langsam erfolgen, damit die Wirbelsäule bewußter wird. Das bedeutet ein langsames *Vor- und Zurückbewegen der Unterschenkel!*
5. Wenn wir aus der Rückenlage nicht mehr hoch kommen, liegt es daran, daß die Unterschenkel zu passiv sind.

37 a Wir setzen uns auf den vorderen Rand der Decke und schauen um, ob wir ausreichend Platz haben. Für diese Übung brauchen wir keine Sitzunterlage. Wir sitzen mit aufgestellten Beinen und nehmen die Hände verschränkt unter die Knie. Dann leben wir uns in den Rücken ein und erspüren, ob er rund genug ist für das Abrollen. Den Kopf nehmen wir nach vorne. Die Arme beugen wir etwas und lassen sie gebeugt.

Dann lassen wir das Becken so weit nach hinten sinken, daß die Füße etwa 10 Zentimeter vom Boden abgehoben werden und wir ganz locker in einer *Balancehaltung* sind. (Bild 40).

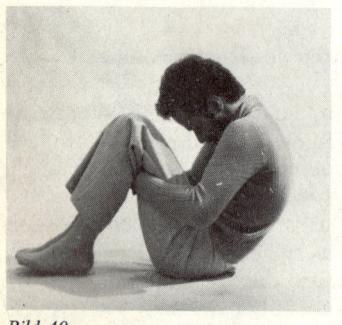
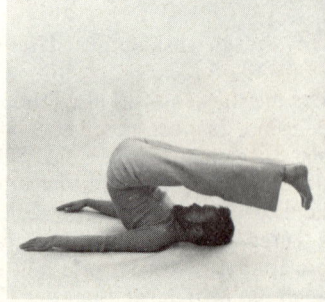

Bild 40   Bild 41

Nun heben wir langsam die Unterschenkel, so daß die Beine gestreckt sind und lassen uns gleichzeitig nach hinten rollen. Beim Nach-vorne-Rollen beugen wir wieder die Beine, dann kommen die Füße jedesmal auf den Boden. Auf diese Weise rollen wir, so langsam und bewußt wie möglich, immer ruhig vor und zurück. – –

162

Dabei erspüren wir, wie die Wirbelsäule und die Rückenmuskulatur massiert wird, wobei uns die einzelnen Wirbel bewußt werden. – – – Dann entspannen wir uns im Liegen.

37 b Wir führen Übung 37 a durch und *summen dazu!* Dabei wird uns erst bewußt, ob wir bereits ruhig und elastisch genug den Rücken abrollen, oder ob in der Stimme Unregelmäßigkeiten zu hören sind, die vor allem auf mangelnde Nachgiebigkeit der Lendenwirbelsäule hinweisen. – – –

Wenn das Summen ohne Störung gelingt, können die verschränkten Hände auch über die Knie gelegt werden.

37 c Als nächstes versuchen wir das Rückenrollen *mit gestreckten Beinen*. Dafür sitzen wir mit rundem Rücken, die Hände neben den Oberschenkeln oder Hüften auf den Boden gestützt. Sie bleiben während dem Rollen passiv neben dem Körper auf dem Boden.

Dann stellen wir das rechte Bein ein wenig auf und stoßen uns mit der Ferse leicht ab, so daß die gestreckten Beine nach hinten zum Boden kommen und der ganze Rücken abrollt. Wir schwingen mit den Beinen wieder nach vorne und sitzen. Behalten wir den gerundeten Rücken und die gesenkte Kopfhaltung bei, damit das Abrollen weich und gleichmäßig erfolgen kann. Stoßen wir uns immer wieder mit dem Fuß ab und rollen wir langsam nach hinten und wieder vor. (Bild 41)

Das Tempo des Rollens wird durch den Schwung der Beine bestimmt. Versuchen wir, langsam den Rücken abzurollen und dabei die Wirbelsäule zu erspüren. – Je langsamer wir abrollen, um so mehr wird uns Wirbel um Wirbel bewußt, wie eine große Kette, deren einzelne Glieder vom Boden weggenommen und wieder zurückgelassen werden. – –

Dann beenden wir diese Bewegung und entspannen uns im Liegen. – Lassen wir ein freies Aufatmen zu und erspüren wir die Wirkung dieser Übung. – –

37 d Die dritte Art des Rückenrollens erfolgt wieder mit gestreckten Beinen, jedoch noch langsamer und *nur auf die Brustwirbelsäule bezogen,* die dadurch elastischer wird.

Dazu legen wir uns auf den Rücken und halten die Beine senkrecht nach oben. Mit den Händen ergreifen wir die Unterschenkel so, daß die Daumen auf dem Schienbein liegen und die Finger an den Waden.

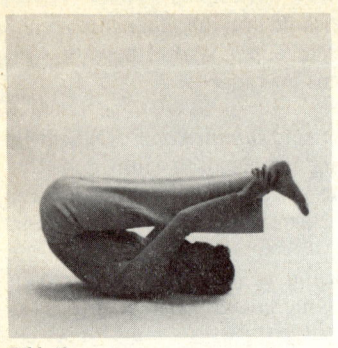

Bild 42

Dann ziehen die Arme die durchgestreckten Beine nach hinten, bis sich die Füße dem Boden nähern. (Bild 42)

Nun folgt ein *Balancespiel,* bei dem die Arme etwas nachgeben, damit die Brustwirbelsäule sehr langsam abrollt. Ehe wir mit dem Gesäß den Boden berühren, ziehen die Arme die Beine wieder nach hinten, so daß wir zurückrollen.

Auf diese Weise rollen wir sehr langsam vor und zurück, wobei nur die Brustwirbelsäule den Boden berühren sollte. Der Kopf bleibt während der ganzen Übung bei möglichst entspannter Nakkenmuskulatur auf dem Boden. Die Beine bleiben immer geschlossen. Beim Vor- und Zurückrollen erspüren wir, wie Wirbel für Wirbel vom Boden gepreßt und damit massiert wird. Ehe die Lendenwirbelsäule den Boden berührt, ziehen wir mit den Armen die Beine wieder langsam nach hinten und geben dann behutsam nach, so daß die Brustwirbelsäule wieder zur Lendenwirbelsäule hin abrollt. Je langsamer, um so besser! – – –

Dann entspannen wir uns in der Rückenlage und erspüren die Wirkung dieser Übung, aber auch nachher im Alltag!

38 Sitzübung 5: Dehn- und Streckübungen im ‚Freien Sitz‘

Der Freie Sitz heißt in Sanskrit ‚Muktasana‘, wörtlich ‚Freie Haltung‘. Diese, für uns Europäer im allgemeinen bequeme Sitzhaltung, wird durch eine abgeschrägte Sitzunterlage noch wesentlich erleichtert. Auch *für die Meditation* hat sich der Freie Sitz bewährt.

Sehr elastische Menschen mit einer kräftigen Rückenmuskulatur brauchen oft keine Sitzunterlage oder nur ein kleines Kissen, das das Becken stützt. Für längeres Sitzen ist jedoch wichtig, daß die Fußgelenke wenigstens auf einem weichen Teppich oder einer Decke liegen, damit sie nachher nicht schmerzen.

164

38 a Wir setzen uns auf die Sitzunterlage oder auf eine Decke und strecken die Beine vor uns aus. Dann beugen wir das rechte Bein und legen die rechte Fußsohle an den linken Oberschenkel. Ebenso beugen wir das linke Bein und legen die linke Fußsohle an das rechte Schienbein. Die Knie lassen wir locker zum Boden hin absinken, das Becken halten wir gerade, die Schultern lassen wir entspannt hängen, den Nacken gedehnt und das Gesicht locker. Die Hände legen wir entweder auf die Knie oder flach übereinandergelegt mit den Handflächen nach oben auf das rechte Fußgelenk. *Diese Haltung ist der Freie Sitz.*

38 b Damit unsere Wirbelsäule über längere Zeit gerade gehalten werden kann, die Rückenmuskeln gekräftigt und die Hüften elastisch werden, sollten wir *alle Streckübungen von 33* auch im Freien Sitz durchführen. Diese sind:
a) die Beckenübung,
b) die Brustwirbelsäule abwechselnd nach vorne durchstrecken und die Spannung lösen,
c) dasselbe verstärkt, so daß der Brustkorb gehoben wird,
d) den durchgestreckten Oberkörper senken,
e) die passive Beugung (siehe 38 c) nach vorne und seitlich,
f) die Arme mit verschränkten Fingern hinter dem Rücken durchstrecken,
g) dazu den Oberkörper senken,
h) die Ellbogen am Rücken zusammenzuführen versuchen,
i) mit den Händen am Nacken, die Fingerspitzen nach unten, die Ellbogen nach oben ziehen.

38 c Wenn im Freien Sitz die Knie noch weit vom Boden abstehen, ist die Übung verfrüht; in diesem Fall ist es besser, wenn die vorhergehenden Übungen über längere Zeit täglich durchgeführt werden. Wenn aber die Beine bereits in Bodennähe sind, können die folgenden passiven Dehnübungen zu größerer Elastizität verhelfen, vorausgesetzt, daß sie nicht zu Schmerzen führen. *Bei Meniskusschäden, Entzündungen oder bei Degeneration der Hüft-, Knie- oder Fußgelenke* ist besonders behutsames und regelmäßiges Üben wichtig. Wenn Schmerzen auftreten, sollte der Arzt, der den Fall kennt, befragt werden, ob diese Übungen dann geeignet sind, oder ob dieses behutsame Training für die Gelenke, Sehnen und Bänder heilsam ist, weil sie besser durchblutet und in Bewegung gehalten werden. Dies kann bei jedem anders sein. Im Normalfall läßt sich durch regelmäßiges und behutsames Üben ohne Schmerzen die Elastizität, die Gelenkigkeit und das Wohlbefinden wesentlich erhöhen, vorausgesetzt, daß die Dehngrenze erspürt und nicht überschritten, sondern nur etwas belastet wird.

Wenn die folgende Übung im Freien Sitz noch zu hohe Anforderungen an die Hüft- und Kniegelenke stellt, kann jeweils ein Bein seitlich weggestreckt werden, wobei die Beugung und Senkung immer über das gebeugte Bein erfolgt.

Wir setzen uns in den Freien Sitz auf unsere Unterlage, wobei wir zuerst das rechte, dann das linke Bein beugen. Versuchen wir mit geradem Rücken zu sitzen und doch die Atembewegung frei zuzulassen! – – Nun drehen wir den *Oberkörper nach links* und legen die Hände zu beiden Seiten des Knies. Geben wir das ganze Gewicht des Oberkörpers an die Hände ab! –

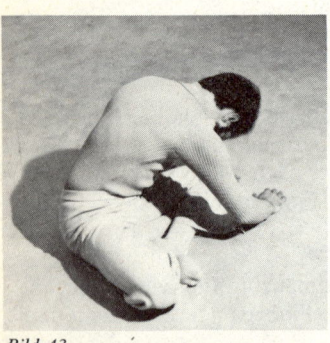

Wir rutschen mit den Händen langsam vom Körper weg und *lassen den Oberkörper passiv nachsinken,* wobei der Kopf hängt. Wir nehmen die Hände weiter nach vorne, beugen die Unterarme und geben nach, bis die Dehngrenze erreicht ist. (Bild 43)

Bild 43

Dann bleiben wir in dieser Haltung und lassen mit jedem Ausatmen Spannungen los, bis schließlich *der Oberkörper entspannt auf dem linken Oberschenkel liegt* oder zumindest der linke Rippenbogen den Oberschenkel berührt. (Bild 44)

In dieser passiven Lage entspannen wir uns und erspüren die Dehnung in der rechten Hüfte, in der Flanke und in den Beinen. –

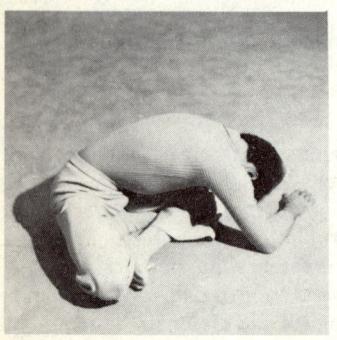

Bild 44

Auf der linken Seite erspüren wir die starke Pressung, im Rücken die Drehung und in der Basis die Atembewegung. – – Ist der Nak-

166

ken entspannt, so daß der Kopf hängt und verstärkt durchblutet wird? *Es sollte jedoch kein Druck in Kopf und Hals entstehen!* In diesem Fall haben wir den Oberkörper zu schnell, zu wenig entspannt und zu weit gebeugt.

Nun drücken wir abwechselnd zuerst eine Hand flach auf den Boden, dann die andere, stützen damit den schwer gewordenen Oberkörper ab und richten ihn ebenso langsam auf, wie wir ihn gesenkt haben. – – Dann erspüren wir die Wirkung! Vermutlich empfinden wir die beiden Körperseiten sehr unterschiedlich! – Ist die Atembewegung frei, so daß sie den starken Reiz ausgleichen kann? –

Anschließend führen wir die *passive Beugung nach rechts und dann nach beiden Seiten mit anders eingeschlagenen Beinen* durch. Dann entspannen wir uns in der Rückenlage.

38 d Wir nehmen wieder den Freien Sitz ein, erspüren die Wirbelsäule und dehnen den Nacken. Dann stützen wir uns rechts und links vom rechten Knie auf die Hände, *senken den Oberkörper und lassen ihn gerade, bis die Dehngrenze erreicht wird.* Das Gesäß bleibt in Bodenfühlung. (Bild 45)

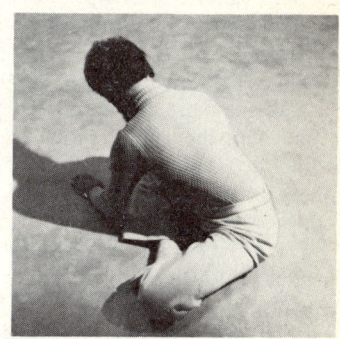

Bild 45

Den Nacken lassen wir gedehnt, und wir versuchen, die *Wirbelsäule als ‚Säule' zu empfinden.* – Wenn die Dehngrenze noch nicht erreicht ist, beugen wir die Arme, legen die Unterarme auf den Boden und senken den möglichst gerade gehaltenen Oberkörper bis zum Oberschenkel. – Unabhängig davon, in welcher Höhe wir unsere Dehngrenze haben, verwenden wir das Ausatmen zum Loslassen und Entspannen. Manchmal ist dann noch etwas mehr Dehnung möglich. –

Dann richten wir ebenso langsam und mit Hilfe der Hände und Arme den geraden Oberkörper wieder auf. Den Nacken lassen wir gedehnt, bis wir aufrecht sitzen. – Wahrscheinlich kommt ein tiefer Nachatem, für den wir bereit sind. –

Nach einer Entspannung in der Rückenlage führen wir dieselbe Übung *ebenso nach der linken Seite* durch wie *auch mit anders eingeschlagenen Beinen.*

38 e Nun führen wir das *Beugen des Oberkörpers auch nach vorne* durch. Dazu nehmen wir den Freien Sitz ein und erspüren unsere aufrechte und doch lockere Haltung. – Damit wir die Übung nicht zu willentlich durchführen, erspüren wir die freie Atembewegung in der Basis und lassen uns mit dem Ausatmen in den Schultern los und am Ende jeder Ausatmung im Becken nieder. Die Einatmung lassen wir frei zu, und zu Beginn jeder Ausatmung lassen wir uns noch mehr in den Schultern los, *um im Hara den ‚Boden' in uns zu spüren.* – –

Dann legen wir die Hände vor uns auf den Boden, stützen den Oberkörper auf die Hände und lassen den Kopf hängen. Wir nehmen die Hände schrittweise nach vorne, beugen die Arme, legen die Unterarme auf den Boden und lassen den Oberkörper elastisch nachsinken, bis wir die Dehngrenze erreichen. Das Gesäß lassen wir auf der Sitzunterlage.

Nun entspannen wir uns mit jedem Ausatmen noch mehr und versuchen, die Hände noch weiter nach vorne zu bringen, bis schließlich die Stirn den Boden berührt. Wir bleiben in dieser Endphase und lassen den Atem ruhig weiterströmen. Wir geben unseren Körper an den Boden ab und entspannen uns! –

Dann richten wir uns, auf die Hände gestützt, ebenso langsam wieder auf und erleben die Wirkung dieser Haltung körperlich und psychisch. – Erwarten wir ein freies Aufatmen! – Wenn es uns wirklich gelungen ist, uns in dieser Haltung zu entspannen, fühlen wir uns nachher ausgeruht und frisch.

38 f Abschließend versuchen wir, den *Oberkörper mit geradem Rücken nach vorne zu senken.* Dazu leben wir uns in unsere Wirbelsäule ein und versuchen, sie als ‚Säule' zu empfinden. – Damit uns der Rücken und die Wirbelsäule bewußter werden, nehmen wir das Becken so weit wie möglich nach vorne und drücken die Brustwirbelsäule nach vorne durch. Den Nacken halten wir gedehnt. –

Jetzt stützen wir uns mit den Händen am Boden ab und geben im Bereich des Kreuzbeines etwas nach, während Lenden-, Brust- und Halswirbelsäule noch gerade bleiben. Wir nehmen die Hände noch weiter nach vorne und geben in der Lendenwirbelsäule nach – während wir Brust- und Halswirbelsäule so gerade wie möglich lassen. – Wir beugen die Arme weiter, geben in der Brustwirbelsäule nach, legen die Unterarme auf den Boden und strecken die Arme nach vorne weg, wobei wir im ganzen Rücken nachgeben, so weit dies nötig ist, um den Kopf zum Boden sinken zu lassen. In dieser Endphase lassen wir mit dem Ausatmen noch vorhandene Spannungen los und versuchen, die Wirbelsäule wahrzunehmen. –

Das Aufrichten erfolgt *in umgekehrter Reihenfolge.* Wir heben zuerst den Kopf, dehnen den Nacken und, während wir uns auf die Hände stützen, versuchen wir, die Brustwirbelsäule zu dehnen, bis sie gerade wird, dann die Lendenwirbelsäule und sitzen schließlich bewußt mit gerader Wirbel-‚Säule‘! – Lassen wir den Nachatem zu, der immer ein Zeichen dafür ist, daß die Übung als Reiz im vegetativen Nervensystem ‚angekommen‘ ist und in regenerativer Weise beantwortet wird. –

Ehe die *beiden letzten Übungen mit anders eingeschlagenen Beinen* durchgeführt werden, sollten wir uns in der Rückenlage entspannen oder als Ausgleich als Rückenrollen ausführen. –

Kurzfassung der Übungsfolge 38 (mit beiden Beinlagen üben!)

38a Freier Sitz: Unterschenkel liegen voreinander auf dem Boden, dazu aufrechte und lockere Haltung.
38b Im Freien Sitz Streckübungen 33 durchführen.
38c Passive Beugung nach links und rechts.
38d Oberkörper nach links und rechts senken.
38e Oberkörper nach vorne beugen.
38f Oberkörper nach vorne senken.

39 Sitzübung 6: Dehn- und Streckübungen im ‚Yajnavalkya-Sitz‘

Dieser *Sitz des Yajnavalkya,* einem Weisen aus dem alten Indien, fällt nicht mehr schwer, wenn der Freie Sitz beherrscht wird. Er ist ebenfalls für Konzentrations- und Meditationsübungen geeignet, vor allem dann, wenn der Lotossitz nicht oder noch nicht gelingt. Auch für diesen Sitz ist eine Unterlage angenehm.

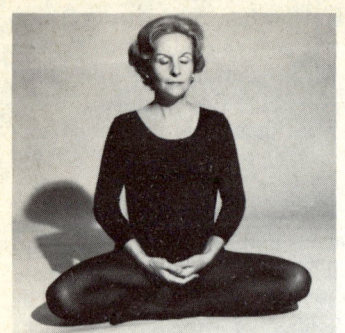
Bild 46

39 a Wir setzen uns auf die Unterlage, beugen das rechte Bein und ziehen es nach rechts, damit die Ferse vor dem Schambein oder am Damm liegt. Die rechte Fußsohle berührt den linken Oberschenkel. Das linke Bein ziehen wir gebeugt etwas nach links und legen die linke Ferse vor die rechte. (Bild 46)

Die Hände legen wir entweder auf die Oberschenkel, auf die Knie oder flach übereinandergelegt auf die rechte Ferse. Versuchen wir, mit geradem Rücken so entspannt wie möglich zu sitzen. – Liegen unsere Beine bequem auf dem Boden, oder brauchen wir eine höhere Sitzunterlage, damit die Knie zum Boden kommen? Kann in dieser Haltung der Atem frei strömen? – Erleben wir uns bewußt in dieser Haltung, und nehmen wir die damit verbundene Gesamtverfassung wahr! – –

Wir spüren dann vermutlich bald, welche Übungen wir noch brauchen, um in dieser Haltung in der Meditation den Körper vergessen zu können.

39 b Im Yajnavalkya-Sitz führen wir die *Streckübungen* 33 durch sowie das *Beugen und Senken des Oberkörpers nach links, rechts und zur Mitte*. Damit unsere Elastizität auf beiden Körperseiten gleichwertig wird, sollten wir alle Übungen immer auch mit anders eingeschlagenen Beinen üben.

40 **Sitzübung 7: Kamelsitz**

Der Kamelsitz ist keine klassische Sitzhaltung, doch für den Anfänger sowie bei langanhaltendem Sitzen in der Meditation kann er Entlastung für die Hüft- und Beingelenke sowie für die Venen bringen. Auch für ältere Menschen ist der Sitz geeignet.

Für den Kamelsitz ist eine dicke Decke erforderlich, die der Länge nach drei- bis vierfach zusammengelegt und dann fest gerollt wird, so daß sich eine dicke, kurze Rolle ergibt. Wenn kein Teppich im Zimmer ist, legen wir noch eine Decke auf den Boden und geben die Rolle darauf; dann liegen unsere Fußgelenke weich. Anstelle der Decke kann auch ein kleiner Sitzblock* verwendet werden.

40 a Nun knien wir uns so auf den Boden, daß Knie und Unterschenkel zu beiden Seiten der Rolle oder des Kissens liegen und wir darauf sitzen. (Bild 47)

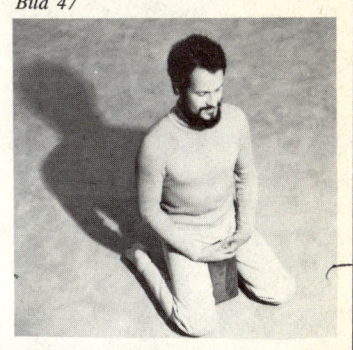
Bild 47

Je größer die Rolle oder das Kissen ist, um so bequemer können wir sitzen, und die Venen werden mehr entlastet. Versuchen wir aufrecht und entspannt zu sitzen!

Wenn beim Kamelsitz der Spann oder die Fußgelenke schmerzen, sollten zwei Decken zusammengerollt oder zwei Kissen verwendet werden, damit wir höher sitzen. Auch unter die Fußgelenke kann ein kleines Kissen gelegt werden.

40 b Noch bequemer ist es, auf einem Schemel zu sitzen. Er wird in aufrecht kniender Haltung *quer* über die Waden gestellt, und man braucht sich nur noch zu setzen. Wenn der Schemel nach vorne etwas abgeschrägt ist, kann die Wirbelsäule mühelos gerade gehalten werden. Ältere oder kranke Personen können sich noch ein Kissen auf den Schemel und eine Decke unter die Knie legen.

41 Sitzübung 8: Fersensitz

Eine der einfachsten Sitzweisen auf dem Boden ist der Fersensitz. Doch kommt er für viele nicht in Frage, weil die Venen belastet werden. Wann immer der Fersensitz über längere Zeit beibehalten wird, sollten für die Venen Ausgleichsübungen durchgeführt werden. Denken wir auch an bequeme Kleidung; denn enge Hosen

---

* Versand von Sitzblöcken und zusammenklappbaren Schemeln mit Wollbezug: Firma Fritz Bausinger, 7410 Reutlingen 17.

und Strümpfe belasten das Gewebe in dieser Haltung noch zusätzlich.

Wenn der Spann oder die Fußgelenke empfindlich oder zu wenig elastisch sind, kann am Anfang ein Kissen sowohl unter die Füße als auch eines auf die Waden gelegt werden. Das Kissen zwischen Waden und Gesäß entlastet auch die Venen etwas.

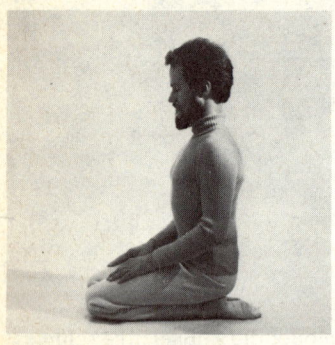

Bild 48

Bild 49

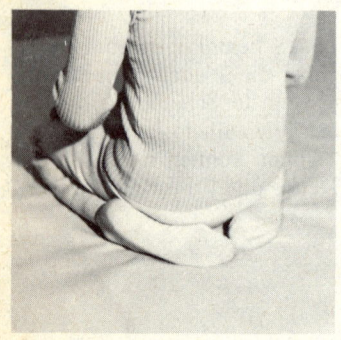

41a Wir legen eine Decke doppelt zusammen als weiche Unterlage für Knie und Füße. – Dann knien wir uns auf die Decke, nehmen Knie, Fersen und große Zehen zusammen, beugen die Knie und setzen uns auf die Fersen. (Bild 48)

In dieser Haltung sitzen wir aufrecht und entspannt. Die Hände legen wir auf die Oberschenkel oder Knie.

41b Wenn das Sitzen auf den Fersen unangenehm ist, nehmen wir die *Fersen auseinander,* die großen Zehen bleiben beisammen, und setzen uns zwischen die Fersen, so daß auch die Fußsohlen etwas belastet werden. Wir halten das Becken gerade, die Arme lassen wir locker hängen und den Atem frei strömen. Üben wir auch in dieser Haltung Hara! (Bild 49)

Die klassische Sitzhaltung im Yoga ist der Lotossitz. In sanskrit heißt er ‚Padmasana‘ und *Padma bedeutet Lotos*. Doch was mögen eine Lotosblüte und ein Sitz mit verschränkten Beinen gemeinsam haben?

Der Lotossitz ist die Grundhaltung für viele Meditationsübungen. Sein Name ist als *Gleichnis für den Bewußtwerdungsvorgang des Menschen durch Meditation* zu verstehen: Die Lotosblume ist tief im dunklen Schlamm verwurzelt, ihre Knospe wächst durch das Wasser hindurch, und ihre Blüte ruht über dem Wasser, ohne von ihm berührt zu werden. Sie wendet ihre Blüte, die selbst ein Sonnensymbol ist, der Sonne zu. – Ebenso ist der Mensch tief im Unbewußten verwurzelt; wenn er aus dem Dunkel des Unbewußten immer mehr erwacht, durchlebt er die Bewegungen seines Gemüts; durch Yoga und Meditation durchquert und überschreitet er die Gemütsebene und wendet in der tiefen Meditation sein menschliches Teil-Bewußtsein dem kosmischen All-Bewußtsein zu. In dieser Symbolik verkörpert der Lotos und verwirklicht der Mensch die *Ganzheit des Lebens*.

Im Mittleren und Fernen Osten ist der Lotossitz wohl die gebräuchlichste Meditationshaltung. Er macht Sitzunterlagen überflüssig, ermöglicht eine breite Basis und einen festen Halt sowie eine aufrechte Wirbelsäule und eine freie Atmung. Darüber hinaus unterstützt er die psychische Wachheit und Ausgeglichenheit. Dies ist jedoch erst möglich, wenn diese Sitzweise mühelos eingenommen und über längere Zeit beibehalten werden kann. Da wir Mitteleuropäer seit der Kindheit das Sitzen auf dem Stuhl gewohnt sind, fällt uns der Lotossitz meistens schwer; denn er erfordert doch sehr elastische Bein- und Hüftgelenke. Deshalb sollte er erst dann durchgeführt werden, wenn wir leichtere Sitzhaltungen beherrschen und wenn der Meniskus nicht verletzt ist. Die beste Ersatzhaltung für die Meditation ist der Yajnavalkyasitz, der ebenso wie der Lotossitz eine breite Basis bietet. Auch der Freie Sitz ist für die Meditation eine sehr gute Haltung, die weder die Venen noch die Gelenke belastet.

Für den Lotossitz ist keine Sitzunterlage erforderlich; für den halben Lotossitz ist eine weiche Decke günstig, damit das Fußgelenk des einen Beines, das auf dem Boden liegt, geschützt ist.

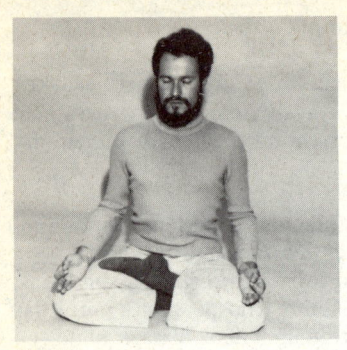
Bild 50

42 a Für den *halben Lotossitz* nehmen wir den Freien Sitz ein, wobei die rechte Fußsohle am linken Oberschenkel liegt. Den linken Fuß heben wir auf den rechten Oberschenkel und ziehen die Ferse möglichst nah zur Leiste, die Fußsohle ist etwas nach oben gewendet. (Bild 50)

Versuchen wir so entspannt wie möglich zu sitzen!

Die Hände können wir auf die Knie legen oder die Handflächen nach oben wenden, wobei sich Daumen und Zeigefinger berühren. Oder wir legen die Hände übereinander mit den Handflächen nach oben auf das linke Bein. Wir lassen bei jedem Ausatmen noch vorhandene Spannungen los und führen die Hara-Atmung durch. Dann versuchen wir den halben Lotossitz mit anders eingeschlagenen Beinen.

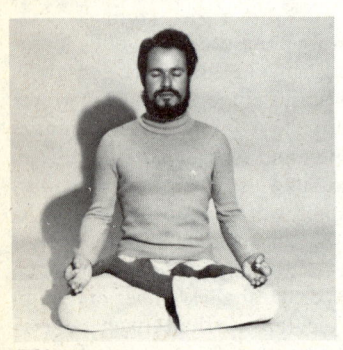
Bild 51

42 b Für den ganzen *Lotossitz* beugen wir zuerst das rechte Bein, dann das linke und heben den rechten Fuß auf den linken Oberschenkel, die Ferse möglichst nah zur Leiste, die Fußsohle etwas nach oben gekehrt. Wir lassen das rechte Knie zum Boden hin absinken und heben den linken Fuß auf den rechten Oberschenkel. (Bild 51)

Dieselbe Übung können wir auch *mit umgekehrt verschränkten Beinen* durchführen, um die Elastizität auf beiden Körperseiten gleichwertig zu entwickeln.

42 c Hierzu wird zuerst das linke Bein eingeschlagen und dann das rechte, die Ferse immer möglichst nah zur Leiste gezogen. Die zweite Sitzweise wird auch *Buddha-Sitz* genannt.

174

Versuchen wir zunächst nur für kurze Zeit im Lotossitz zu verbringen und massieren oder reiben wir nachher die Gelenke, und führen wir nach einer kurzen Entspannung ausgleichende Übungen durch.

43 Ergänzungsübung 3: Yoga-Mudra

Für den Namen dieser Übung ist nur eine sinngemäße Übersetzung ins Deutsche möglich. Das Wort ‚Yoga‘ ist verwandt mit dem lat. ‚iungere‘, das *anbinden, verbinden oder vereinigen* bedeutet, auch verwandt mit ‚iugum‘, zu deutsch „Joch‘, mit dem Zugtiere zusammengespannt werden.

Schwieriger ist eine Erklärung des Begriffes ‚Mudra‘. Er hat mehrere Bedeutungen, die sich zusammenfassen lassen in die deutschen Begriffe ‚Symbol, Symbolhaltung, Geste, Gebärde‘. Nach Boris Sacharow heißt *Mudra* ‚Siegel‘, ‚Verschluß‘, ‚Mysterium‘. „Mudra ist eine Körperstellung (zuweilen auch Fingerstellung), welche mit einer Gedankenkonzentration auf einen bestimmten Körperteil, ein Zentrum usw. verbunden ist …“* Genau genommen geht es um die ‚Realisierung‘ bestimmter Bewußtseinszustände durch die Symbolik entsprechender Körper- oder Fingerhaltungen, durch Gesten und Gebärden.

Ein *Symbol* ist ein *Sinnbild,* eine sinnbildliche Darstellung. So vermögen Symbolhaltungen, sei es als ganze Körperhaltung oder auch nur als Hand- oder Fingerstellung, bestimmte Bewußtseinszustände oder -vorgänge bildhaft darzustellen. *Umgekehrt* können bestimmte Körperhaltungen zu *den* Bewußtseinsvorgängen und -zuständen führen, die sie symbolisieren. Bei buddhistischen Statuen finden wir verschiedene Symbolhaltungen der Hände und Finger, der Arme und Beine, die sowohl über den Bewußtseinszustand des Buddha etwas Bestimmtes aussagen, als sie auch zur günstigen Beeinflussung der Meditierenden gedacht sind, um sie diesem Bewußtseinszustand des Buddha näherzubringen, sie dafür resonanzfähig und damit empfänglich zu machen.

Das Yoga-Mudra gehört nicht zu den 25 klassischen Mudras der Yogis, sondern ist ein einfaches Mudra aus späteren Hatha-Yoga-Schulen. Es verkörpert das *Symbol des Yoga,* das *Symbol der Ver-*

---

* Boris Sacharow „Das große Geheimnis“ Seite 81. (Drei-Eichen-Verlag, München, vergriffen.)

einigung. Diese Symbolhaltung ist *Sinn-Bild der Hingabe,* sei es an die Erde, an die Natur, an die Sonne, an das LEBEN, sei es an die Tiefen unserer Seele, an den Meister oder an Gott. Hingabe ist der Schlüssel zum *tatsächlichen Erleben der Einung* und Vereinigung und damit zur Bewußtwerdung eines umfassenderen größeren Seins.

Dem Christen stehen hier viele Möglichkeiten der Sinngebung und des Erlebens offen! Wir sollten jedoch Vorstellungen oder Erwartungen vermeiden; sie würden dem unmittelbaren Erleben im Weg stehen, unser Bewußtsein ‚besetzen‘, so daß kein ‚Raum‘ für neues Erleben gegeben ist. Es genügt, das Symbol der Einswerdung als ‚ganzer Mensch‘ durch ‚Hin-Gabe‘ darzustellen! Nicht umsonst ist diese Haltung im Osten auch eine Gebetshaltung! Eine Deutung sinnbildlicher Darstellungen hat immer nur Annäherungswerte, weil uns im Westen oft für solche subtilen Vorgänge der Wortschatz fehlt und auch der Bewußtseinsvorgang beim Üben jedesmal ein anderer ist. Letztlich sind ja auch *wir* jedesmal in einer anderen Verfassung und damit anders.

Das Entscheidende bei solchen Übungen ist der Bewußtseinsvorgang während der Haltung und nachher. Dafür ist Voraussetzung, daß es gelingt, für diese Zeit frei zu sein von allen Gefühls- und Gedankenbewegungen, so daß wir *unmittelbar bewußt erleben* können. Dieses Nichts-Wollen und Nichts-Denken erscheint uns im Westen zunächst fremdartig, ausgenommen künstlerisch schaffenden Menschen, die solchen Augenblicken oft ihre wertvollsten Einfälle und Ideen verdanken. Dieses westliche Unverständnis solcher *scheinbaren Bewußtseinsleere* gegenüber währt jedoch nur so lange, bis die Wirkung dieser Konzentrationsweise an Leib und Seele erfahren werden. Der Zugang zur einpunktigen Konzentration* will jedoch durch Üben erworben sein. Doch dazu sind unter anderem diese, an anderen Yoga-Übungen gemessen, ‚kleinen‘ Übungen gedacht! So einfach sie auch aussehen mögen, so sind sie doch keineswegs leicht; denn mit diesen Übungen ist eine *Konzentrationsweise verbunden, die der Meditation sehr nahe kommt und diese vorbereitet.* Vermutlich wird deshalb in vielen Meditationsrichtungen das Yoga-Mudra vor und nach jeder Meditation ausgeführt.

Aus diesen Zusammenhängen kann auch ein *Verständnis für den Hatha-Yoga erwachsen,* also für die vielen ‚Körperhaltungen‘, die über *bestimmte Haltungen des Körpers* zu einem leib-seelischen

---

* Siehe Abschnitt Konzentrationsübungen.

Erleben führen und das menschliche Bewußtsein ‚anjochen' an seinen eigentlichen Seinsgrund, so daß sie zu einer neuen Bewußtseinshaltung führen oder führen sollten.

Bei diesem Üben gibt es kein ‚Können' oder ‚Erreichen', wohl aber ein immer neues Erleben und Bewußtwerden, wenn wir durch verinnerlichte Hingabe für tieferes Erleben und neue Bewußtseinsvorgänge bereit sind.

Dadurch bleiben wir immer ‚Anfänger', also *am Anfang neuen Erlebens und Werdens* und bleiben damit ‚lebendig' und ‚unterwegs'!

Sicher gibt es für den Wert dieser Übung auch physiologische Erklärungen, sei es die verstärkte Durchblutung des Kopfes, wodurch sich Müdigkeit beheben und die Konzentrationsfähigkeit steigern läßt; oder sei es die anregende Wirkung auf die Verdauungsorgane, die Dehnung und Lockerung der Hüften, des Beckenbereiches sowie der Wirbelsäule. Auch gegen Menstruationsbeschwerden und Durchblutungsstörungen hat sich diese Übung bewährt.

Bei Bluthochdruck, Überfunktion der Schilddrüse oder bei Kreislaufstörungen sollte die Übung nur für kurze Zeit, jedoch regelmäßig durchgeführt werden. Wenn Druck in Kopf oder Hals, wenn Atemnot oder Herzklopfen entstehen, sind wir entweder für diese Übung noch nicht ausreichend vorbereitet und sollten vorher noch leichtere Übungen erarbeiten, oder die Übung behutsamer ausführen.

Wenn Gelegenheit besteht, an einem stillen Plätzchen im Garten oder im Wald zu üben, ist das Yoga-Mudra dafür besonders geeignet. Es wird dann andere Bewußtseinsvorgänge zulassen als beim Üben zu Hause auf dem Zimmerboden.

Was die Atmung anbelangt, kann jeder Übende, der gesund ist, in der Endhaltung kurze Zeit in der Ausatmung verharren, ohne daß er willentlich die Einatmung verhindert. *Die Zeitdauer wird von der Qualität der einpunktigen Konzentration bestimmt.* Wenn wir frei von Gedanken- und Gefühlsbewegungen im unmittelbaren Erleben der Hingabe bleiben, entsteht von selbst eine erstaunlich lange Atempause, ohne daß wir nachher ein Nachholbedürfnis oder gar Atemnot verspüren. Die geringste Gedankentätigkeit genügt aber, um unmittelbar nach Atem ringen zu müssen. Hier haben wir *im Atem eine unbestechliche Kontrollmöglichkeit für unsere Konzentration!* Die verlängerte Atempause sollte also immer Ergebnis unserer einpunktigen Konzentration sein, unseres *unmit-*

telbaren, bewußten Erlebens dieses Bewußtseinsvorganges, und niemals willentlich ‚gemacht' oder gar erzwungen werden.

Selbstverständlich sollte der Atem in der Endstellung zunächst einfach zugelassen werden! Doch *durch die zunehmende Gedankenruhe entsteht dann die Atemstille.*

Die *klassische Durchführung* von Yoga-Mudra erfolgt im *Lotossitz,* die Hände mit dem Handrücken auf die Oberschenkel gestützt oder auf dem Rücken gefaltet.

Damit wir uns leichter in das innere Geschehen der Übung einleben können, führen wir sie zunächst in der einfachsten Form, nämlich aus dem *Fersensitz* durch.

43 a Wir knien uns auf eine Decke, setzen uns auf die Fersen und spüren, ob unser Rücken aufrecht und doch entspannt ist. – Hängen unsere Schultern und Arme locker? – Ist unser Nacken etwas gedehnt? – Sind Hals und Brustkorb entspannt? – Erspüren wir unsere freie Atembewegung im Beckenraum – und geben wir dem Atem mit jedem Kommen und Gehen noch mehr Freiheit, so daß er in aller Ruhe ausschwingen kann. – Ist uns der Schwerpunkt im Unterbauch bewußt? – Versuchen wir, uns zu Beginn jeder Ausatmung im Schulterbereich loszulassen und am Ende im Becken niederzulassen – immer wieder! – Erleben wir die *Schwere* und *Breite* bei jedem Ausatmen, die *Wärme* in der Stille nach dem Aus und *Kraft* bei jedem neuen Atemzug! – – –

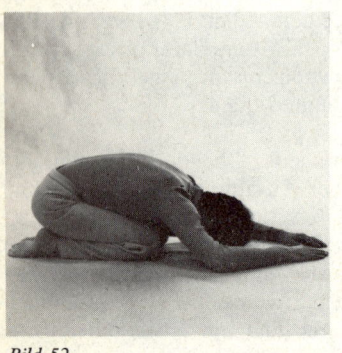

Wir nehmen die nächste Ausatmung hellwach wahr und empfangen beim Einatmen bewußt Kraft, die uns ebenso wie der Atem geschenkt wird. *Mit dem Ausatmen senken wir den Oberkörper,* gleiten mit den Händen am Boden voraus und geben Kopf und Oberkörper an den Boden ab. Das Gesäß bleibt auf den Fersen. (Bild 52)

Bild 52

Wir entspannen uns völlig und erleben uns, ohne etwas zu denken, in der *Symbolhaltung der Hingabe!* Wir geben nicht nur unseren Körper, sondern *uns als ‚ganzen Menschen'* an die Erde hin und öffnen uns dem tieferen Seinsgrund unseres Lebens. – Mit dem nächsten Einatmen richten wir den Oberkörper langsam auf und sitzen gerade, im Hara verankert. – Wir *bleiben in uns gesammelt,* möglichst frei von Gedanken- und Gefühlsregungen, frei von Vorstellungen und Erwartungen. – Nur: *bewußt sein!* – – –

Wir erleben die nächste Ausatmung als Vorbereitung und nehmen die Einatmung als Geschenk des Lebens wahr. Mit dem Ausatmen senken wir den Oberkörper und geben *uns* an den Boden, an die Erde ab. – Entweder lassen wir den Atem weiterströmen oder bleiben ausgeatmet, und erleben im Bewußtsein, was unser Körper als Sinnbild darstellt. Nicht denken, sondern bewußt sein! – Mit dem nächsten Einatmen richten wir uns langsam auf, sitzen gerade und bleiben in uns gesammelt. –

Wenn wir mit dem nächsten Ausatmen den Oberkörper wieder senken, *nehmen wir die Arme nach hinten,* wobei die rechte Hand die linke umfaßt; oder wir falten die Hände am unteren Rücken wie zum Gebet, die kleinen Finger liegen an der Brustwirbelsäule, die Fingerspitzen schauen nach oben, die Schultern lassen wir möglichst entspannt (Bild 53). In dieser Symbolhaltung *sich, also sein Ich* in der Hin-Gabe bewußt erleben und empfänglich bleiben für die Resonanz dessen, dem wir uns hingeben. – – Dann nehmen wir die nächste Einatmung so bewußt wahr, als wäre sie der einzige oder letzte Atemzug unseres Lebens! Wir richten uns langsam auf, legen die Hände mit den Handinnenflächen nach oben auf die Oberschenkel und bleiben in uns gesammelt. – *Erleben* wir in der entstandenen Ruhe unser Selbst-Sein! – Unser Selbst-bewußtes-Sein! – – –

In dieser gesammelten Verfassung kann Übung 44 durchgeführt werden oder direkt eine Konzentrations- oder Meditationsübung folgen.

43 b Wenn wir den inneren Sinn der Übung erfaßt haben, versuchen wir sie
im Freien Sitz, dann
im Yajnavalkya-Sitz, dann
im halben Lotossitz und zuletzt
im Lotossitz.

Bild 53

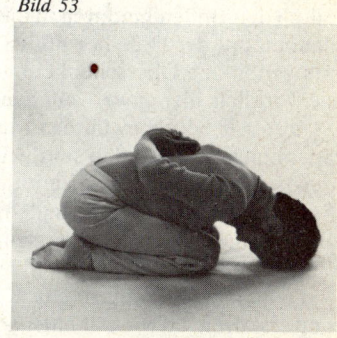

Diese Übung ist die einzige eigentliche ‚Sitzübung‘, wie sie für die Meditation erforderlich ist. Da sie mehr Zeit beansprucht, ist wichtig, daß die Sitzunterlage hoch genug ist, um schmerzfrei sitzen zu können. Auch diese Übung sollte zuerst in bequemeren Sitzhaltungen durchgeführt werden, um sie später auch im halben oder vollen Lotossitz zu versuchen. Wir wählen für unsere Übung entweder den *Freien Sitz* oder den *Vajnavalkya-Sitz*.

Wenn wir wegen *Gelenkerkrankungen* nicht auf dem Boden sitzen können, nehmen wir auf einem Stuhl Platz, am besten mit einer kleinen Unterlage als Stütze für das Becken.

Damit uns das Einleben in den Körper unabgelenkt möglich ist, schließen wir die Augen. Bei Kreislauf- oder Gleichgewichtsstörungen sollten die Augen ein wenig geöffnet bleiben, damit immer eine Orientierung gegeben ist.

Wir sitzen also im Freien oder im Vajnavalkya-Sitz auf unserer Unterlage und erspüren unsere Haltung. – – Damit uns die Schwere unseres Körpers und seine Erdverbundenheit bewußter wird, stützen wir uns seitlich auf unsere Hände und heben langsam das Gesäß etwas vom Boden ab. – Dann geben wir ebenso langsam in den Armen nach, erfühlen dabei die Schwere unseres Körpers und das allmähliche In-Berührung-Kommen mit der Sitzunterlage und dem Boden, der uns trägt. – – Wenn wir wieder sitzen, ist uns vermutlich bewußter, *wie* schwer unser Körper ist und daß wir vom Boden getragen werden. Lassen wir uns vom Boden tragen, und geben wir die Beine entspannt an den Boden ab! – Wir erspüren mit den Füßen, Beinen und mit dem Gesäß den Boden, so daß wir uns des engen Kontaktes mit ihm bewußt werden. – Wir spüren durch den Boden hindurch in die Erde hinein, bis uns die Verbundenheit mit der Erde bewußt wird. – – Dann sind keine Anspannungen in den Oberschenkeln und Hüften mehr nötig, so daß wir sie wirklich bleischwer auf den Boden sinken lassen können. – Spüren wir noch bewußter in die Oberschenkel hinein, ob noch Spannungen vorhanden sind, vielleicht durch die starke Dehnung der Beine. Versuchen wir mit dem Ausatmen auch diese feineren Spannungen loszulassen, an den Boden abzugeben und durch den Boden hindurch sinken zu lassen. – Immer wieder und mit wachem Bewußtsein, jedoch ohne willentliche Anstrengung.

Dann leben wir uns in das *Gesäß* und in den *Beckenboden* ein und erspüren, ob wir hier entspannt sind. – Wirklich entspannt sind wir dann, wenn das Muskelgewebe vom Atemgeschehen auf feinste Weise mitbewegt wird. – Gibt es bei jedem Atemzug elastisch nach, so daß wir auch hier das Gedehnt- und Gelöst*werden* wahrnehmen können? – –

Ist unser Becken so gerade und entspannt, daß der Atem frei strömen kann? – Ist unsere Bauchwand wirklich ganz locker und elastisch? – Erspüren wir die *Atembewegung* im ganzen Beckenraum, also in der Bauchwand – im Bauchraum – bis herunter zum Beckenboden – aber auch im Bereich des Kreuzbeines – in den Hüften und Lenden – Je weniger wir dabei wollen, um so freier kann sich die natürliche Bewegung des Zwerchfells in das ganze Gewebe hinein auswirken. – Das setzt voraus, daß wir alle Ich-Impulse loslassen, am besten mit dem Ausatmen. – Dann erhält auch die Ausatmung ihre natürliche Länge und ermöglicht die damit verbundenen Lösungsvorgänge. – Dann können wir körperliche wie psychische Verspannungen loslassen, wie etwas Überflüssiges, das wir nicht mehr brauchen. – Dadurch ist unser Bewußtsein frei für das Erleben des Bekommens und Gebens – der Fülle und Leere und wieder der Fülle! –

Nun erspüren wir unseren *Rücken*. – Ist er noch ganz aufrecht, aus der Stütze des Beckens heraus? – Wenn wir nicht sicher sind, können wir den Rücken etwas zusammensinken lassen und dabei die Veränderung in unserer Wachheit und psychischen Verfassung wahrnehmen. – Wenn wir uns nun wieder aufrichten, erspüren wir dabei die Kraft in der Wirbelsäule und im Rücken, die uns aufrecht werden läßt! – Wir nehmen dabei das Becken so weit nach vorne, daß wir weder übergerade noch mit rundem Rücken sitzen, sondern dabei in einem Höchstmaß wir selbst sind. – Durchspüren wir den Rücken von unten nach oben und ertasten wir, ob noch feste Stellen vorhanden sind, die sich durch ein Druckempfinden oder durch ein Festigkeitsgefühl äußern. – Spüren wir auch unter die Schulterblätter hinein! Wenn wir noch feste Stellen finden, verwenden wir wieder den Lösungsvorgang des Ausatmens, um diese Spannungen loszulassen. Während der Zeit der Einatmung spüren wir in diese Muskelstellen hinein, wir ,atmen' sozusagen dorthin, und mit dem Ausatmen lassen wir diese Verspannungen los, lassen sie sinken und heruntergleiten bis zum Boden, und durch den Boden hindurch in die Erde. – Immer wieder! – – –

Wenn dafür der Lösungsvorgang unserer natürlichen Atmung nicht ausreicht, weil diese Verspannungen schon Jahre alt sein mögen, so haben wir Geduld und versuchen, bei jeder Übung wieder etwas davon loszulassen! Vor allem schaffen wir keine neuen Verspannungen mehr, weil wir dem LEBEN immer mehr vertrauen und den Wandlungsprozeß unseres Werdens immer besser zulassen können! –

In derselben Weise spüren wir in die *Schultermuskulatur* hinein und versuchen mit Hilfe der Hara-Atmung auch hier, Verspannungen loszulassen! Wenn wir uns nicht mehr in den Schultern festhalten, sondern immer besser im Hara, im Unterbauch in uns ruhen, brauchen wir sie nicht mehr. – Wir *lassen* die Einatmung immer frei *werden* und *lassen uns als Ich* zu Beginn jeder Ausatmung los und am Ende in der Basis nieder. – In der Stille nach jedem Aus *lassen* wir uns vertrauensvoll in diesen tragenden Grund ein, in dem wir in uns geborgen und zugleich einem größeren Leben verbunden sind. Versuchen wir in jeder Stille empfänglich und durchlässig zu sein für unser innerstes, geistiges Wesen, das wir eigentlich sind. – – Dann erleben wir bei jedem Einatmen hellwach das Geschenk des Odems, in dem wir uns als geistiges Wesen wiederfinden, neu entdecken und erneut bekommen! – – – Dann sind wir auch fähig, uns immer mehr in einer größeren Ganzheit zu erleben, als *leib-seelische Einheit und Ganzheit!* – –

Erspüren wir als nächstes, ob *Schultern und Arme* völlig entspannt sind! – *Ruhen* unsere Hände wirklich auf den Oberschenkeln oder Knien? – Oder sind immer noch Impulse des Ichs in den Händen spürbar? –

Ist unser *Nacken* etwas gedehnt und doch ohne Verspannungen? Versuchen wir auch hier mit dem Ausatmen ein Zuviel an Spannung loszulassen! –

Ist unsere *Kopfhaut* entspannt? – Sind die Muskeln um die Ohren locker? – Diese feinen Verspannungen zu lösen, gelingt nur, wenn wir unsere Willensimpulse loslassen können. Dies ist wiederum am leichtesten mit der Hara-Atmung möglich. Also sich SICH loslassen – SICH niederlassen …

Dann leben wir uns in das *Gesicht* ein und erspüren, ob die Stirn frei ist von Anspannungen. Auch hier können wir wieder den Lösungsvorgang des Ausatmens verwenden als Hilfe für das Loslassen – für das Abgeben von Ich-Impulsen, so daß wir freier werden im Bereich von Stirn, Augen und dem Raum dahinter. – Sind alle Falten, die waagrechten wie die senkrechten, gelöst, ist die Stirn also frei vom Eigenwillen und den Anstrengungen des Ichs? –

Erspüren wir die Augen und den Bereich um die Augen! – Sind die Augenlider so entspannt, als ob wir schlafen würden? – Ist auch in den Augäpfeln selbst jede Anspannung gewichen? – Sind wir trotz der völligen Entspannung von Stirn und Augen noch hell-wach – wacher als sonst? –

Sind die Wangen locker – und ebenso der Mund? – Hängt der Unterkiefer, so daß die Zähne von ihrem festen Biß losgelassen haben? – Wenn sich dabei die Lippen ein wenig öffnen, dann lassen wir dies zu, bleiben jedoch bei der Nasenatmung. – Liegt die Zunge entspannt in der Schale des Unterkiefers? – Ist der Schlund weich geöffnet, so daß wir auch im Hals keine Spannungen und im Kehlkopf keine Bewegungen mehr spüren? – Erspüren wir unser Gesicht nochmals als Ganzes! Sind wirklich alle Verspannungen einer natürlichen Gelöstheit gewichen? – Lassen wir *uns* im Gesicht los, dann verliert es von selbst jede Festigkeit oder „Maske" und strahlt eine natürliche Gelöstheit aus. –

Ist unser *Brustkorb* entspannt? – Gibt er der Atembewegung elastisch nach? –

Dann erspüren wir wieder den ‚Boden' in uns, der uns in unserer Basis trägt, so daß wir in uns ruhen. – –

Versuchen wir, unsere Körperhaltung als Ganzes zu erleben! – Entspricht sie unserer inneren Verfassung? – Ist sie Ausdruck unseres gegenwärtigen Seins? – –

Erleben wir *uns* – als Ich – in dieser aufrechten, entspannten Haltung und bleiben wir hellwach! –

Ohne etwas zu wollen oder zu denken, versuchen wir nur: BEWUSST ZU SEIN! – – –

Sich Selbst-bewußt erleben! – BEWUSST SEIN! – – –

Ehe wir die Übung beenden, vergegenwärtigen wir uns, wo wir sind, horchen nach ‚draußen', ohne uns innerlich davon bewegen zu lassen, und erspüren unsere Atembewegung in der Basis. *Bedenken wir, welche Menschen, Aufgaben und Situationen uns anschließend erwarten, und stellen wir uns auf sie ein.* – – – Dann beenden wir langsam die Übung wie jede Entspannung.

Es kann auch noch eine Konzentrations- und Meditations-übung folgen; denn diese Übung ist, wenn auch gekürzt, Vorbereitung für jede Meditationsübung.

Konzentrations- und Meditationsübungen

Einführung

Das Thema der Konzentration und Meditation ist so umfassend und weitreichend, daß im Rahmen dieser kleinen Arbeit nur auf einige wesentliche Zusammenhänge, die für die Praxis wichtig sind, eingegangen werden kann. Der Sinn dieser einfachen Übungen liegt in der *Vorbereitung und Hinführung zur Meditation.*

Um den Zustand der Meditation zu erreichen, bedarf es der einpunktigen Konzentration, damit das *Denken überschritten und unmittelbares, bewußtes Erleben möglich werden kann.*

Doch wie schwierig es ist, seine Gedanken wirklich zur Ruhe zu bringen, läßt sich nur durch Praxis und bei jeweils völliger Ruhestellung des Körpers erfahren. Der Mensch ist von frühester Kindheit an gewohnt, sein Denken und Fühlen unentwegt auf die Umwelt, also nach ‚außen‘, zu richten, immer verbunden mit einer Vielzahl von Gedanken- und Gemütsbewegungen, so daß es kaum möglich ist, das Denkvermögen auch nur für kurze Zeit zur Ruhe zu bringen.

Dabei wird im Yoga großer Wert darauf gelegt, Konzentration nicht durch Willensanstrengung zu erreichen, sondern durch ein Höchstmaß an körperlicher und psychischer Gelöstheit. Angestrengte Konzentration führt zu Verspannung und vorzeitiger Ermüdung und steht sowohl dem Werden der Meditation als auch ihrem Ziel im Weg.

Das Ziel der Meditation liegt weder in interessanten oder neuen Bewußtseinszuständen, noch in okkulten Fähigkeiten, sondern in SELBSTERKENNTNIS, SELBSTWERDUNG und SELBSTVERWIRKLICHUNG. Mit anderen Worten: Ziel der Meditation ist *Erkenntnis* des geistigen oder göttlichen SELBST in sich, so daß sich der Mensch allmählich seiner ‚*Ganzheit‘ von Leib, Seele und Geist* bewußt wird; damit verbunden ist eine Wandlung der eigenen Persönlichkeitsstruktur und Realisierung jeder Phase der SELBST-bewußt-Werdung in allen Lebensbereichen als Prozeß der SELBSTWERDUNG, und schließlich folgt daraus die Erkenntnis und Verwirklichung der letzten Realität des Lebens, die im SELBST gegenwärtig ist: GOTT.

Jede tiefe Meditation ist ein kleiner Schritt auf diesem Weg zur Selbsterkenntnis, doch ist dieser Weg nach innen ‚weit‘ und ebenso beglückend wie auch schwer zu gehen. – Jeder noch so kleine Schritt nach innen wirkt sich durch Bewußtwerdung auf unser äußeres Leben aus. Auch für den Alltag ist jede Konzentrationsübung eine Gelegenheit, Kraft zu sammeln und Abstand zu gewinnen von den alltäglichen äußeren Dingen, womit sich das Ich sonst identifiziert, sich daran bindet und davon ‚gefangenhalten‘ läßt.

Durch Meditation tritt der Übende eine ‚Reise‘ nach innen an, die wahrlich als ein Abenteuer des Bewußtseins bezeichnet werden kann. Wie vieles wissen und kennen wir in der Außenwelt, Wesentliches wie Unwesentliches! Wie weit reisen wir, um noch einiges dazu kennenzulernen! Doch wie wenig wissen und kennen wir von dem, was *in uns,* in unserem Denken und Fühlen alles vorgeht, geschweige denn in unserem Bewußtsein an Reichtum erlebbar und erfahrbar ist! Jemand, der innere Erfahrungen und Bewußtseinsvorgänge nur als Wirkung äußeren Erlebens kennt, kann sich nicht vorstellen, wie beglückend und weitreichend Erlebnisse in der Meditation sind und welche heilsamen Wirkungen sie auf Leib und Seele, ja auf unser ganzes Leben ausüben.

Bei den vielen Anforderungen und Belastungen des Alltags ist es für den Menschen im Westen schwierig, sich die Ruhe zu gönnen, um täglich eine bestimmte Zeit Yoga zu üben. Es bedarf entweder einer echten Überzeugung vom Wert einer Bewußtseinsentwicklung oder einer gesundheitlichen Notwendigkeit, um täglich auch nur 30 Minuten an Zeit für Hatha-Yoga-Übungen aufzubringen. In vielen Fällen wird diese Zeit nur so lange durchgehalten, bis sich der Gesundheitszustand gebessert hat. Um eine wieviel tiefere Motivation ist erforderlich, um regelmäßig Konzentrations- und Meditationsübungen durchzuführen! Anfänglich sind hierbei die Wirkungen im allgemeinen nicht so direkt spürbar wie beim Hatha-Yoga; nach längerem Üben jedoch sind sie tiefgreifender als im Hatha-Yoga. Dies bestätigen viele, die beides, Hatha-Yoga und Meditation, längere Zeit hindurch geübt haben. Die hauptsächlichste Schwierigkeit für das Üben der Konzentration liegt oft darin, daß es schwerfällt, sich von den gewohnten täglichen Aufgaben und Vorhaben für eine gewisse Zeit zu lösen und es uns meistens viel zu lange dauert, bis dann die Gedanken und Gefühle zur Ruhe kommen, so daß die gewünschte Konzentration auch erreicht wird. Deshalb ist es sinnvoll, Konzentrations- und

Meditationsübungen durch Hatha-Yoga vorzubereiten. Beginnt der Anfänger direkt aus der Unruhe des Alltags heraus mit einer Konzentrationsübung, so wird ihm die Unruhe der eigenen Gedanken und Gefühle erst so richtig bewußt, und es dauert oft lange Zeit, bis Ruhe eintritt. Hier liegt die Gefahr der Resignation oder auch der Willensanstrengung nahe. Dies läßt sich vermeiden, wenn am Anfang des Übens einige Hatha-Yoga-Übungen durchgeführt werden, die ebenso gesundheitlichen Nutzen bringen wie auch innere Sammlung. Meistens wird erst *nach* Beendigung der Konzentrations- oder Meditationsübung bewußt, *wie* notwendig und hilfreich sie ist und es sich lohnt, sich dafür Zeit zu nehmen! Jeder, der regelmäßig übt, kann erfahren, daß durch die bessere Gesamtverfassung und größere Bewußtheit ein Wohlbefinden und Leistungsvermögen den ganzen Tag über vorhanden sind, wie man es ohne Üben nur selten erfährt. Oft läßt sich dadurch ein Vielfaches der Übungszeit im Alltag einsparen! Dies läßt sich vor allem dann erfahren, wenn umgekehrt einige Zeit nicht mehr geübt wurde, die Verfassung und Konzentrationsfähigkeit schlechter wurde, die Ichgebundenheit sich verstärkte und daraus eine Kette von Fehlhandlungen entstand, die mehr Zeitaufwand erforderte als die tägliche Zeit der Meditation. Einer meiner Lehrer sagte machmal: ,,Glauben Sie es nicht, aber üben Sie!"

Für das tägliche Üben ist wichtig, daß wir trotz der oft sehr bemessenen Zeit die Einstellung aufbringen: *Jetzt habe ich Zeit!* Auch dann, wenn es nur zehn Minuten sind! Doch diese zehn Minuten stehen uns nur dann voll zur Verfügung, wenn wir nicht an die Zeitknappheit, an unerledigte Arbeit oder an das alles denken, was wir vielleicht in dieser Zeit erledigen sollten oder könnten.

Wenn es sich einrichten läßt, ist der frühe Morgen für das tägliche Üben am günstigsten. Dies läßt sich jedoch nur auf die Dauer durchführen, wenn das Üben bereits am Abend durch rechtzeitiges Schlafengehen eingeplant wird. Andernfalls ist man am Morgen zu müde zum Üben. Wenn sich am Morgen keine Zeit erübrigen läßt, kann das Üben selbstverständlich auch am Abend oder tagsüber erfolgen. Nach der Erfahrung von vielen Übenden ist das Problem der Zeit für das Üben weitgehend eine Frage der *Motivation!* Es würde wohl kein Anfänger glauben, wieviel Zeit er später für die Meditation *haben* wird! Er wird sie haben, auch wenn er noch wesentlich mehr arbeitet und vielleicht größere Verantwortung übernommen hat! Denn es ist umgekehrt: er kann mehr leisten, weil er mehr meditiert! –

Sobald der Sinn für die Meditation und die Freude an ihr gefunden sind, kommt jeder Übende von selbst darauf, daß er jeden Morgen und jeden Abend Meditation braucht. Dadurch entsteht ein Rhythmus, der sich sowohl auf die Qualität des Schlafes wie auch auf die Lebensqualität auswirkt. –

Es folgen nun noch eine kurze Erklärung von Konzentration und Meditation. Dann Texte, die jeweils eine kleine Einführung in die Übung sowie die Übung selbst enthalten. Um ständige Wiederholungen der Vorbereitung auf die Übung zu vermeiden, wird immer nur auf die Sitzübung 10 Seite 180 verwiesen. Je öfter sie durchgeführt und je vertrauter man damit wird, um so weniger Zeit ist erforderlich, so daß die einzelnen Vorgänge nur noch kleine Kontrollen sind, um für die Übung vorbereitet zu sein.

KONZENTRATION ist jene Fähigkeit des Menschen, sein Bewußtsein in *zwei* mögliche Richtungen zu lenken: *entweder* nach außen, also von sich selbst weg hin zu äußeren Objekten, *oder* nach innen, auf sich selbst, um innere, seelische oder geistige Bereiche zu erleben. Normalerweise erfolgt jedoch weder eine bewußte Ausrichtung nach innen noch nach außen, sondern das Bewußtsein *wird* von äußeren Eindrücken nach außen *gezogen*, von diesen Eindrücken besetzt und durch die unbewußte Ich-Identifizierung damit im Teilbewußtsein gefangengehalten.

Nur durch Aufmerksamkeit, durch die Sammlung aller mentalen Kräfte und ihre unabgelenkte Ausrichtung auf *ein* Objekt, wird das Bewußtsein von der unbewußten Identifikation befreit und kann – frei-willig – in eine der beiden Richtungen, also entweder nach innen auf sich selbst oder auf ein äußeres Objekt gerichtet werden.

Dieser *Vorgang der Konzentration* ist somit die *unabgelenkte Sammlung auf EIN Objekt über längere Zeit.*

In der *Abgelenktheit* und Zersplitterung des Bewußtseins verströmt sich die Bewußtseinskraft in vielen Richtungen nach außen. Die Folge ist Ermüdung durch Kraftverlust.

In der *Konzentration* wird Bewußtseinskraft gesammelt, und es entsteht ein Kräftestrom zwischen dem Subjekt und dem Konzentrations-Objekt, der beide miteinander verbindet. Die Folge ist Kraftzufuhr durch Kraftsammlung.

Das Wesen der Konzentration liegt demnach in der verbindenden Kraft von Subjekt und Objekt. In diesem ‚Verbinden‘, ‚Vereinigen‘ sind Yoga und Konzentration wesensgemäß identisch.

Einpunktige Konzentration entsteht durch völlige Loslösung, durch den bewußten Verzicht auf alle gewohnheitsmäßigen Assoziationen, Resonanzen, Wertungen und Identifikationen aus dem Unterbewußten, auch auf jene, die das Konzentrations-Objekt betreffen; denn sie halten das Bewußtsein in den Grenzen der Vergangenheit und bisherigen Erlebens gefangen, innerhalb derer neue Bewußtwerdung ausgeschlossen ist.

Erst wenn die vielen Bewegungen der Psyche nachlassen und schließlich aufhören, wird das Bewußtsein allmählich entsprechend freier, und es entsteht das Erleben einer größeren Bewußtheit, einer *Bewußtseins-Erweiterung.* Dann erst kann das Konzentrations-Objekt ,vergegenwärtigt', also gegenwärtig und damit frei von der Vergangenheit wahrgenommen und neu erlebt werden.

Anhaltende, einpunktige Konzentration ist Voraussetzung und Schwelle zur Meditation.

MEDITATION ist das durch einpunktige Konzentration erlangte unmittelbare, bewußte ERLEBEN oder INNERE ERSCHAUEN von Seins-Zuständen des gewählten Objekts, wobei in der tiefen Meditation Subjekt und Objekt als Einheit erfahren werden.

Wenn also einpunktige Konzentration über längere Zeit aufrechterhalten werden kann, wird Bewußtseinskraft gesammelt, so daß sie die Oberfläche bisherigen Erlebens des Objektes wie gebündelte Sonnenenergie durchdringt, wobei im Bewußtsein jenes *unmittelbare* hellwache Erleben und gleichzeitige Erschauen von tieferen Seins-Zuständen des Objekts entsteht, das seine äußere Form nur gleichnishaft darstellt. Dieses Erleben ist nicht mehr durch die Sinne, nicht durch Verstand, Vorstellung oder Gefühl ,vermittelt', sondern frei von allen Ich-Bezügen der Vergangenheit und damit ,un-mittelbar' als ,Bewußt-Seins-Zustand' gegenwärtig. Ebenso, wie es möglich ist, durch reines und unbewegtes Wasser hindurch auf den Grund zu schauen, ebenso vermag das Ichbewußtsein sich als reines SELBST-BEWUSSTES-SEIN zu erkennen, wenn seine ,Hüllen' gereinigt, über längere Zeit beruhigt und damit durchlässig werden für das allgegenwärtige, reine SELBST-BEWUSSTE-SEIN.

Natürlich vollzieht sich solches innere Erschauen und Gewahrwerden erst als Folge jahrelangen intensiven Übens der Konzentration und Meditation, so daß allmählich immer tiefere ,Schichten' des Objekts erlebt werden können, um schließlich sich SELBST in sich und allen Objekten zu erkennen, so daß Subjekt und Objekt im Bewußtsein eins werden.

läßt sich erfahren, daß jedes Objekt – in der Meditation ... ltag – nur bis zu jener Tiefe erfaßt werden kann, als es ... SELBST erkannt, erfaßt und erschaut wurde. Dies entspricht einem großen Lebensgesetz, nämlich dem *Gesetz der Resonanz.*

Durch tägliche Meditation und ein Leben, das auf Meditation hin ausgerichtet ist, wird der Mensch allmählich immer mehr resonanzfähig für die Strahlung seines SELBST, für das Bewußtseinslicht, die All-Liebe und den schöpferischen Willen, so daß dies durch die ,persona' hindurchstrahlt und hindurchwirkt in alle Lebensbereiche hinein.

Je länger sich der Zustand der Meditation aufrechterhalten läßt, um so tiefer wird der Mensch davon berührt und in seinem Wesen gewandelt. Die Erfahrung zeigt jedoch, wie schwer es ist, auch nur für kurze Zeit die Aufmerksamkeit in sich oder auf ein einziges Objekt ohne Assoziationen oder Ablenkungen gesammelt zu halten. Aber jedes noch so geringe Gelingen läßt etwas von dem erfahren, was die Sanskritbegriffe ,sat-chit-ananda' andeuten: nämlich die Erfahrung einer Spur jener ,Seins-Bewußtseins-Seligkeit' des SELBST, die zumindest als heilender und aufbauender Kraftstrom, als Licht, Liebe und beglückender Friede erlebt wird.

Diese Rückverbindung zu seinem geistigen Selbst zu verstärken, bis das Leben Ausdruck dieses SELBST-bewußten Seins *wird,* gehört zum *Ziel jeder wahren Meditation.*

Das Besondere dabei ist, daß jeder noch so kleine Schritt auf diesem Weg nach innen unmittelbare Bereicherung, Hilfe und Kraftquelle für das *Leben in der Welt* ist.

Yoga vermag dabei nichts zu geben, was nicht schon im Menschen ist, jedoch hilft es durch seine vielseitigen Disziplinen jene Hindernisse allmählich abzubauen, die der SELBST-Bewußtwerdung im Wege stehen. Das intensivste Mittel aller Yoga-Übungen ist die Meditation.

Meditation ist unabhängig von einer bestimmten Glaubensrichtung; in allen Hochreligionen gab und gibt es Menschen, die durch Meditation und eine meditative Lebensführung innere Erfahrungen gewonnen haben und auch in unserer Zeit durch ihr Leben davon zeugen.

45 Konzentrationsübung 1: Gedanken beobachten

Mit dieser Übung erfolgt ein erster Versuch, sich der eigenen Denkvorgänge etwas bewußter zu werden. Wir ‚wissen' zwar *manchmal*, daß und woran wir denken, doch was zu allen anderen Zeiten in unserem Denkvermögen vor sich geht, davon haben wir nur wenig Kenntnis. Warum ist das so? Wir sind im allgemeinen nicht bewußt genug, um unsere Gedanken- und Gefühlsbewegungen, die unentwegt und in stetem Wechsel ablaufen, zu registrieren, bewußt wahrzunehmen oder gar zu bestimmen! Wie oft möchten wir uns bestimmter Gedanken und Gefühle entledigen, vermögen es aber nicht! Wir sind gewohnt, unser Bewußtsein entweder von den eigenen unbewußten Kräften, die im Augenblick vorherrschen oder für die wir momentan empfänglich sind, *besetzen zu lassen;* oder wir reagieren, wiederum großenteils unbewußt oder teilbewußt, auf äußere Eindrücke; das heißt, verwandte unbewußte Kräfte kommen in Resonanz auf diese äußeren Einflüsse. In beiden Fällen *wird* unser Bewußtsein ‚besetzt' gehalten ohne unsere bewußte Entscheidung. Nur bewußte Konzentration bildet eine Ausnahme.

Durch ‚Re-sonanz' vergangener gleicher und ähnlicher Erlebniskräfte auf alle derzeitigen Eindrücke werden die verschiedenen Bezugssysteme, die Assoziationen und Erlebniswerte aus der Latenz im Unterbewußten gehoben und ‚re-aktiv'. Durch die *Erfahrung der ‚Schwingungsgleichheit'* entsteht unentwegt eine *unbewußte Identifizierung* unseres Ichs mit den augenblicklichen Gedanken und Gefühlen.

Das, was wir üblicherweise als *Ich* bezeichnen und erleben, ist jene Funktion des Denkvermögens, die die augenblicklichen Bewegungen im mentalen Kraftfeld mit früheren verwandten Schwingungsvorgängen, die im Unterbewußten gespeichert sind, verbindet. All die unbewußt oder teilbewußt ablaufenden Vorgänge erleben wir in jedem Augenblick als Ich-Wahrnehmung und als Ich-Reaktion wie -Aktion; damit verbunden ist immer ein Ich-Erleben, also ein Mitschwingen vergangener Ichbezüge.

Dieses beständige Ich-Erleben überdeckt und verhindert das wirkliche, bewußte ICH-SEIN, das SELBST-BEWUSSTE-SEIN!

Um sich seiner selbst – seines SELBST – bewußt werden zu können, bedarf es der Beruhigung aller Gedanken- und Gefühlsbewegungen sowie ihrer ‚Resonanzen' im Unterbewußten. Das setzt voraus, daß wir uns zuerst der Gedanken- und Gefühlsbewegungen bewußt werden! Dazu ist die folgende Übung gedacht.

Zur Vorbereitung siehe Sitzübung 10, Seite 180.

Wir überlassen den Atem sich selbst und kümmern uns nicht mehr darum. –

Jetzt beobachten wir, was in unserem Denken vor sich geht. – Wir schauen neugierig zu, welche Gedanken kommen und gehen, ohne daß wir eingreifen. – – – Wir vermeiden zu ‚denken‘, also vorhandene Gedanken weiterzuführen, einzuordnen und zu assoziieren, sondern schauen nur zu, ob Gedanken kommen und welche Gedanken kommen. – –

In welcher Form kommen die Gedanken? – – Sind es klare Begriffe und Sätze? – Oder sind es Bilder über Bilder, in denen Erinnerungen und Eindrücke auftauchen? – – – Wir schauen sie nur an, registrieren alles genau, aber bleiben Zuschauer und identifizieren uns nicht mit diesen Bildern. – – –

Wenn angenehme oder unangenehme Eindrücke auftauchen, *vermeiden wir jede Wertung,* vielmehr sehen wir den Wert darin, daß uns diese Eindrücke bewußt werden, während sie ohne diese Übung zwar auch in uns wären, vermutlich aber unbewußt blieben. – *Es geht nur um ein Kennenlernen unserer Gedanken,* somit um eine *Vergegenwärtigung* dessen, was in unserem Gedankenbereich vor sich geht. – – Hellwach schauen! – – – Nur zuschauen! – – – Leuchten wir mit unserem Bewußtsein wie mit einem Scheinwerfer in das Denkgeschehen hinein, – noch wacher! – Noch neugieriger! – Noch bewußter! – Jedoch ohne Willensanspannung und Identifizierung mit den Gedanken, Bildern und Gefühlen. – – –

Sind wir körperlich noch entspannt – und sitzen wir noch gerade? – –

Es kann sein, daß wir eine Fülle von Gedanken, Bildern, Erinnerungen oder Tönen wahrnehmen; das wird bei jedem anders sein. Oder ist es nur dunkel und still in uns, so daß wir gar nichts wahrnehmen? Keine Gedanken, keine Bilder, Erinnerungen, Gefühle, Klänge oder Rhythmen in irgendeiner Weise, so daß wir den Eindruck einer leeren Wand haben? – –

In diesem Fall sollten wir entweder spielerischer zuschauen, also frei von Willensanspannung, oder auch wacher hineinleuchten, um zu erfahren, was in unserem Denkvermögen vor sich geht, jedoch ohne sich damit zu identifizieren. – Es genügt, wenn es uns interessiert, was sich in uns abspielt. – –

Vermutlich sind es oft nur ‚Gedankenfetzen‘, die, kaum bewußt geworden, wie Nebelschleier sich wieder auflösen. – – Es gehört helle Wachheit dazu, um sich dieser subtilen Vorgänge wirklich bewußt zu werden. – –

Beobachten wir genau: Wie verhalten sich die Bilder, Eindrücke, Erinnerungen, Gedanken, Gefühle oder auch Klänge, Stimmungen und Farben? Sind sie etwas Konstantes oder etwas, das ständig in Bewegung und Veränderung begriffen ist? – – Sind es klare Eindrücke und eindeutige Wahrnehmungen? – – Oder sind es nur schwache Andeutungen, kurze Aufhellungen und Bruchteile von Gedanken? – – –

Wir üben noch weiter, wenn es unsere Zeit erlaubt, und beenden das Beobachten der Gedanken wie Sitzübung 10.

46 Konzentrationsübung 2: Gedanken für den ‚Zeit-Raum' eines Atemzuges beobachten

Wenn die Konzentrationsübung 1 auch nur über eine Woche täglich etwa 10 bis 15 Minuten durchgeführt wurde, konnte die Erfahrung gewonnen werden, daß es sehr schwierig ist, ohne Willensanstrengung auch nur für wenige Minuten ‚Zuschauer' des inneren ‚Schauspiels' zu bleiben. Doch wenn es auch nur für Bruchteile von Sekunden gelingt, etwas von den inneren Vorgängen zu erfassen, sich dessen bewußt zu werden, ist dies ein *Anfang,* der wie aller Anfang eben schwierig ist. Es ist schon eine Leistung, wenn wir auf *ein* äußeres Objekt unabgelenkt über kurze Zeit konzentriert bleiben können. Wir glauben zwar, es zu können, doch wird hier mit ‚einem Objekt' immer eine Vielzahl von Gedanken oder Assoziationen verstanden. Jedoch frei von anderen Wahrnehmungen und frei von Assoziationen, die das Objekt betreffen, gelingt es dem Ungeübten nur für Momente, bei *einem* Objekt zu bleiben. Jeder, der dies genau prüfen will, kann dies durch Konzentration auf einen Sekundenzeiger. Der Anfänger ist nur meistens nicht in der Lage, wach genug zu sein, um sich der feinen Gedanken, Vorstellungen oder Assoziationen bewußt zu werden, die entweder im Denkvermögen zwischendurch auftauchen oder die den Blick – und sei es nur für Momente – vom Zeiger abziehen. Diejenigen, die sich jedoch dessen bewußt werden, zeugen bereits von einer überdurchschnittlichen Wachheit! Um wieviel schwieriger ist es dann, innere, also mentale und emotionale Vorgänge, die wesentlich subtiler sind, unabgelenkt wahrzunehmen! Doch durch regelmäßiges Üben ist es möglich, diese Bewußtheit zu entwickeln und auch im Alltag einzusetzen.

Damit der *Zeitraum für die Wahrnehmung kleiner und damit übersichtlicher wird,* ‚begrenzen‘ wir ihn auf jeweils einen Atemzug. Wir lassen dabei den Atem frei strömen. Dies setzt voraus, daß wir die Atem- und Sitzübungen bereits erarbeitet haben, so daß wir den Atem trotz bewußter Wahrnehmung frei zulassen können.

Das In-sich-Schauen erfolgt zunächst ‚räumlich‘, wenn auch in einer anderen Weise als die Wahrnehmungen im äußeren Raum-Zeit-Geschehen. Wenn wir das Beobachten des inneren Raumes, vielleicht genauer ausgedrückt mit ‚Erlebnisraum‘, auf eine bestimmte Zeitdauer begrenzen, wird er für uns übersichtlicher und die darin mögliche Wahrnehmung erleichtert.

Deshalb versuchen wir *als Fortsetzung* der Konzentrationsübung 1 jeweils für die Dauer eines Atemzuges zu schauen, welche Gedanken, Bilder oder sonstige Eindrücke uns in diesem inneren Erlebnisraum bewußt werden. Zu Beginn jeder Einatmung beginnen wir bewußt, ja neugierig zu schauen, ob und welche Gedanken vorhanden sind oder auftauchen, und bleiben Zuschauer bis zum Ende jedes Atemzuges. Mit dem neuen Einatmen schauen wir erneut, oder wir lassen einen Atemzug frei zu, wobei wir uns nur entspannen, so daß wir dann beim nächsten Einatmen und während der ganzen Zeit der Ausatmung und der Stille nach jedem Aus mit neuer Kraft wieder ‚schauen‘ und wahrnehmen können.

Dieser Rhythmus läßt sich dann dadurch vergrößern, daß wir den Zeitraum von zwei Atemzügen verwenden, um innere Vorgänge wahrzunehmen; später von drei Atemzügen. Eine Vergrößerung des Zeitraumes ist jedoch nur dann sinnvoll, wenn die Konzentration so unabgelenkt ist, daß wir auch tatsächlich ‚Zuschauer‘ bleiben, ohne uns von den Eindrücken ‚beeindrucken‘ und gefühlhaft oder mental mitreißen zu lassen, so daß wir dann nicht mehr Zuschauer sind, sondern ‚Schauspieler‘ werden.

Da nur jeder für sich diese Übung gestalten kann, erfolgt keine Führung durch den Sprechtext.

Wenn das Beobachten der Gedanken in Verbindung mit der Atmung den Atemrhythmus stört oder als unangenehm empfunden wird, kann diese Übung auch ausgelassen werden. Wenn bei der Übung Hitze im Körper entsteht, sollte sie kurzzeitiger und entspannter durchgeführt werden.

47 Konzentrationsübung 3: Sind wir ‚Zuschauer‘ oder ‚Beteiligter‘?

Worin liegt die Hauptschwierigkeit beim Beobachten der Gedanken? Vermutlich darin, daß wir nach kurzer Zeit nicht mehr ‚zuschauen‘, sondern ‚mitspielen‘, also selbst denken, erleben, fühlen oder uns etwas vorstellen, immer mit dem ganzen ‚Orchester‘ an Assoziationen! Damit werden wir selbst zum ‚Schauspieler‘ und müssen so lange spielen, wie das ‚Spiel‘ dieser Kräfte dauert. Dann wird uns hinterher bewußt, daß wir eigentlich zuschauen wollten, aber ins Sinnieren, Denken und Vorstellen kamen. Nur wenn wir ‚Zuschauer‘ *bleiben*, können wir bestimmen, ob und wie lange wir dieses ‚Schauspiel‘ sehen wollen.

Hinzu kommt noch etwas Wesentliches: Das *Verhalten der Gedanken und Gemütsbewegungen* ist unterschiedlich, ob wir nur zuschauen oder ob wir diesen psychischen Bewegungen unsere Ich-Kraft geben, uns mit ihnen identifizieren.

Um diesen Unterschied herauszufinden, geht es bei der dritten Konzentrationsübung, die wie die bisherigen, immer einige Zeit, am besten einige Wochen, täglich durchgeführt werden sollte. Beobachten wir dabei: *Wann sind wir bewußter, wenn wir zuschauen oder wenn wir mitspielen? Was entscheidet, ob wir ‚Zuschauer‘ oder ‚Schauspieler‘ sind?* Und als Drittes: *Wie verhalten sich die Gedanken und Gefühle, wenn es uns gelingt, Zuschauer zu bleiben?*

Diese Fragen sollte sich der Übende durch eigene Erfahrung zu beantworten versuchen. Deshalb greifen wir sie erst an späterer Stelle wieder auf.

Es besteht aber auch die Möglichkeit, daß wir noch immer ‚nichts‘ wahrnehmen können, also weder Bilder, Farben, Erinnerungen – sei es an Geschehnisse oder an ein Musikstück, das in uns lebendig wird, so daß wir es am liebsten singen oder pfeifen würden – noch Gedankenfetzen, Nebelschleier, Vorstellungen, Gefühle, Stimmungen oder Ahnungen, einfach innere Vorgänge, gleich welcher Art. Dafür gibt es folgende mögliche Erklärungen:

1. *Entweder fehlt uns die Wachheit,* so daß wir nicht wirklich zuschauen, mit unserem Bewußtsein wie mit einem Scheinwerfer ‚hineinleuchten‘, sondern passiv sitzen, vielleicht sogar sehr entspannt sind; aber wir nehmen nur die Dunkelheit, genauer, den Dämmerzustand wahr, in dem wir uns befinden. In diesem Fall können vor dem Üben aktivierende Hatha-Yoga-Übungen, notfalls

gymnastische Übungen, durchgeführt werden. Während der Konzentrationsübung sollte auf eine sehr gute, also sehr gerade, Sitzhaltung geachtet werden und die Konzentrationsübung nur kurzzeitig erfolgen, und zwar nur so lange, als die Wachheit dies zuläßt.

2. Oder wir sind zu müde, um die für die Wahrnehmung notwendige Wachheit aufzubringen. In diesem Fall sollte vor der Übung eine längere Entspannungsübung durchgeführt werden. Als Übergang und zur Aktivierung sollten Atem- und Hatha-Yoga-Übungen folgen. Wenn die Müdigkeit durch Schlafmangel oder -entzug verursacht wurde, reicht meistens eine Entspannung nicht aus, sondern es braucht ein gründliches Ausschlafen, um die Kraft zur Konzentration aufbringen zu können.

3. Oder wir üben zu angestrengt und zu willentlich, so daß wir jede Wahrnehmung blockieren. Wir *erwarten* etwas Bestimmtes oder wollen etwas wahrnehmen! Das genügt, damit unser Bewußtsein davon besetzt und eine andere Wahrnehmung nicht mehr möglich ist. In diesem Fall sollten wir uns besser entspannen und vor allem die Atemübungen noch einige Zeit beibehalten, so daß wir das Loslassen lernen. Dann vermögen wir die Übung spielerischer durchzuführen. Wir können uns auch vorstellen, daß wir, während wir versuchen, *unsere* Gedanken zu beobachten, die Gedanken eines uns fremden Menschen beobachten, wie eine interessante Sache, die uns aber nichts angeht.

4. Eine andere Möglichkeit besteht darin, daß es uns zu wenig interessiert, was in unserem Denken vorgeht, so daß uns die Kraft fehlt, wirklich konzentriert zuzuschauen, um hellwach wahrzunehmen. In diesem Fall sollten wir uns entweder noch nicht so subtilen Konzentrationsübungen zuwenden und vorher noch mehr Atem- und Hatha-Yoga-Übungen erarbeiten, wobei auch die Konzentration geschult wird, oder wir sollten uns das Motiv für das Üben bewußtmachen.

5. Wenn das rechte Motiv für Konzentrations- und Meditationsübungen fehlt, fehlt auch die Kraft für das Üben; denn *im Motiv liegt die Weichenstellung unserer Kräfte!* (Alltag!) In diesem Fall sollten wir uns überlegen, ob wir an einer Bewußtseinsentwicklung interessiert sind und weshalb wir bewußter werden wollen. Wenn es nur um mehr ,,Erfolg'' im Leben geht, wird die Kraft zum Üben nicht auf die Dauer ausreichen; denn um erfolgreich zu sein, gibt es einfachere und interessantere Übungen. Hier geht es um den Weg nach innen, der zur Selbsterkenntnis führt.

Wir führen die Konzentrationsübung 1 oder 2 durch.

Beobachten wir genau: Entweder identifizieren wir uns mit den Gedankeninhalten, wir beteiligen uns also gefühlhaft, dann ziehen uns die Gedanken und Gefühle wie in einem Strudel mit sich fort, und es wird uns nur ein Bruchteil dessen bewußt, was in uns geschieht. Dann werden *wir* von den Gedanken und Gefühlen beherrscht. – –

Oder wir halten einen kleinen Abstand zu diesen Bewegungen und schauen nur zu. Dann werden uns die Gedanken bewußt, ohne daß sie uns besetzen oder beherrschen. – – Versuchen wir hellwach zu schauen, so daß uns jedes Bild, jeder Gedanke und jedes Gefühl sofort bewußt wird! – – – Den Atem lassen wir dabei immer frei zu. – –

Beobachten wir dann, wie sich die Gedanken und Gefühlsbewegungen *verhalten,* wenn wir ihnen keine Ich-Kraft, keine Wertung und keine Gefühlskraft geben, wenn wir uns also nicht mit ihnen identifizieren? – – –

Nimmt dann die Gedankentätigkeit zu oder ab? – – Beobachten wir nur, ohne an das Ergebnis zu denken, ohne Vorstellungen und ohne Willensanstrengung. – – –

Wann sind wir bewußter: Wenn wir zuschauen, oder wenn wir ‚mitspielen‘, wenn wir uns von den inneren Vorgängen erfassen lassen? – – –

Was entscheidet, ob wir ‚Zuschauer‘ oder ‚Schauspieler‘ sind? – – –

Wie verhalten sich die Gedanken und Gefühle, wenn es uns gelingt, ‚Zuschauer‘ zu bleiben? – – –

Wie fühlen wir uns, wenn wir uns für kurze Zeit von dem inneren Spiel der Bewegungen unserer Gefühle und Gedanken etwas zurückziehen, wenn wir Abstand gewinnen? – – – Werden wir uns selbst dadurch fremder, oder finden wir dabei zu uns selbst? – – – Werden wir unruhiger oder ruhiger? – – – Verschlechtert oder verbessert sich unsere Gesamtverfassung? –

Stellen wir uns diese Fragen ohne jede Wertung oder Erwartung! – – – Ebenso wie wir die Gedankenbewegungen und den Atem frei zulassen, versuchen wir auf diese Fragen hin, wertfrei zu erleben, was in uns gegenwärtig ist.

Für die Beendigung der Übung siehe Sitzübung 10.

Beobachten wir auch nachher die Wirkung dieser Übung, ob wir die Umwelt wacher wahrnehmen, bewußter reagieren und agieren, und ob wir in einer besseren Gesamtverfassung sind.

48 Konzentrationsübung 4: Wechsel von ‚Zuschauen‘ und ‚Beteiligtsein‘

Bei dem Versuch, unsere eigenen Gedanken, Erinnerungen oder Gefühlsbewegungen wahrzunehmen und zu beobachten, läßt sich erfahren, daß wir entweder nichts wahrnehmen und nur warten, oder wir bemerken erst hinterher, daß ein Gedanke, ein Bild oder daß Gefühle vorhanden waren, wobei unser Bewußtsein davon dermaßen erfaßt wurde, daß wir es währenddessen nicht bemerkt haben, daß in unserem Denken etwas vor sich ging. Dann verstehen wir auch besser, warum uns im Alltag so vieles nicht bewußt ist. Wie oft müssen wir etwas denken oder fühlen, ohne es zu wollen, und wie oft und wie lange denken wir, ohne es zu wissen! Dabei erheben wir als Mitteleuropäer doch den Anspruch auf Intelligenz und Bewußtheit! Wenn wir aber durch tägliches Üben unsere Denkvorgänge näher betrachten, wird uns immer mehr bewußt, wie wenig bewußt wir eigentlich sind und wie wenig wir wirklich wissen, was in unserem Denken vor sich geht, geschweige denn, daß wir immer unabgelenkt denken können, was und so lange wir es wollen! Deshalb ist der erste Schritt, um sich der Vorgänge im Denken bewußter zu werden, daß wir sie beobachten, um kennenzulernen, was wir einmal beherrschen wollen.

Wenn beim Beobachten der Gedanken unangenehme Eindrücke, Erinnerungen oder Bilder auftauchen, besteht kein Grund zur Angst oder zur Ablehnung; denn diese Gedanken wären auch dann in uns, wenn sie uns nicht bewußt würden. In diesem Fall könnten diese Vorgänge unkontrolliert und über längere Zeit in unserem Bewußtsein verweilen und damit Einfluß auf unser Gemüt und auf die Gesamtverfassung gewinnen. Um so notwendiger ist es, sich zuerst einmal bewußt zu werden, welche psychischen Vorgänge in unser Bewußtsein drängen, und diese ohne Wertung zuzulassen. Vermutlich haben wir durch die bisherigen Übungen bereits erfahren, daß alle psychischen Bewegungen abnehmen und schließlich vergehen, wenn wir sie zulassen, ohne uns mit ihnen zu identifizieren. Darin liegt der wirkliche Wert dieser Übungen, die eigentlich *Pratyahara-Übungen aus dem Raja-Yoga* sind.

Der Raja-Yoga ist eines der sechs klassischen Philosophiesysteme Indiens, dessen Lehrsätze – die Yoga-Sutras von Patanjali – mindestens zweitausend Jahre alt sind. Der Raja-Yoga ist ein Acht-Stufen-Weg der Gedankenbeherrschung. In den beiden ersten Stufen geht es um ethische und religiöse Gebote und Regeln, in sanskrit *yama* und *niyama*. Die dritte Stufe heißt *asana*, also

‚Haltungen‘, Körperhaltungen, die sowohl durch die Haltung als auch durch die Ruhigstellung des Körpers zu entsprechenden Bewußtseinsvorgängen, zu psychischen ‚Haltungen‘ führen. Die vierte Stufe des *pranayama,* der Atembeherrschung und -lenkung, dient der Lenkung und Beherrschung der Lebenskräfte im Menschen. Die fünfte Stufe ist *pratyahara.* Dieses Wort wird u. a. mit ‚Schildkröte‘ übersetzt; denn ebenso wie die Schildkröte ihre Beine einzieht und dadurch nicht mehr so leicht verletzbar ist, lehrt diese fünfte Stufe des Raja-Yoga, die über die Sinne nach außen strebenden Kräfte zurückzuziehen und in sich zu sammeln, um die Sinne zu beherrschen, damit sie die Konzentration nicht mehr stören und das Bewußtsein des Übenden frei wird für ‚unmittelbares‘, also nicht mehr durch die Sinne vermitteltes, Erleben in der Meditation. Die Folge ist ungestörte Konzentration, *dharana,* die sechste Stufe des Raja-Yoga. Anhaltende Konzentration führt zur Meditation, *dhyana,* die siebte Stufe. Anhaltende Meditation bewirkt die Bewußtseinseinheit mit dem Meditationsobjekt; diese achte Stufe des Raja-Yoga wird mit dem Sanskritbegriff *samadhi* ausgedrückt.

Unsere Übungen sind also zunächst eine Zusammenfassung von Pratyahara- und Konzentrationsübungen. Wir richten dabei unsere Aufmerksamkeit nicht über die Sinne nach außen, sondern sammeln diese Kraft – konzentrieren sie – und richten sie nach innen. Je weniger uns dabei die Sinne stören, um so eher gelingt die *Wahrnehmung* von Gedanken- und Gefühlsbewegungen und schließlich auch ihre *Kontrolle und Beherrschung.* Dies ist jedoch ein Fernziel.

Bei diesen Übungen ist noch eine andere Erfahrung möglich, die den Anfänger ebenfalls beängstigen kann: Wenn es gelingt, ohne Willensanstrengung, aber auch ohne Wertungen und Gefühle Zuschauer der Denkvorgänge zu bleiben, beruhigt sich in kurzer Zeit die Atmung derart, daß der Übende den Eindruck bekommt, nicht mehr zu atmen. Sobald dies bewußt wird und der Gedanke auftaucht „Ich atme nicht mehr‘‘, entsteht augenblicklich ein tiefes Atmen, ein Nachholen des vorher geringen Atmens; denn dieser Gedanke braucht Kraft, und je mehr Kraft wir körperlich, emotionell oder mental brauchen, um so mehr müssen wir atmen. Wenn wir aufgeregt sind, atmen wir hastig; in der Ruhe atmen wir ruhig, während in der Kraftsammlung, im Zustand der Konzentration, der Atem so ruhig und fein wird, daß der Eindruck entsteht, nicht mehr zu atmen. Würden wir die Atmung willentlich so stark reduzieren, entstünde in kurzer Zeit Atemnot. Im Zustand der Konzentration dagegen kann keine Atemnot entstehen; im Gegenteil, jedes tiefere oder schnellere Atmen würde die Konzentration und diesen Bewußtseinszustand stören. Mit der Atemberuhigung kommt meistens auch ein Gefühl der Helligkeit, Leichtigkeit und Weite. Jeder, der dies zum ersten Mal erlebt, ist zumindest erstaunt darüber, meistens aber empfindet er eine tiefe innere Freude oder ein Glücksgefühl, unabhängig von äußeren Umständen. Dies ist jedem, der meditiert, vertraut und für den Anfänger kein Grund, die Übung durch Emotionen zu stören. Im Gegenteil: Auch in diesem neuen Erleben führt ungestörte anhaltende Konzentration zur Vertiefung und Wandlung des neu erlangten Bewußtseinsvorganges. Dies wiederholt sich auf jeder Ebene des Erlebens.

Zur Vorbereitung siehe Sitzübung 10 Seite 180.

Zunächst beobachten wir wie bisher, was in unserem Denken vor sich geht. – – Wir schauen neugierig zu, welche Gedanken kommen und gehen, ohne etwas zu erwarten, einzugreifen oder zu werten. – – – Nehmen wir hellwach wahr, was sich in unserem inneren Erlebnisraum abspielt! – – Sind es Bilder und Erinnerungen, die wie ein Film ablaufen, oder Vorstellungen, Ideen und Gefühle, die da auftauchen? – – – Oder nehmen wir Licht, Farben, Töne, Klänge oder Rhythmen wahr? – – Versuchen wir aber, nur ,Zuschauer' zu sein, ebenso passiv wie hellwach! – Wir lassen entspannt alles zu, was in unser inneres Blickfeld tritt, leuchten jedoch diesen inneren Raum der Wahrnehmung wie mit einem hellen Scheinwerfer aus, damit uns alles bewußt wird, was gegenwärtig ist. – – –

Das kann auch die Atembewegung sein, oder wir nehmen Geräusche aus der Umwelt wahr oder unsere eigene Körperhaltung! Vielleicht wird uns auch nur ein Satz bewußt, den wir vorher gelesen haben. – Unabhängig davon, *was* wir wahrnehmen, versuchen wir, es *bewußt* wahrzunehmen. – – –

Beobachten wir genau: Haben wir tatsächlich die Möglichkeit, uns von all dem zu distanzieren, oder sind wir diesen Eindrücken ausgeliefert? – Anders ausgedrückt: Sind alle diese Gedanken- und Gefühlsbewegungen Teil von uns selbst, oder haben wir die Möglichkeit, sie zuzulassen, anzunehmen oder auszuwählen, oder sie auch nicht zuzulassen? – – Wie weit reicht hier unser Einfluß? – – –

Und nun ein interessantes Experiment: *Wir geben jetzt die Position des Zuschauers auf und lassen uns von einem angenehmen Gefühl oder von einer schönen Erinnerung davontra-*

gen. – – – – – – Nun erinnern wir uns, ob wir noch genau so wach, genau so gegenwärtig waren wie als ‚Zuschauer'! – Jetzt sind wir vermutlich wieder hellwach; doch bestand ein Unterschied während der Zeit des Miterlebens? – Die Schwierigkeit besteht dann darin, sich aus der Identifizierung mit den inneren Vorgängen wieder herauszulösen; denn meistens sind damit Gefühle verbunden, so daß eine starke Beteiligung entsteht. Wenn wir uns aber vorher bereits klarmachen, daß es jetzt in der Übung um Erfahrungssammlung geht, um ein Kennenlernen der eigenen Gedanken und Gefühle, fällt es leichter, sich wieder konzentrieren zu können. Nach der Übung stehen uns alle Gedanken und Gefühle wieder voll zur Verfügung, und wir können uns dann unbegrenzt damit identifizieren, wenn wir dies wollen.

Jetzt aber *versuchen wir wieder Abstand zu gewinnen,* und wir schauen nur zu, was in unserem Denkvermögen gegenwärtig ist. – – – Es besteht die Möglichkeit, auch nur für den Zeitraum eines Atemzuges hellwach zuzuschauen, um sich dann sofort wieder zu entspannen, damit wir immer entspannter, gelöster und doch wacher wahrnehmen können, was in uns vorgeht. – – –

Nach einiger Zeit *wechseln wir wieder den Standort* und lassen uns von den Gedanken- und Gefühlsbewegungen besetzen, um hinterher oder, soweit dies möglich ist, auch währenddessen festzustellen, ob sich dabei unsere Wachheit und unsere Gesamtverfassung verändern. Auch in der Atmung läßt sich eine Veränderung beobachten.

Auf diese Weise wechseln wir einige Male den Standort des ‚Zuschauers' und des ‚Beteiligten', um uns im Laufe der Zeit des Unterschieds bewußt zu werden, aber auch, um zu lernen, sich aus der Identifizierung bewußt herauszulösen, und sei es nur für Momente.

Dadurch lernen wir auch neue Möglichkeiten der Beruhigung der Gedanken, der Gefühle und damit auch unserer Nerven kennen; wenn es uns gelingt, uns, also unser Ich, aus den Bewegungen der Gedanken herauszunehmen, beruhigen sie sich, und damit beruhigen wir uns im ganzen.

Die bisherigen Übungen haben vermutlich gezeigt, daß der Einfluß auf unsere Gedanken- und Gefühlsbewegungen nicht im willentlichen Beherrschen liegt, sondern vielmehr im *Abstand nehmen* unseres Ichs von diesen Vorgängen. Andernfalls werden wir durch die ständige unbewußte Identifizierung im wahrsten Sinne des Wortes ,gefesselt'. Dann *müssen* wir diese individuellen Vorgänge und Wertungen erleben, entsprechend früherer Erfahrungen als Lust oder Unlust, als Freude oder Leid. Erst wenn diese ,Besetzungen' des Bewußtseins und die damit verbundenen Resonanzen im Unterbewußten, mit denen wir uns identifizieren, nachlassen und schließlich aufhören, und sei es für noch so kurze Zeit, kann allmählich etwas von unserem tieferen Sein bewußt werden. Erst wenn das Ich nicht mehr im Vordergrund steht und durch unbewußte Identifizierung stets neue Assoziationen, Impulse und Bewegungen verursacht, können die vorhandenen Gedanken- und Gefühlsbewegungen ausschwingen und allmählich zur Ruhe kommen.

Dies bedingt einen Abstand zu den Eindrücken und Wahrnehmungen, ein Zuschauen-Können, ein bewußtes Aufnehmen und damit Kontrollieren augenblicklicher Impulse, seien sie aus der Umwelt oder aus unserem Unterbewußten. So erst werden sie uns *gegenwärtig* und damit wirklich bewußt.

Konnte durch diese wenigen Übungen der Gedankenbeobachtung bereits erfahren werden, daß nach dem Üben das Denken klarer und unbeeinflußter möglich ist? Durch die kurze Zeit des Abstandnehmens können nachher auch jene Bereiche klarer erkannt werden, die vorher noch ungeklärt waren. Es ist dem Betrachten eines Bildes vergleichbar: nur durch etwas Abstand kann das ganze Bild gesehen werden! (Alltag!)

So entsteht Bewußtwerdung, wenn wir uns einerseits etwas von dem lösen, das unser Bewußtsein besetzt und begrenzt, und andererseits, wenn wir in der Übung nichts willentlich ,machen' oder erwarten.

Dabei ist eine interessante Erfahrung möglich: Wenn es in der Übung gelingt, Abstand zu den Gefühls- und Gedankenbewegungen zu gewinnen, *nimmt ihr Einfluß ab!* Das bedeutet, daß ihre Kraft, unser Bewußtsein zu besetzen und zu beherrschen, davon abhängig ist, wie stark wir uns damit identifizieren und ihnen Ich-Kraft geben. Wenn das Beobachten der Gedanken über einige Wochen oder Monate regelmäßig täglich geübt wurde, konnte vermutlich die Erfahrung gewonnen werden, daß die Kraft und der Andrang der Gedanken- und Gefühlsbewegungen nachläßt und schließlich Ruhe entsteht. Darin liegt der *Sinn dieser Pratyahara-Übungen,* daß durch das Zurückziehen der Aufmerksamkeit von den Sinnen, und damit von der Umwelt, bei gleichzeitiger Konzentration auf unsere inneren, also gedanklichen Vorgänge *Ruhe entsteht,* wodurch erst unabgelenkte Konzentration über längere Zeit möglich wird. Es ist ein Auslaufen- und Totlaufen*lassen* der Gedanken, ohne sie zu beeinflussen. Dies ist eine der natürlichsten Methoden, das Denkvermögen von seiner Unruhe zu befreien, ohne Zwang und ohne etwas Fremdes oder Willentliches an dessen Stelle zu setzen.

Dabei geht es weder um ein Verdrängen noch um ein willentliches Unterdrücken der Gefühle und Gedanken, sondern vielmehr um ein bewußtes Loslassen des Ichs von den psychischen Bewegungen, Wertungen und Vorstellungen, mit denen es sich sonst ständig unbewußt identifiziert; es ist also ein analytischer Vorgang, bei dem die unbewußte Vermischung aufhört und Bewußtsein, Ich und Gedanken- oder Gefühlsbewegungen im einzelnen bewußt werden können.

Dies setzt voraus, daß wir das *Loslassen lernen,* das Loslassen ebenso der bewußt werdenden Gedanken- und Gefühlsbewegungen wie auch des Ichs, das diese Bewegungen an sich bindet. Dazu gehört auch, daß wir bei solchen Übungen nichts zu erreichen oder zu ‚machen' versuchen, sondern daß wir, ähnlich dem Atemvorgang, etwas in uns geschehen und werden lassen, *jedoch alles bewußt und damit kontrolliert.* – Doch hier liegt für den Menschen im Westen eine besondere Schwierigkeit: im Los*lassen* und Werden-*lassen!* Eine Parallele dazu finden wir beim Atmen: Wenn wir besonders ‚gut' atmen wollen, ist die unvermeidliche Folge eine Fehlatmung, mit der wir uns schaden, doch niemals nützen können. Haben wir aber gelernt, die Atmung bewußt zuzulassen, so entsteht eine natürliche und gesunde Atmung, deren tiefere Vorgänge dann bewußt werden können, wenn die störenden Ich- und Willensimpulse aufhören.

Einerseits besteht bei Konzentrations- und Meditationsübungen die *Gefahr des Absinkens in unbewußte oder schlafähnliche Zustände,* je entspannter wir sind. Dies wird zumindest teilweise durch eine aufrechte Haltung in einer der Yoga-Sitzhaltungen auf dem Boden verhindert; denn sie gestatten ein Höchstmaß an Entspanntheit *und* Wachheit.

Andererseits kann das Beobachten der Gedanken, wenn es intensiv geübt wird, zu *erhöhter Wachheit* führen, weshalb *Anfänger diese Übungen nicht unmittelbar vor dem Einschlafen* durchführen sollten. Wenn aber einige Erfahrungen mit Konzentrations- und Meditationsübungen gesammelt wurden, kann diese Übung für ein besseres Einschlafen verwendet werden, weil sie den nötigen Abstand zu den Geschehnissen des Tages ermöglicht. Sie dient der Beruhigung der Gedanken und damit auch der Gefühle und der Nerven, so daß sich diese Übung auch körperlich spürbar auswirken kann. Sie ist ebenso tagsüber geeignet, in kurzer Zeit zu sich zu finden, Kraft zu sammeln und vor allem um Abstand zu gewinnen, wie am Morgen nach zu wenig Schlaf; doch sollte die Übung dann über längere Zeit, also wenigstens eine halbe Stunde, durchgeführt werden.

Diese Konzentrationsübung mag den Eindruck einer Atemübung erwecken; wir nützen jedoch nur die lösende Phase der Ausatmung, in der es am leichtesten fällt loszulassen.

Zur Vorbereitung siehe Sitzübung 10 Seite 180.

Nun beobachten wir wieder, was in unserem Denkvermögen vor sich geht. – Schauen wir neugierig zu, welche Gedanken kommen und gehen, ohne daß wir eingreifen, etwas erwarten oder werten. – – – Vermeiden wir dabei zu ‚denken‘, also auftauchende Gedanken weiterzuführen, einzuordnen und zu assoziieren, sondern schauen wir nur zu, ob Gedankenbilder, Erinnerungen oder gefühlhafte Eindrücke kommen. – – – Bleiben die Gedanken stehen, oder ziehen sie wie Bilder in einem Film vorbei? – Oder nehmen wir Farben, ‚Wolkenbilder‘, Töne oder Klänge wahr? – – Wir lassen alles zu, schauen es an, registrieren die Wahrnehmung, aber wir identifizieren uns nicht damit. – –

Wir ‚leuchten‘ mit unserem Bewußtsein wie mit einem Scheinwerfer in das Denkgeschehen hinein, – noch wacher, – noch neugieriger, – jedoch ohne Willensanspannung und Identifizierung mit dem, was wir wahrnehmen! – –

Nun erspüren wir unsere natürliche Atembewegung in der Basis. Wir geben dem Atem alle Freiheit und beeinflussen ihn während der ganzen Übung nicht. Wir lassen weiterhin alle Gedanken zu, die uns bewußt werden.

Sobald uns jedoch ein Gedanke, ein Bild, ein Gefühl oder eine Erinnerung bewußt wird, *lassen wir diesen Eindruck mit dem nächsten Ausatmen los,* als ob er in tiefes Wasser versinken würde. –

Dann warten wir die nächste Gedanken- oder Gefühlsbewegung

ab und lassen sie wieder mit dem Ausatmen los. – Wir geben diesen Eindruck mit dem Ausatmen ab wie etwas, das wir nicht mehr brauchen. – – Dann aber sofort wieder hellwach wahrnehmen und mit dem Ausatmen loslassen. – – Die Atmung immer frei zulassen und bewußt schauen, ob wir in unserem Gedankenbereich Eindrücke und Bewegungen wahrnehmen können, um sie mit dem nächsten Ausatmen wieder loszulassen. – –

Wenn derselbe Gedanke oder die gleiche Erinnerung öfter wieder auftaucht, lassen wir dies ‚ge-lassen‘ wieder und wieder los, immer mit dem Ausatmen! – – –Wir bleiben jedoch hellwach und halten Ausschau, ob noch andere Gedankenformen, Gefühle oder Erinnerungen auftauchen, um sie dann mit dem Ausatmen loszulassen. – – –

Zwischendurch kontrollieren wir unsere Haltung, ob wir noch aufrecht und doch entspannt sitzen – und ob wir noch im Hara sind. – – –

Wenn wir nicht genügend Gedanken oder Gefühle aufspüren können, so daß uns zu wenig bewußt wird, *durchdenken wir den heutigen Tag,* entweder vom Morgen bis zum jetzigen Zeitpunkt, oder zurück zum Morgen. Dabei vergegenwärtigen wir uns nur die wesentlichsten Situationen, die dieser Tag mit sich gebracht hat. Sobald uns ein Zusammenhang bewußt wird, versuchen wir, ihn mit dem nächsten Ausatmen loszulassen. – – – Immer wieder! – Auf diese Weise durchdenken wir kurz den ganzen Tag und *lassen* mit jedem Ausatmen wieder etwas von dem los, was noch in unserem Bewußtsein ist.

Sollten bestimmte Gedanken oder Gefühle immer wiederkehren und ins Bewußtsein drängen, fragen wir uns, warum sie so hartnäckig sind. Vielleicht bedarf es hier eines Nachdenkens oder einer Verarbeitung von unverarbeiteten Erlebnissen, denen wir bisher zu wenig Aufmerksamkeit geschenkt haben. Dies sollte *jedoch nicht während dieser Übung* geschehen, sondern zu einem anderen Zeitpunkt.

Beobachten wir, ob wir durch diese Übung ruhiger und wacher werden!

50 Konzentrationsübung 6:
Zwei Möglichkeiten der Beruhigung der Gedanken: ‚Zuschauen' und ‚Besetzen'

Wir kennen nun einige Möglichkeiten, die Gedankenbewegungen *zur Ruhe kommen zu lassen*. Vermutlich konnte dabei erfahren werden, daß sich dadurch auch Gefühle und verschiedenste psychische Spannungen ausgleichen lassen. Entscheidend ist nicht nur, daß wir jedes Werten und Wollen vermeiden, sondern *unterschiedslos alles zulassen und ebenso unterschiedslos alles loslassen*. Dies ist *eine* Möglichkeit der Beruhigung der Gedanken.

Eine andere Möglichkeit liegt in der bewußten Konzentration auf ein Objekt mit beruhigendem Charakter, etwa auf Ruhe, Harmonie oder Stille. Dadurch wird das Denkvermögen von dieser einen Gedankenform oder Gedankenwelle ausgefüllt, ‚besetzt', so daß kein Raum mehr ist für andere Gedanken oder Gefühle.

Hierbei wird also die Vielheit der Gedankenbewegungen durch *einen* Gedanken ersetzt. Da dies bewußt geschieht, hat es nichts mit einer Verdrängung zu tun. Doch erfolgt bei dieser Übungsweise ein gewisser Eingriff in vorhandene mentale Geschehnisse, die durch das Konzentrationsobjekt verhindert und ersetzt werden. Dies bedingt eine ausreichende entspannende Vorbereitung oder auch, wie in der folgenden Übung, ein vorheriges Beobachten und Auslaufen-*lassen* der Gedanken- und Gefühlsbewegungen, am besten mit Übung 5, bei der wir mit dem Ausatmen bewußtwerdende Gedanken loslassen.

Um herauszufinden, welche Übungsweise für den einzelnen und wiederum für bestimmte Fälle am geeignetsten ist, sollten zunächst beide Möglichkeiten der Beruhigung der Gedanken geübt und damit kennengelernt werden. Im Sprechtext sind sie nur knapp zusammengefaßt.

Zur Vorbereitung siehe Sitzübung 10 Seite 180.

Wir schauen wieder neugierig zu, welche Gedanken- und Gefühlsbewegungen bewußt werden. – – Wir lassen dabei alles zu, ohne zu werten, und vermeiden eine Identifizierung damit. ––– Beobachten wir, wie sich die Gedanken und Bilder verhalten, wenn wir bewußt zu ihnen einen Abstand halten und ‚Zuschauer' bleiben. – – Wenn sich die psychischen Bewegungen nicht von selbst beruhigen, lassen wir sie immer wieder mit dem Ausatmen los. ––– Auch wenn angenehme oder unangenehme Eindrücke auftauchen, vermeiden wir jede Wertung oder Ablehnung und lassen alles nur an uns wie in einem Film vorbeiziehen. – –

Oft wird erst hinterher bewußt: da war etwas! Da war ein Bild, ein Gedankenfetzen, aber schon ist wieder alles weg! – Wenn wir wach genug sind, wird uns bewußt, daß auch diese Feststellung ein kleiner Gedankengang war! Wie in einer Spiegelgalerie taucht dann ein Gedankengang im anderen auf, wie ineinandergefügt und doch zeitlich nacheinander, auch wenn es nur Bruchteile von Sekunden sind. – – – Versuchen wir, dies alles *gegenwärtig* zu erleben – bewußt im augenblicklichen Geschehen zu sein! – – –

Und doch sollten wir so entspannt wie möglich bleiben und unsere Haltung zwischendurch kontrollieren. – –

Als Fortsetzung dieser Übung konzentrieren wir uns nun auf RUHE; das heißt, *wir denken ‚Ruhe‘ und vermeiden dadurch jeden anderen Gedanken.* – – Vorwiegend beim Wechsel von der Beobachtung der Gedanken zur Besetzung des Denkens mit einem Objekt kann der Unterschied der Technik bewußt werden. Dieser Wechsel mag sogar als unangenehm empfunden werden; es geht jedoch um Erfahrungssammlung.

Versuchen wir also, nichts anderes zu denken als ‚Ruhe‘! – – – Wir ersetzen damit jeden anderen Gedanken, jedes Gefühl und jede Erinnerung. – – Vermeiden wir jedoch Assoziationen zu dem Begriff ‚Ruhe‘, sondern *denken wir assoziationsfrei*, also ohne praktischen Bezug immer wieder ‚Ruhe‘. – –

Wenn es schwer fällt, unabgelenkt bei diesem einen Begriff zu bleiben, *verbinden wir ihn mit der Atmung.* Wenn wir spüren, daß die Einatmung beginnt, denken wir ‚Ru‘-, ‚he‘ beim Ausatmen. Wir lassen dabei die Atmung frei zu und denken mit jedem Atemzug ‚Ruhe‘! – – – Versuchen wir dabei, über den ‚Zeit-Raum‘ eines ganzen Atemzuges nur ‚Ruhe‘ zu denken, – auf ‚Ruhe‘ eingestellt zu bleiben! – – Dann wird auch unsere Atmung immer ruhiger und länger. – – Schließlich werden wir als ganzer Mensch ruhiger, wenn wir immer wieder ‚Ruhe‘ denken, *bis wir vom Denken an Ruhe zum bewußten Erleben der Ruhe kommen.*

Mit dem *unmittelbaren, bewußten Erleben der Ruhe,* ohne noch an sie zu denken, *geht Konzentration in Meditation über.*

Beenden wir die Übung wie Sitzübung 10.

In dieser Übung geht es um das Bewußtwerden der *ganzheitlichen* Konzentration, also um die Konzentration des ‚ganzen' Menschen. Normalerweise sind wir nur gedanklich auf etwas konzentriert, während zur selben Zeit die Gefühle völlig andere Impulse geben und unser Körper, zum Beispiel durch schlechtes Sitzen und Atmen, Rückenschmerzen oder zu üppiges Essen ablenkt. Wie anstrengend kann Konzentration im Berufsleben dann sein, wenn etwa wenige Tage vor dem Urlaub die Gedanken immer wieder absorbiert werden von Ideen für die geplante Reise, wenn Gefühle der Vorfreude ablenken und körperliche Abgespanntheit dazukommt! In diesem Fall ist es keine ganzheitliche Konzentration mehr, sondern eine gedankliche Anstrengung, um trotz der vielseitigen Ablenkungen noch eine Leistung zu vollbringen. Wie viel Kraft das erfordert und über welch begrenzten Zeitraum dies nur möglich ist, haben wir alle längst erfahren. Verspannungen in den Schultern, im Nacken und im Gesicht zeugen davon!

Wie in der Einführung bereits vorweggenommen, ist *Konzentration unabgelenkte Sammlung auf ein Objekt über längere Zeit.*

Ganzheitliche Konzentration bedeutet die unabgelenkte Sammlung unserer Körperkräfte, unserer Gefühls- und Gedankenkräfte auf dasselbe Objekt.

So verstanden lassen sich nicht nur Gedankenkräfte konzentrieren, sondern auch Gefühlskräfte, zum Beispiel im Mitgefühl oder in der Begeisterung. Körperliche Konzentration kann bei einer sportlichen Leistung deutlich empfunden werden.

Jede gedankliche oder emotionelle Ablenkung würde die Leistung gefährden oder verhindern; im Gegenteil, alle Gedanken- und Gefühlskräfte unterstützen die körperliche Konzentration und damit die Leistung.

Diese Zusammenhänge auf die täglichen beruflichen Erfordernisse übertragen, lassen bewußt werden, wie notwendig das Erlernen ganzheitlicher Konzentration ist, sowohl um Kraft zu sparen als auch eine bessere Leistung bei geringstem Aufwand zu erzielen. Zudem macht konzentrierte Arbeit immer Freude, während sich in der Zersplitterung die Kräfte sinnlos verbrauchen. Auch für das Bewußtwerden auf dem inneren Entwicklungsweg ist ganzheitliche Konzentration erforderlich, damit weder Gefühle noch der Körper in der Übung ablenken und unser Bewußtsein frei wird für inneres Erleben, während sich Körper und Psyche wie im Tiefschlaf erholen.

In der ganzheitlichen Sammlung wird auch das *Wesen der Konzentration* deutlich, nämlich in der *Verbindung von Subjekt und dem Konzentrationsobjekt.* Durch Konzentration entsteht also von mir, dem Subjekt, eine unmittelbare Verbindung, ja sogar Verbundenheit mit dem Konzentrationsobjekt. Je länger die Konzentration aufrechterhalten bleibt, um so stärker wird diese Verbindung und um so bewußter wird sie erlebt.

Dies zeigt, daß es nicht gleichgültig ist, worauf wir uns konzentrieren; denn *wir verbinden uns dem Konzentrationsobjekt,* übernehmen etwas von ihm und geben dem Raum in uns, so daß es, zumindest vorübergehend, Teil von uns wird und wir Teil von ihm. Wenn diese Zusammenhänge im alltäglichen Leben bewußt und berücksichtigt würden, ließen sich viele Schwierigkeiten und Belastungen vermeiden, jedoch umgekehrt erwünschte, positive Verbindungen herstellen. Es liegt an uns, damit zu experimentieren, gemäß unseren Erfahrungen zu leben und unsere Konzentrationskraft bewußt einzusetzen! –

Wie lassen sich nun diese Zusammenhänge in der Übung umsetzen, damit sie bewußt erfahren und dann praktisch verwertet werden können? Als Konzentrationsobjekt wählen wir ,,Ruhe''. Sie ist für jeden von uns erfahrbar und wünschenswert.

Es besteht nun die Möglichkeit, daß wir uns intensiv auf Ruhe konzentrieren, also an Ruhe denken und keine anderen Gedanken und Gefühle zulassen, so daß nach einiger Zeit im Gedankenbereich tatsächlich Ruhe entsteht und von hier aus sich diese Kraft ausdehnt auf den Gefühlsbereich und auf den Körper. Dies setzt jedoch voraus, daß wir die *Konzentrationskraft haben,* über einen längeren Zeitraum unabgelenkt auf dieses Objekt ausgerichtet zu bleiben. Mit etwas Willensanstrengung läßt sich dies durchaus erreichen. Doch dann gibt es – erfahrungsgemäß und für jeden nachprüfbar – Schwierigkeiten: Wenn dieser Zustand der Ruhe durch willentliche Konzentration mehr oder weniger erzwungen wird und nicht unserer vorhandenen Gesamtverfassung entspricht, entsteht entweder eine Abwehr gegen dieses ,Anderssein', oder wenn ein echtes Bedürfnis nach Ruhe besteht und gemäß dem ruhigeren Zustand ein Nachlassen der Willensanspannung einsetzt, wird erst die vorhandene Unruhe so recht bewußt. Wir erleben dies als körperliche Unruhe, die sich als Nervosität oder als Bewegungszwang auswirkt; jeder Anfänger kennt die seltsame Wahrnehmung, in der erzwungenen Ruhehaltung während der Übung sich wie in einem Ameisenhügel zu fühlen. Emotionell und mental bricht dann oft erst alle Unruhe aus, die das Gegenteil von dem beweist, was wir durch willentliche Konzentration auf Ruhe zu erreichen versuchten.

Deshalb ist für die Meditation so wichtig, daß wir uns als ‚ganzer Mensch‘ darauf vorbereiten, so daß durch ganzheitliche Konzentration jener ruhige Zustand ebenso körperlich wie emotional und mental entsteht und dann als Gesamtverfassung stabil wird, die für eine tiefe Meditation Voraussetzung ist. Dann wird die Übung zur Erholung und das Bewußtsein zumindest für einige Zeit während der Übung frei für neues Erleben und Erkennen. Wenn diese Vorbedingungen für die Meditation durch jahrelanges Üben geschaffen sind, ist Meditation nicht mehr schwierig; dann ist sie nichts, das ‚gemacht‘ oder erreicht werden kann, sondern sich als Bewußtseinsvorgang einstellt, wenn die Bedingungen dafür vorhanden sind. Mit anderen Worten: Wenn die ‚Hülle‘ der Gedanken- und Gefühlsbewegungen, die wie Wolken die Sonne des Selbst verdunkeln und vernebeln, durchlässiger wird oder sich vorübergehend auflöst, kann etwas von dem Licht und der Kraft unseres Selbst bewußt, erkannt und innerlich erschaut werden, das zu allen anderen Zeiten für uns nicht existiert, jedoch immer gegenwärtig ist.

So lassen sich auch die vier ersten Aphorismen des Raja-Yoga verstehen, die Patanjali vor etwa 2000 Jahren als erster schriftlich niedergelegt hat: „Jetzt wird Yoga erklärt. Yoga ist die Beherrschung der Gedankenwellen der Denksubstanz. Dann weilt der Mensch in seiner wahren Wesenheit. Zu anderen Zeiten, wenn er sich nicht im Zustand des Yoga befindet, identifiziert sich der Mensch mit den Gedankenwellen der Denksubstanz.“ (Übersetzung von Swami Prabhavananda.) Die übrigen 192 Aphorismen des Raja-Yoga zeigen auf, in welcher Weise, mit welchen Mitteln und unter welchen Umständen dieses Ziel erreichbar ist und welche Wirkungen jede Stufe dieses gewaltigen Entwicklungsprozesses vom Ich zur SELBST-Werdung mit sich bringt. Die Lehrsätze des Raja-Yoga sind jedoch derart verschlüsselt, daß sie normalerweise ohne Lehrer nicht verstanden werden können. Diese Schutzmaßnahme war und ist notwendig, damit sich dieses Weisheitsgut bis in unsere Zeit erhalten konnte und Unwissende weder sich noch anderen schaden können.

Doch abgesehen von diesen hohen Zielen des Raja-Yoga sind die Stufen der Vorbereitung der Meditation vorwiegend für Menschen im Westen und in unserer Zeit eine große Hilfe.

Um nun in dieser Übung zur ganzheitlichen Konzentration zu kommen, um sie also nicht willentlich zu erzwingen, sondern *wer-*

den zu lassen, beginnen wir im körperlichen Bereich. Dazu ist folgendes zu bedenken:

Jede Form der Konzentration läßt sich in zwei Aspekte aufteilen, die jedoch nur zwei Seiten einer Ganzheit sind: erstens in den *aktiven Teil* und zweitens in den *Bewußtseinsvorgang* und die damit verbundene *Erlebnisform.*

Der *aktive Teil* der körperlichen Konzentration liegt im *Erspüren;* die körperliche *Erlebnisform* ist das *Spüren.* Der damit verbundene *Bewußtseinsvorgang* ist das *bewußte Spüren* der körperlichen Ruhe. Praktisch bedeutet dies, daß wir uns in einen Körperteil *einleben,* etwa in den Beckenbereich. *Dabei erspüren wir mit dem Bauch den Bauch;* wir ertasten mit dem Körperteil den betreffenden Körperteil. Wenn dabei andere Gedanken oder Gefühle auftauchen, ist es keine Konzentration mehr, und wir sind unfähig, körperlich wahrzunehmen, diesen Vorgang zu erleben und einen Bewußtseinsvorgang zu erfahren. Umgekehrt, wenn wir wirklich auf den Körpervorgang konzentriert, wenn wir eingefühlt und eingelebt sind, nehmen wir keine äußeren Eindrücke mehr wahr, sondern ‚leben‘ gegenwärtig in diesen Vorgängen. *Dann wird das Erspüren zum Spüren,* das *Einleben zum Erleben,* und Unbewußtes wird dadurch bewußt!

Für den Anfänger ist es schwierig, zum Beispiel auch nur den Bauch oder die Knie wahrzunehmen, weil wir im allgemeinen körperlich weitgehend unbewußt leben. Ein Instrumentalist *lernt,* sich in seine Hände einzuleben, um in feinsten Nuancen die Verbindung von Finger und Saite oder Taste zu erleben, damit der Ton oder Klang gemäß der Qualität seines inneren Erlebens entstehen kann. Ähnlich ist es beim Sänger, Tänzer oder Schauspieler. Doch im allgemeinen lernt der Mensch nicht, bewußt in seinem Körper zu sein, ihn bewußt zu gebrauchen und bewußt in ihm zu leben. Es gehört jedoch zum Bewußtwerdungsprozeß, der nicht irgendwo außer sich beginnt, sondern in sich, konkret im eigenen erfahrbaren Körper.

So üben wir dieses Einleben, Erspüren, Ertasten und körperliche Erfühlen sowohl in der Konzentrationsübung wie im Hatha-Yoga. Wir fragen uns dabei: Was nehme ich hier wahr? Wie ist dies, was ich hier wahrnehme? Je weniger wir dabei denken oder wollen, um so einfacher wird dieses *fragende Erspüren,* so daß wir schließlich *spüren:* das ist mein Bauch. Er wird bewegt und gibt elastisch nach.

Das *Erspüren* ist der aktive Teil, die körperliche Erlebnisform, das *Spüren* ist der Bewußtseinsvorgang.

Ähnlich vollzieht sich die *Konzentration im Gefühlsbereich,* wenn auch nicht so konkret, da uns die Gefühle meistens noch weniger bewußt sind als unser Körper. Hier geht es um ein *Erfühlen der Ruhe.* In unserem Gefühlsbereich sind längst Erfahrungen und Erlebniswerte und damit Schwingungen bezüglich Ruhe eingelagert, so daß es um einen *Vorgang der Resonanz* geht.

Vorstellungen und Assoziationen könnten zwar die Resonanzfähigkeit fördern, doch liegt hier die Gefahr der Ablenkung und des Abschweifens nahe. So ist es sinnvoller, möglichst frei von Assoziationen, frei von Gedanken und Vorstellungen und damit möglichst einpunktig in sich ‚Ruhe zu suchen‘, zu erfühlen und schließlich, als Ergebnis davon, *tatsächlich zu fühlen.* Denn ebenso, wie Unruhe jederzeit in uns erlebbar ist, so ist es auch Ruhe; sie gehört nur gesucht, geweckt, in Resonanz gebracht, erfühlt und als Folge ‚empfunden‘.

So ist also das *Erfühlen der Ruhe der aktive Teil* der emotionalen Konzentration, *Ruhe fühlen ist die Erlebnisform,* und der *Bewußtseinsvorgang* ist das *bewußte Empfinden* einer bestimmten Qualität von Ruhe, die sich durch anhaltende Konzentration wesentlich heben läßt, so daß bisher noch nicht erlebte Zustände der Ruhe bewußt werden können.

Im *Gedankenbereich* ist dieser Vorgang am bewußtesten: Wir *denken* Ruhe, besetzen unser Bewußtsein völlig mit diesem Begriff, so daß kein Raum mehr ist für andere Gedanken und Wahrnehmungen, bis schließlich die Gedanken zur Ruhe kommen, so daß wir das ‚Objekt Ruhe‘ *erleben.* Der *aktive Teil* ist das unabgelenkte *Denken an Ruhe,* die *Erlebnisform* ist das *Erleben der Ruhe* und der *Bewußtseinsvorgang* ist das *bewußte Erleben des Zustandes der Ruhe,* mit dem wir uns identifizieren, so daß *wir ruhig sind.*

Das Ganze mag analytisch anmuten, doch kann es sowohl zum besseren Verständnis der Vorgänge und Schwierigkeiten beim Üben verhelfen, als auch die Konzentrationsfähigkeit fördern. Vorwiegend bei Meditationsübungen und auch bei Konzentrationsübungen besteht für den Übenden Unklarheit über das, was er in der Übung zu lernen hat. Viele Teilnehmer äußerten übereinstimmend, daß sie bisher „geschwommen“ sind beim Üben, weil sie weder von den Zusammenhängen der Konzentration und Meditation etwas wußten noch, wie sie eigentlich üben sollten.

51 a Wir setzen uns so gerade und locker wie möglich, entweder in eine der uns bekannten Sitzhaltungen auf dem Boden oder auf die vordere Hälfte eines Stuhles. Wir schließen die Augen und kontrollieren unsere Haltung. – – –

Als erstes versuchen wir, RUHE körperlich wahrzunehmen. Wenn andere Wahrnehmungen, Gedanken oder Gefühle auftauchen, kehren wir immer wieder geduldig zu dem Körperteil zurück, in den wir uns eben einleben, und wir erspüren erneut die Ruhe in diesem Bereich. – –

Wir leben uns in unsere Füße und Beine ein und *erspüren,* ob die Muskeln völlig ruhig sind. Wenn noch Unruhe oder Anspannungen spürbar sind, warten wir mit der Einstellung auf Ruhe und ohne Willensanspannung einfach ab, bis sich Ruhe einstellt. Also nicht Ruhe wollen, sondern alle beunruhigenden Impulse und Vorstellungen vermeiden durch die Einstellung auf Ruhe in den Füßen und Beinen, *so daß Ruhe werden kann.* – – –

Als nächstes erspüren wir die Ruhe im Beckenbereich. Dieses *Erspüren* bedeutet: sich in diesen Körperteil einleben, sich einfühlen und fragend erspüren: Was nehme ich hier wahr? Vermeiden wir, daß wir uns dabei in Gedankenassoziationen verlieren, ja vermeiden wir das Denken, soweit dies möglich ist. – – – Erspüren wir vielmehr, ob im Beckenraum Ruhe herrscht, – ob die Atembewegung ruhig ist, – ob Bauch und Beckenboden elastisch der ruhigen Atembewegung nachgeben. – – Dabei erspüren wir den Bauch mit dem Bauch; – wir ertasten das Bewegtwerden des Beckenbodens mit der Muskulatur des Beckenbodens. – – Wenn wir vom Denken, Wollen und Fühlen alle Impulse unterlassen, dann beruhigt sich unsere Atmung und mit ihr die Muskeln und Nerven ganz von selbst. – Wir warten dies einfach ab, bis wir erfahren, daß sich Ruhe von selbst einstellt, vorausgesetzt, daß wir dabei wirklich nichts ‚wollen‘. – –

Die Folge dieses Erspürens ist das ‚Spüren‘ der Ruhe im Beckenbereich. – Wir werden nach einiger Zeit körperlich spüren, wie die Atmung ruhig ausschwingt, – wie die Muskulatur von Bauch und Beckenboden elastisch nachgibt – und wie die inneren Organe immer ruhiger vom Atem durchbewegt werden. – – – Dabei bleiben wir ganz wach auf das Werden der Ruhe eingestellt, frei von Willens-, Gedanken- und Gefühlsimpulsen, sondern warten geduldig ab, bis sich die Atmung immer mehr beruhigt, bis sie immer weicher und freier ausschwingt und damit der ganze Beckenraum von einer lebendigen Ruhe erfüllt wird. – – – Dabei kann uns die *Ganzheit von Ruhe und Bewegung* bewußt werden; durch die Bewegung des Atems kann uns die Ruhe um so bewußter werden. – – –

Als Folge des *Erspürens* ‚spüren' wir dann die Ruhe im ganzen Beckenbereich, in Beinen und Füßen. – Erleben wir dieses Spüren bewußt! – –

Nun erspüren wir auf dieselbe Weise unseren Rücken, von unten nach oben. Auch hierbei lassen wir uns Zeit, bis wir im ganzen Rücken *bewußt Ruhe spüren können.* – – – Wenn wir auch hier *Ruhe werden lassen,* ohne Vorstellungen und Willensimpulse, dann entspannen sich diese kräftigen Muskeln ganz von selbst, bis sie, dem ruhigen Zustand entsprechend, in der rechten Spannung sind. – – –

Anschließend spüren wir tief in die Schultermuskeln hinein, ob auch sie ruhig und entspannt sind. – – Beobachten wir die Wirkung, wie sich die Schultermuskeln lösen, wenn alle Ich-Impulse ausbleiben und wir nur noch auf Ruhe eingestellt sind! – Bleiben wir in die Schultermuskulatur so lange eingefühlt, bis wir hier *Ruhe spüren können!* – – –

Dann sind vermutlich auch unsere Arme und Hände ruhig geworden. – –

Ist auch im Nacken Ruhe entstanden, so daß wir kein Bedürfnis zu einer Bewegung haben? – Nehmen wir uns Zeit, und bleiben wir im Nacken eingelebt, bis wir hier Ruhe wahrnehmen und damit spüren können. – – –

Ist es auch im Kopf ruhig geworden? – Ertasten wir innerlich die Stirn, – die Augen – und den Raum dahinter, – und warten wir geduldig ab, bis hier Ruhe fühlbar wird. – – Dann entsteht auch Ruhe im Mund, – in der Zunge – und im Hals. – –

Als nächstes leben wir uns in den Brustraum ein und erspüren die Ruhe in diesem Bereich. – – Können wir hier die Auswirkung der Atmung wahrnehmen? – Ist die Atembewegung noch ruhiger geworden? – Wenn wir den Herzschlag wahrnehmen, dann erspüren wir, ob auch er ruhig geworden ist. – Doch unabhängig davon kümmern wir uns nicht mehr um ihn, dann beruhigt er sich am besten. –

Nun leben wir uns in die Leibmitte ein, – hier am Zwerchfell erspüren wir, ob alle Muskeln und Nerven ruhig geworden sind und völlig passiv der Atembewegung nachgeben. – – Wir *lassen* auch hier immer mehr *Ruhe werden,* ohne Vorstellung und ohne Wollen. – – –

Von der Leibmitte aus erspüren wir nun den *Körper als Ganzes:* Können wir im Körper Ruhe spüren, – Ruhe wahrnehmen? – Hat sich der Zustand der Ruhe vertieft? – Oder spüren wir noch immer ein Bedürfnis nach Bewegung? – Oder sind es nur kleine Unruhen, die da und dort noch spürbar sind? – Wir lassen alles zu, ohne einzugreifen oder zu werten. Nur dann kann tiefe Ruhe *werden,* die den ganzen Organismus erfaßt und durchdringt. – – Begnügen wir uns mit dem, was wir tatsächlich *spüren* können, und erleben wir dies bewußt! – – –

51 b Dann überlassen wir den Körper sich selbst und *erfühlen, ob in unseren Gefühlen Ruhe vorherrscht* oder ob alle möglichen Gefühle wie Zuneigung oder Abneigung, Angst, Freude oder Gefühle der Enttäuschung ins Bewußtsein drängen. – – –

Wenn dies noch der Fall ist, lassen wir mit jedem Ausatmen etwas von diesen Gefühlen los, bis der Andrang der Gefühle nachläßt. – – Dann ,suchen' wir in uns das *Gefühl der Ruhe* und stellen uns ungeteilt auf das Gefühl der Ruhe ein. – Ja noch mehr: Wir fühlen uns so konzentriert in das ein, was wir als Ruhe in uns kennen, daß für uns nichts anderes mehr existiert. – – – Wir warten in Ruhe ab, bis ein Gefühl der Ruhe entsteht, – bis wir Ruhe empfinden können, – oder besser: bis wir empfinden können, was Ruhe ist. – – – Erleben wir dann dieses Gefühl der Ruhe bewußt, und halten wir es so lange wie möglich ungestört aufrecht, damit es sich von selbst vertiefen kann. – –

51 c Zuletzt *denken wir bewußt Ruhe,* zunächst als Begriff, ohne tiefere Bedeutung. – – Wir ersetzen dabei jeden anderen Gedanken mit ,,Ruhe", jedoch frei von Willensanspannung. Wir bleiben auf Ruhe eingestellt und warten auch hier ab, bis sich die Gedankenkräfte beruhigen, – bis unser Bewußtsein ganz von Ruhe besetzt ist. – – –

Wenn es gelingt, wirklich nur an *Ruhe zu denken,* möglichst frei von Vorstellungen und Assoziationen, entsteht ein *Erleben* der Ruhe, welches das Denken immer mehr ablöst. – – Lassen wir dann das Denken an Ruhe bewußt jeweils für so lange Zeit los, als keine anderen Gedanken oder Gefühle diesen Zustand stören. – Je länger wir diesen Zustand hellwach aufrechterhalten können, um so tiefer wird die Ruhe, und die Konzentration geht in *Meditation* über, also in *unmittelbares, bewußtes Erleben der Ruhe.* – – –

51 d Zuletzt versuchen wir, RUHE als ,ganzer Mensch' bewußt zu erleben, sie also gleichzeitig körperlich zu spüren, zu fühlen und zu empfinden und bewußt zu erleben. – – –

Beenden wir dann diese Übung sehr langsam und beobachten wir ihre Wirkung.

Im allgemeinen wird der Begriff Konzentration für jede Form der Sammlung verwendet, ohne genauere Differenzierung. Nach der Lehre des Raja-Yoga entstehen jedoch Unterschiede der Konzentration, die sich in der Sprache des Westens folgendermaßen zusammenfassen lassen:

Konzentration ist unabgelenkte Sammlung auf ein Objekt über längere Zeit.

Ganzheitliche Konzentration bedeutet die unabgelenkte Sammlung aller Persönlichkeitskräfte auf ein Objekt über längere Zeit.

Das Wesen der Konzentration liegt in der Verbindung von Subjekt und dem Konzentrationsobjekt, so daß zwischen beiden ein Kraftstrom entsteht.

Die Tiefe der Konzentration wird bestimmt von der Zeitdauer, während der das Konzentrationsobjekt unabgelenkt im Bewußtsein gehalten werden kann.

Hinzu kommen folgende Abstufungen:

Was wir normalerweise unter Konzentration verstehen, ist vom Standpunkt des Raja-Yoga aus betrachtet ‚Denken‘, das auf bestimmte Bereiche begrenzt wird. Nehmen wir als Beispiel den Vorgang der Konzentration beim Lernen. Hierbei sollten alle den Lernstoff nicht betreffenden Gedanken vermieden werden. Nur dann ist der Begriff der Konzentration dafür zutreffend. Doch wie viele Gedanken und Gefühlsbewegungen können ausschließlich mit dem Lernstoff verbunden sein! Es geht dabei darum, alles neue Wissen mit dem vorhandenen Wissensgut zu verbinden, möglichst konkrete Bezüge zu schaffen, um den neuen Teil in das vorhandene Wissens- und Erfahrungsgut zu integrieren. Dabei laufen ungezählte Denkvorgänge ab, wenn auch innerhalb der Grenzen, die vom Lernobjekt her gesteckt sind. Genaugenommen ist diese Art der Konzentration *komplexes Denken,* also Denken, das auf einen Bereich oder Komplex abgestimmt und von ihm begrenzt ist. Ähnlich ist es bei der Konzentration auf andere Bereiche, sei es das Schreiben eines Briefes, das Lesen von Informationen, eines Buches oder konzentrierte Arbeit im Berufsleben. Immer handelt es sich um komplexes Denken, wobei eine Vielzahl von Gedankenfolgen, von Bezugsobjekten, Assoziationen, Vorstellungen und oft auch Gefühlen einbezogen sind.

Ferner ist noch das *abstrakte Denken* bekannt, das nur begrifflich ist, ohne unmittelbaren Bezug zum sinnlich Wahrnehmbaren.

Der Weg, der vom Denken zur einpunktigen Konzentration führt, wird vermutlich erst dann verständlich, wenn er durch die Übungen eigene Erfahrungen ermöglicht. Bis dahin genügt es, ihn als Arbeitshypothese zu nehmen.

Die einzelnen Schritte vom Denken zur einpunktigen Konzentration sind: *Komplexes Denken – assoziationsfreie Konzentration – bewußte Mehrpunktigkeit – Einpunktigkeit.*

Assoziationsfreie Konzentration bedeutet den freiwilligen, bewußten Verzicht auf alle zum Konzentrationsobjekt möglichen Bezüge, so daß ausschließlich das Konzentrationsobjekt über längere Zeit im Bewußtsein gehalten werden kann. Damit löst sich der Mensch sowohl von der Vielheit seiner gewohnheitsmäßigen Gedankenverbindungen, mit deren Hilfe er normalerweise ‚denkt‘, als auch von der ‚Schwerkraft seiner Vergangenheit‘, deren Erfahrungs- und Wissensniveau sein Bewußtseinsvermögen ebenso bestimmt wie begrenzt. Hier begeben wir uns in ein neues Gebiet des Erlebens, das das Denken überschreitet. Shri Aurobindo, ein großer Yogi und Weiser Indiens, der östliches und westliches Gedankengut genial zu verbinden wußte, sagte in „Gedanken und Einblicke" (Zürich 1943) so treffend: „... Denken war das Mittel, Denken ist die Schranke..."

Diese Schranke des Denkens und der Gedanken muß überschritten werden, wenn wir in den Zustand der Meditation kommen und neue Bewußtseinsvorgänge erleben wollen. Meditation kann erst beginnen, wenn alles Denken, Vorstellen und Wissen endet. Die assoziationsfreie Konzentration ist dabei nur ein kleiner Schritt, ein notwendiger Durchgang und Übergang.

Für die Praxis und damit in der folgenden Übung wählen wir ein Konzentrationsobjekt, das uns ein Höchstmaß an Kontrollmöglichkeit der Gedankenvorgänge und zugleich ein Minimum an Assoziationen bietet, nämlich Zahlen. Wir zählen von 1 bis 12 und wählen damit ein ‚zwölfpunktiges‘ Objekt, das vermutlich weniger zu Assoziationen, Vorstellungen und Träumereien verleitet als eine Blume oder ein Bild. Wie jeder nach längerem Üben erfahren kann, sind Zahlen geeignete ‚Objekte‘, um Zeitabläufe im Bewußtsein, das an sich zeitlos ist, sowie Bewußtseinsinhalte zu kontrollieren. Sie sind sozusagen Meilensteine zur Orientierung in unserem inneren Erlebnisraum, der an sich unbegrenzt ist. Wir laufen dann nicht so leicht Gefahr, uns in unbewußte Bereiche zu verlieren oder mit zu starken Energien in Berührung zu kommen.

So zählen wir nachher von 1 bis 12, *ohne irgendwelche Assoziationen zuzulassen.*

Auch hierbei gibt es die beiden Möglichkeiten, wie bereits zur Übung 50 besprochen, nämlich die der ‚Besetzung durch Zählen' und Zählen als Kontrollfunktion, um den ‚Zeit-Raum' zwischen den Zahlen bewußt zu erleben, ‚auszuleuchten' und alles wahrzunehmen, was sich darin abspielt.

Für den Anfänger wie für den Beginn jeder Übung ist, wenn eine ausreichende Vorbereitung, z. B. durch die Sitzübung 10, erfolgte, das ‚Besetzen' durch die Zahlen wesentlich leichter durchzuführen als die Kontrolle. Deshalb werden wir in der Übung beides miteinander verbinden.

Diese assoziationsfreie Konzentration führt, wenn sie durch regelmäßiges Üben allmählich gelingt, zur Überwindung der Vielheit der Gedankenbewegungen und damit zur *bewußt begrenzten Mehrpunktigkeit;* im Fall unserer Übung zur Zwölfpunktigkeit, vorausgesetzt, daß keine anderen Eindrücke wahrgenommen werden. Wie schwierig dies ist, weiß nur der, der dies regelmäßig übt. Doch bewirkt diese Art der Übung im Laufe der Zeit eine erstaunliche Konzentrationskraft, die für den inneren wie äußeren Lebensweg von unschätzbarem Wert ist.

So bedeutet diese bewußt gewählte Mehrpunktigkeit bereits eine starke Einschränkung der sonst vorhandenen unkontrollierten Gedankenbewegungen. Sie dient dazu, die *unbewußte Vielpunktigkeit oder Zerstreutheit zu überwinden, um zur bewußten Einpunktigkeit der Konzentration zu gelangen.*

Einpunktige Konzentration beginnt, wenn es gelingt, die *assoziationsfreie Konzentration ungestört* und damit unbewegt *zwölf Sekunden auf ein Objekt,* zum Beispiel auf *eine* Zahl *aufrechtzuerhalten.* „Ekagra" heißt „auf eine Spitze gerichtet", und Ekagrata ist der Sanskritbegriff für Einpunktigkeit der Konzentration. Sie ist jedoch nur die Schwelle zur eigentlichen Konzentration oder dem ‚dharana' im Sinne des Raja-Yoga, das nach Swami Vivekananda, dem auch im Westen bekannten Schüler Ramakrishnas*, mit 12 Sekunden einpunktiger Konzentration beginnt und erreicht ist, wenn Einpunktigkeit 12 × 12 Sekunden, also etwa zweieinhalb Minuten, ungestört aufrechterhalten werden kann; sie geht dann in Meditation über.

Mancher Anfänger mag solche Übungen, die zur Einpunktigkeit führen, zunächst als ‚Einengung' seines Denkens, Fühlens und Erlebens empfinden und sie deshalb ablehnen. Dies kommt daher,

---

* Siehe Romain Rolland, „Ramakrishna" und „Vivekananda", Rotapfel-Verlag, Zürich – Stuttgart 1965.

daß wir ein Leben lang gewohnt sind, willenlos oder zumindest weitgehend unkontrolliert allen Eindrücken und Einflüssen Einlaß in unser Bewußtsein zu geben, alles aufzunehmen und gewohnheitsgemäß mit Assoziationen und Wertungen zu verbinden. Mit diesem ständigen Gedanken- und Gefühlsstrom identifizieren wir uns unbewußt in jedem Augenblick. Doch bleiben wir dabei im unbewußten oder halbbewußten Erleben, von dem wir tagein und tagaus besetzt sind. Mehr oder weniger bewußt wird nur ihr lust- oder unlustbesetzter Inhalt und damit ihr *Erlebniswert*. Damit aber bleibt der Mensch den psychischen Vorgängen und Abläufen, den unbewußten Mechanismen und Gewohnheiten ausgeliefert, ohne Möglichkeiten zu kennen, sie zu beeinflussen oder gar zu bestimmen. Im Gegenteil, wann immer wir uns gegen Gedanken und Gefühle wehren, um so aktiver drängen sie ins Bewußtsein.

Worin liegt der Sinn der einpunktigen Konzentration? Nachdem uns im allgemeinen einpunktige Konzentration fremdartig erscheint, entsteht die Frage nach dem Sinn des vorübergehenden freiwilligen Verzichtes auf alle Bezugssysteme, Assoziationen und den damit verbundenen Gedanken, Gefühlen, Bildern, Vorstellungen und sonstigen Bewußtseinsinhalten.

Zunächst ist zu bedenken, daß jeder Bewußtseinsinhalt, also jeder Gedanke und jedes Gefühl, nur auf Kosten aller anderen möglichen Bewußtseinsinhalte gegenwärtig sein kann. Dessen sind wir uns nicht bewußt! Sonst würden wir wesentlich bewußter alle Inhalte auswählen, zulassen oder nicht zulassen und durch sinnvollere ersetzen. (Alltag!) Also verzichten wir ständig auf die unbegrenzte Vielzahl der Möglichkeiten augenblicklichen Erlebens, jedoch *unbewußt!* Warum sollte dann nicht der Versuch unternommen werden, auch noch auf den kleinen ‚Rest' an gegenwärtigen Bewußtseinsinhalten zu verzichten, um völlig neue Bewußtseinsvorgänge und später auch Bewußtseinszustände zu erleben? Der ‚Verzicht' ist also nicht groß und ohnehin zeitlich freiwillig bemessen, jedoch *bewußt!*

So wichtig alle Assoziationen und Bezugssysteme für unser alltägliches Leben sind, so halten sie doch unser Bewußtsein, ähnlich der Schwerkraft, in den Grenzen bisheriger Erfahrungen und gewohnten Erlebens. Erst durch das *bewußte Loslassen* aller bisher erfahrenen Bewußtseinsinhalte, durch das allmähliche Freiwerden des Bewußtseins von der Enge gewohnter Besetzung, kann es, soweit dies eben durch einpunktige Konzentration gelingt, allmählich immer mehr sich selbst erkennen und erleben. Solche Erfahrungen

Selbst-bewußten-Seins übersteigen alle bisherigen Ich-Erfahrungen in dem Maß, als durch einpunktige Konzentration alle Ichbezüge vorübergehend aufhören und die ständigen Gedanken- und Gefühlsbewegungen das Bewußtsein freigeben. So geht es in der einpunktigen Konzentration des Raja-Yoga nicht um ein Erreichen von etwas, das wir noch nicht haben, sondern um den Abbau der Hindernisse, welche der Erkenntnis unseres Selbst-Seins im Wege stehen.

Einpunktige Konzentration erschließt aber auch den Zugang tieferen Erlebens zu *allen* Objekten und führt damit zu einem *neuen Erleben in der Welt!* Ebenso wie Wasser, das gestaut wird, seine Schwerkraft überwindet und in die Höhe steigt, so überwindet in der einpunktigen Konzentration das menschliche Bewußtsein die Schwerkraft seiner Vergangenheit und bisherigen Begrenzung und erlebt sich, so wie jedes Objekt, in einer neuen Dimension.

Jede Konzentrations- wie Meditationsübung sollte, je tiefer sie wird, um so bewußter und kontrollierter durchgeführt werden. Das Üben mit Zahlen erleichtert zwar die Kontrollmöglichkeit, aber nur dann, wenn das Zählen nicht mechanisch erfolgt.

52 a Vorbereitung siehe Sitzübung 10.
Wir bleiben während der ganzen Übung aufrecht und entspannt. Damit uns bewußt wird, wenn wir die gerade Haltung verlassen, geben wir dem Unbewußten den Auftrag, uns sofort bewußt werden zu lassen, wenn wir nicht mehr aufrecht und entspannt sitzen. Die Atmung lassen wir immer frei zu und kümmern uns nicht mehr um sie. Damit wir möglichst unabgelenkt bleiben, lassen wir unsere Augen so locker geschlossen, als ob wir schlafen würden, bleiben aber hellwach. – –

Als erstes ‚denken‘ wir die Zahlen von eins bis zwölf. Wir zählen also innerlich langsam von eins bis zwölf und vermeiden alle Gedanken, die nichts mit diesen zwölf Zahlen zu tun haben. – Beobachten wir dabei, ob und welche Assoziationen, also Gedankenverbindungen zu den Zahlen, auftauchen. Das kann ein Geburtstagsdatum ebenso sein wie ein Termin für das Finanzamt. Wir lassen diese Assoziationen zu, kontrollieren sie aber, damit sie uns bewußt sind. – – Wenn wir die Zahl zwölf erreicht haben, beginnen wir wieder bei eins. – – –

Wir besetzen damit unser Bewußtsein mit diesen zwölf Zahlen sowie mit den dazu auftauchenden Assoziationen. – – – Zählen wir langsam und ruhig, ohne Willensanspannung! – Nur dann können uns Gedankenverbindungen zu manchen Zahlen bewußt werden. – Wenn es gelingt, wirklich nur an die zwölf Zahlen in ruhiger Folge unabgelenkt zu denken, und dabei nur solche Gedankenverbindungen auftauchen, welche die Zahlen in irgendeiner Weise betreffen, so ist dies im allgemeinen Sinn „Konzentration"; im Sinne des Raja-Yoga ist es ,komplexes Denken'. – –

Wenn keine Assoziationen zu den Zahlen bewußt werden, kann es davon kommen, daß wir zu den Zahlen wenig Bezüge haben oder nicht entspannt genug sind, sondern etwas erwarten und uns damit blockieren. Dann versuchen wir gelöster und ruhiger zu zählen, so daß etwas ,Raum' für Assoziationen bleibt. – – –

52 b Wir zählen weiterhin von eins bis zwölf, versuchen jetzt aber alle Assoziationen zu vermeiden. Um dabei Willensanstrengung zu vermeiden, brechen wir die Reihenfolge der Zahlen jeweils zu dem Zeitpunkt ab, an dem eine andere Gedankenbewegung bewußt wird, unabhängig davon, ob sie Bezug zu den Zahlen hat oder nicht. Vor jedem Neubeginn des Zählens jedoch überprüfen wir unsere Haltung und erspüren, ob wir noch gerade und entspannt sitzen, ob der Atem frei strömen kann und ob wir noch im Hara sind. – Dann erst gestatten wir uns, das Zählen wieder mit eins zu beginnen. Diese ,Spielregel' ist notwendig, um ehrgeiziges Streben und Willensanspannungen zu vermeiden, die später in der einpunktigen Konzentration alles Bemühen zunichte machen würden. Also zählen wir ruhig von eins bis zwölf. – – –

Dabei ist nicht entscheidend, ob wir die Zwölf erreichen und uns damit bestätigen, daß wir so lange unabgelenkt konzentriert waren, sondern daß tatsächlich alle anderen Gedanken- und Gefühlsbewegungen zur Ruhe kommen, so daß unser Bewußtsein völlig von diesen Zahlen unabgelenkt besetzt ist. Nur dann wird es allmählich freier, und als Wirkung davon entsteht Einpunktigkeit. Anstelle der Zahlen könnte ebenso das Alphabeth genommen werden. Zählen wir also über einige Zeit hinweg ruhig und kontrolliert von eins bis zwölf, und vermeiden wir alle anderen Gedanken sowie alle Assoziationen. – – – – – – Wenn wir bemerken, daß wir ohne Mühe unabgelenkt von eins bis zwölf zählen können, dann fehlt es an Wachheit! Leuchten wir dann wie mit Scheinwerfern zwischen die Zahlen hinein, damit uns die sonst unbewußten Gedankenbewegungen bewußt werden können. – – – – Das Zählen sollte keinesfalls schneller als im Sekunden-Tempo erfolgen. Nur dann ist ausreichend Zeit gegeben, um sich ebenso der betreffenden Zahl wie auch der Bewegungen, die dazwischen oder auch gleichzeitig in unserem Bewußtsein auftauchen, bewußt zu werden. – – – – –

52 c Nun *verlangsamen wir das Zählen*, so daß die jeweilige Zahl nur noch eine Art Abgrenzung für den ‚Zeit-Raum' ist, der zwischen den Zahlen entsteht, damit wir ihn kontrolliert, hellwach und *gegenwärtig erleben* können. – – – – – Erst wenn wir hellwach ‚gegen-wärtig' sind, können wir erfahren und wahrnehmen, was in unserem Bewußtsein, in unserem bewußten Sein, tatsächlich ist! – – – – –

Wenn allzu viele Ablenkungen zwischen den Zahlen auftreten, zählen wir wieder etwas schneller und kehren zur Besetzung zurück. Andernfalls werden wir immer langsamer im Zählen, damit wir ungestört den Erlebnisraum ausleuchten können. Die Zahlen sind dann gleich provisorischen Trennwänden, die nur noch der Kontrolle dienen. Sobald jedoch eine Ablenkung bewußt wird, beginnen wir wieder mit eins. Andernfalls zählen wir immer bis zwölf und beginnen dann mit eins. – – – – –

Ehe wir dann die Übung beenden, kontrollieren wir, ob wir wacher geworden sind, – ob wir jetzt entspannter sind als zu Beginn der Übung. – – Empfinden wir unseren Bewußtseinszustand etwas verändert? Vermutlich können wir dies nicht formulieren; das ist auch nicht nötig. Wohl aber sollten wir uns dessen bewußt sein, wenn sich etwas verändert hat. Fühlen wir uns eingeengter oder freier? – Sind wir uns fremd geworden, oder sind wir jetzt mehr wir selbst als vorher? – – Sind wir ruhiger geworden, und haben wir uns während dieser Konzentrationsübung erholt, oder hat sie uns angestrengt? – –

Solche Fragen sollten wir uns nach jeder Konzentrations- und Meditationsübung stellen.

53 Konzentrationsübung 9: Zählübungen

Bei den Zählübungen von 52 mag bewußt geworden sein, wie schwierig es ist, auch nur für zwölf Sekunden ungestört und ungeteilt auf zwölf Zahlen konzentriert zu bleiben. Um wieviel schwerer ist es dann, unabgelenkt bei *einer* Zahl zu verweilen, frei von Assoziationen und frei von Willensanstrengung! Es wäre auch ein guter Fortschritt, wenn beim Üben etwas von den ungezählten feinen Bewegungen bewußt geworden wäre, die weder Gedankenabläufe noch Bilder oder Vorstellungen sind, sondern nur Bruchteile von all dem, jedoch durchaus wahrnehmbare Bewegungen in unserem mentalen Kraftfeld.

Beim Üben kann die Frage entstanden sein, woher die Werte von zwölf und 144 Sekunden im Raja-Yoga kommen. Diese Zahlen können sowohl symbolisch zu verstehen sein als auch konkret als Normalzeit für geübte Yogis, um die jeweilige Stufe der einpunktigen Konzentration als Schwelle zur Meditation zu erreichen. Dies sind Erfahrungswerte, die der Anfänger nicht nachvollziehen kann. Doch Messungen mit EEG (Elektroenzephalographen) haben ergeben, daß nach bestimmten Zeiten andere Wellen in den Hirnstromkurvenbildern entstehen, die auf eine Änderung im Bewußtsein schließen lassen. Natürlich braucht ein Anfänger wesentlich mehr Zeit, um in die einpunktige Konzentration zu kommen.

Es kann auch der Eindruck entstanden sein, daß bei den ersten Übungen die Konzentration besser gelingt als bei wiederholtem Üben. Das liegt daran, daß – abgesehen von Schwankungen durch Müdigkeit oder andere Einflüsse – anfänglich meistens die Wachheit des Bewußtseins fehlt, um die subtilen Vorgänge im Denkvermögen und damit die vielen Störungen wahrzunehmen. Der Anfänger übersieht noch so vieles, was später durch regelmäßiges Üben mühelos bewußt und als grobe Störung empfunden wird. Erst durch längere Übung lassen sich die feinen Bewegungen der „inneren Welt“, wie Prof. Hauer sie nennt, erkennen und im Laufe eines langen Übungsweges schließlich beherrschen. Der Vorgang des Beobachtens des Zeitraumes zwischen den Zahlen ist dem Betrachten einer ruhig erscheinenden Oberfläche eines Sees vergleichbar. Zunächst erscheint die Oberfläche völlig ruhig. Erst durch längeres, aufmerksames Schauen lassen sich die feinen Strömungen und Bewegungen des Wassers wahrnehmen, die unaufhörlich diesen scheinbar glatten Spiegel beleben, tönen und indirekt verändern und bewegen. Dazwischen liegen oft nur Sekunden wirklicher Bewegungslosigkeit.

Es bedarf einer guten Disziplin, um täglich eine Viertelstunde oder mehr still zu sitzen und mit unermüdlicher Geduld die Aufmerksamkeit immer wieder auf dasselbe Objekt zu richten. Dabei erfahren wir erst, *wie* ruhelos unser Denkvermögen ist, wie es unentwegt abschweift und sich von allen nur möglichen Einflüssen ablenken läßt. Im Raja-Yoga wird dies als „Schwäche des mentalen Kraftfeldes“ bezeichnet. Jeder kann an sich selbst erfahren, welche psychische Stärke erforderlich ist, um auch nur für wenige Minuten die Aufmerksamkeit unabgelenkt auf ein Objekt gerichtet zu halten. Durch Übung läßt sich aber auch erfahren, wie beruhigend und entlastend sich solches Training auf unsere psychische wie physische Verfassung auswirkt. Solche Wirkungen entstehen jedoch nur, wenn die Übungen nicht mit Willensanstrengung durchgeführt werden, sondern aus einer guten Verfassung, aus innerer Gelöstheit, Wachheit und Selbstkontrolle. Deshalb ist die Vorbereitung jeder Konzentrations- und Meditationsübung so wesentlich.

In der nun folgenden Zählübung *verbinden wir das Zählen mit der Atmung.* Dies erleichtert die Konzentration in den meisten Fällen, da die Atembewegung sowohl einen sicheren Halt in sich gibt als auch einen Anhaltspunkt für die Konzentration. Wie buddhistische Meditationsübungen zeigen, können Übungen, die mit dem Atem verbunden sind, zu höheren Bewußtseinszuständen führen. Uns geht es jedoch zunächst nur um eine Erleichterung der Zählübungen, die als Übergang und Vorbereitung zur Meditation anzusehen sind. Wesentlich ist dabei, daß die Atmung nicht beeinflußt wird, sondern wir unser Zählen dem Atemvorgang anpassen. Wenn dies nicht gelingt, sollten wir die Zählübungen wie bisher durchführen.

53 a Vorbereitung wie bisher.
Kann der Atem frei ausschwingen, so daß die Ausatmung länger wird als die Einatmung? – Folgt nach jedem Ausatmen ein Moment der Stille, in dem wir hellwach sind? –
Dann zählen wir gedanklich von eins bis zwölf und vermeiden dabei alle anderen Gedanken und Assoziationen. Wir erspüren die Atembewegung im Beckenraum und zählen mit dem nächsten Einatmen „eins"; „zwei", wenn es ausatmet, und lassen dabei den Atem ruhig ausschwingen. Beim nächsten Dehnungsvorgang denken wir „drei", beim Ausatmen „vier" und so fort. – – – Wir lassen dabei die Atmung frei zu und gleichen unser Zählen dem Atemrhythmus an. Wenn wir bei der Zahl zwölf angelangt sind, beginnen wir wieder mit „eins". Dabei wird unser Bewußtsein von den Zahlen besetzt, so daß kein Raum mehr bleibt für andere Gedanken. – – – Da die Ausatmung mehr Zeit beansprucht als die Einatmung, haben wir Gelegenheit, diese Zeit sowie die Stille nach jedem Ausatmen bewußt zu erleben. – – –
Sobald jedoch andere Eindrücke als Atmung und Zahl bewußt

werden, brechen wir die Reihenfolge der Zahlen jeweils zu diesem Zeitpunkt ab. Ehe wir mit dem Zählen neu beginnen, überprüfen wir unsere Haltung, die freie Atmung und erspüren, ob wir noch im Schwerpunkt im Unterbauch, also im Hara, sind. Dann erst beginnen wir wieder mit „eins" zu zählen. – – –

Also zählen wir ruhig und gelassen im Rhythmus des Atems von eins bis zwölf. – – – Versuchen wir dabei unabgelenkt auf die jeweilige Zahl konzentriert zu sein, so daß kein anderer Gedanke dazwischen Platz hat und kein Raum für Bilder, Gefühle oder Erinnerungen ist. – – –

Bleiben wir jedoch ehrlich, und beginnen wir bei jeder Störung wieder bei „eins", nachdem wir unsere Haltung kontrolliert haben. –

Wir bleiben bei dieser ersten Phase der Zählübung so lange, bis sich die Gedanken beruhigt haben und eine störungsfreie Konzentration wenigstens ein Mal von eins bis zwölf gelingt.

53 b Dann verdoppeln wir den Rhythmus und konzentrieren uns über den Zeitraum eines ganzen Atemzuges jeweils auf eine Zahl. Wenn die nächste Einatmung beginnt, zählen wir „eins" und bleiben auf diese Zahl konzentriert, bis die Ausatmung zu Ende ist. Auch während der Zeitspanne nach jedem Ausatmen bleiben wir unabgelenkt auf die Zahl eingestellt. Mit dem nächsten Einatmen gehen wir zur nächsten Zahl über und halten sie bis zum neuen Einatmen gedanklich fest, so daß keine anderen Gedanken, Bilder oder Assoziationen in unser Bewußtsein dringen können. – – – Je ruhiger unsere Gedanken werden, um so ruhiger wird unser Atem, so daß wir schließlich immer langsamer zählen werden. – – – Können wir uns dabei tief entspannen? – – Werden wir dabei wacher, gegenwärtiger? – – –

Sollten wir bei dieser Übung müde werden, kontrollieren wir unsere Haltung und vermeiden jede Anspannung und Anstrengung; denn nur durch Fehlhaltung kann Müdigkeit entstehen, niemals von der Konzentration selbst, wenn sie entspannt erfolgt. Durch sie erholen wir uns, so daß es eine Bestätigung für richtiges Üben ist, wenn wir nachher erfrischt und erholt sind.

53 c Wenn das Zählen über einen Atemzug hinweg ohne Störung gelingt, *besetzen wir nur noch die Einatmung* mit einer Zahl. Während der langen Zeitspanne der Ausatmung und der Atemstille nach dem Aus bleiben wir zunächst auf die Zahl eingestellt, so daß unser Bewußtsein noch davon besetzt ist. Wenn jedoch die Gedankenbewegungen nachlassen, verwenden wir die jeweilige Zahl bei jedem Einatmen nur noch wie einen kleinen Markierungstrich, der uns anzeigt, wo wir uns befinden. Wir denken dann die Zahl nur ganz flüchtig und nützen den Zeitraum bis zum Ende der Atemstille, um hellwach zu erleben, ja innerlich zu „schauen", was in unserem Bewußtsein gegenwärtig ist. – – – – –

Die Kontrolle sollte wie bisher erfolgen, und bei Störungen beginnen wir wieder bei „eins". Wenn Störungen öfter auftreten, so daß wir über die Zwei oder Drei nicht hinauskommen, sollten wir länger bei der ersten und zweiten Stufe bleiben.

Wenn die Gedankenbewegungen nachlassen und wir allmählich den Zeitraum zwischen den jeweiligen Zahlen als leer empfinden, ist dies nur ein Übergang zu jenem Zustand, in dem wir wacher werden, so daß dieser innere Erlebnisraum lichter und weiter wird, wir aber auch feinere Bewegungen und Störungen wahrnehmen können. Wir erfahren dann, daß dies keine öde Leere ist, sondern daß wir nur nicht wach genug waren, um diese feineren Bewußtseinsvorgänge wahrzunehmen und zu erleben.

Es kann sein, daß die Atmung immer ruhiger und feiner wird, wobei das Zählen stört. Dann sollte das Zählen aufgegeben werden, aber die Konzentration auf den äußerst feinen und ruhigen Atem aufrechterhalten bleiben. Die Wachheit ist dann größer, das Körpergefühl ist entweder wesentlich feiner, weiter und lichter, oder es schwindet vorübergehend ganz. Das braucht uns nicht zu ängstigen; denn es ist für diesen feineren Bewußtseinszustand ganz normal. Hier geht Konzentration in Meditation über, und wir erleben den Atem und uns selbst in neuer Weise. Dies kann und soll hier nicht formuliert werden.

Die Beendigung der Übung sollte sehr behutsam und mit einer Vorbereitung auf die Umwelt erfolgen, wie es in der Sitzübung 10 angedeutet ist.

54 Meditationsübung 1: ICH BIN

Bei den nun folgenden Meditationsübungen kann es nur um Hinweise und Impulse gehen, auf welche Weise Konzentrationsübungen weitergeführt und schließlich zu Meditationsübungen werden. Meditation beginnt, wenn das Denken für längere Zeit endet und der Übende hellwach auf das Objekt ausgerichtet bleibt. Jede Konzentrationsübung kann zur Meditation werden, wenn Einpunktigkeit für einige Zeit gelingt. Umgekehrt bleibt jede Meditationsübung in den Grenzen einer Konzentrationsübung, wenn die Gedanken- und Gemütsbewegungen nicht zur Ruhe gebracht werden können. Die Grenze ist hier fließend. Oft entsteht auch nur für kurze Zeit der Zustand der Meditation, also des *unmittelbaren, bewußten Erlebens und Erschauens*. Sobald jedoch mentale oder emotionale Bewegungen den Vorgang stören, sind wir wieder im Zustand der Konzentration oder des Denkens. Diesbezüglich sollte sich der Übende immer kontrollieren und *wissen*, in welchem Zustand er sich befindet.

Wann immer sogenannte übersinnliche oder feinstoffliche Wahrnehmungen bewußt werden, genügt es, sich entweder auf Zählübungen zu konzentrieren, damit wir nicht in gefühlhafte Zustände abgleiten, oder sich bewußter auf das Konzentrationsobjekt auszurichten. Wesentlich ist, daß der Übende sich nicht in Zustände halbbewußter Auflösung, in lange Atemverhaltungen oder spiritistische Experimente einläßt. Eine klare Motivation sowie ein kontrolliertes hellwaches Üben halten am sichersten die Aufmerksamkeit beim gewählten Konzentrations- bzw. Meditationsobjekt.

Jeder sollte im Laufe der Zeit für sich herausfinden, auf welche Weise er den Zugang nach innen am ehesten findet. Das kann bei jedem anders sein. Deshalb sind hier verschiedene Möglichkeiten aufgezeigt, die Anstoß geben können, um herauszufinden, welche Weise der Übung am besten geeignet ist.

Für alle Meditationsübungen ist, wie schon gesagt, eine gute Vorbereitung sowohl bezüglich der Haltung als auch der körperlichen und psychischen Beruhigung wesentlich.

Als Konzentrationsobjekt wählen wir heute die beiden Wörter ICH BIN. Sie sollten ebenso, wie bisher die Zahlen, mit dem Atemvorgang verbunden werden, zuerst als Besetzung des Bewußtseins, dann aber mit dem großen Zeitraum von Ausatmung und Atemstille verbunden, in dem wir nicht mehr „ICB BIN" *denken,* sondern immer mehr dieses ICH-SEIN *erleben.* Zuerst aber bereiten wir uns ausreichend für die Meditation vor.

54 a Nun *besetzen wir unser Bewußtsein* mit den beiden Wörtern „ICH BIN". Am besten verbinden wir sie, wie bei den Zählübungen, mit dem Atemrhythmus. Wir erspüren die Einatmung und denken „Ich", während der Zeit der Ausatmung und in der Stille nachher denken wir „bin". Dadurch entsteht über den Zeitraum eines jeden Atemzuges der Gedanke: ICH BIN. – –

Wir bleiben völlig entspannt, jedoch hellwach – und denken mit jedem Atemzug: ICH BIN. – – –

Vermeiden wir alle Assoziationen, alle anderen Gedanken und Gefühle! Alles, was jetzt in das Bewußtsein drängt, wird ersetzt durch „ICH BIN". – – – Wir denken von Beginn der Einatmung bis zur Stille nach jedem Aus nur ICH BIN. – – Mit jedem neuen Einatmen konzentrieren wir uns neu darauf, so als würden wir es zum ersten oder letzten Mal denken können. – – – – –

Wird dabei unser Atem ruhiger und feiner? – – Sitzen wir noch immer aufrecht und entspannt? – –

54 b Dann *vergrößern wir das Zeitmaß der Konzentration.* Wir denken nun über den Zeitraum eines ganzen Atemzuges nur „ICH", während des nächsten Atemzuges denken wir „BIN", so daß für die beiden Wörter zwei Atemzüge erforderlich sind. Wir lassen dabei den Atem immer frei strömen und gleichen unsere Konzentration dem Atemrhythmus an. – – –

Wenn andere Gedanken oder Gefühle auftauchen, so lösen wir sie durch die beiden Wörter „ICH BIN" auf. – – – –

54 c Nun lassen wir nach jedem „ICH BIN" für den Zeitraum eines Atemzuges eine *Erlebnispause* zu; das heißt, während dieser Zeit *denken* wir nicht mehr „ICH BIN", sondern bleiben darauf eingestellt und damit offen, es zu *erleben*. Bleiben wir jedoch hellwach, damit wir während dieser Zeit weder in das Unbewußte abgleiten noch anderen Gedanken Einlaß gewähren! – – – – –

54 d Wenn sich die Gedanken beruhigen, lassen wir *längere Erlebnispausen* zu, so daß wir dann das „ICH BIN" nur noch einsetzen, wenn es zur Auflösung anderer Gedanken notwendig ist. – – – – – Dann *erleben* wir unmittelbar etwas von unserem eigentlichen ICH, das etwas anderes ist, als wir allgemein mit Ich bezeichnen.

54 e Zuletzt lösen wir uns auch vom Atemvorgang, um nur noch bewußt das ICH BIN zu erleben. – – – – –

Die bisherigen Übungen haben noch immer keine Einpunktigkeit der Konzentration gebracht, doch sicher *von der unbewußten Viel-punktigkeit zur bewußt begrenzten Mehrpunktigkeit geführt.* So waren in Übung 54, selbst wenn sonst keine Ablenkungen aufgetreten wären, immer noch der Atemvorgang, die Konzentration auf ICH BIN und die Wahrnehmung in den Erlebnispausen im Bewußtsein. Erst wenn es wirklich gelingt, sich sowohl vom Denken an ICH BIN sowie von anderen Gedanken- und Gefühlsbewegungen zu lösen als auch vom Atem, wird das ICH BIN in neuer Weise erfahren, un-mittelbar erlebt, wenn dies auch zunächst nur ein Hauch von dem wahren ICH BIN ist, das unser innerstes, geistiges SELBST ist. Je län-ger die einpunktige Konzentration aufrechterhalten werden kann, um so mehr vertieft sich dieses Erleben, wird klarer und konkreter. Sie führt zu einem beglückenden bewußteren Sein, sowohl in der Meditation als auch im Alltag, der immer mehr von der inneren Kraft der Meditation durchstrahlt wird.

In dieser Übung geht es um das *unmittelbare, bewußte Erleben des Atems,* das durch Worte nur angedeutet werden kann, um zu diesem Erleben hinzuführen. Die Vorbereitung erfolgt wie bisher.

55 a Dann leben wir uns wieder in den Atemvorgang ein und er-leben ihn in jeder Einzelheit: Wenn es ausatmet, nehmen wir das freie Ausschwingen des Atems wahr. Bei jedem Einatmen lassen wir das Einströmen der Luft und der damit verbundenen Lebens-kraft zu. – Wir vergegenwärtigen uns unabgelenkt nur diese beiden Phasen der Aus- und Einatmung, so daß kein Raum mehr ist für andere Gedanken und Gefühle. – – – Wir *lassen* den Atem aus-schwingen – und *lassen* ihn einströmen. – – –

Wenn nach dem Aus eine kleine Pause entsteht, kosten wir den Moment der Stille bewußt aus! Je mehr wir dabei loslassen, um so tiefer wird die Atemstille. – – Wir vergegenwärtigen uns hellwach jedesmal beim Ausatmen das Ausschwingen-Lassen, in der Stille das völlige Loslassen, in der Einatmung das Zulassen, und am Ende jeder Einatmung überlassen wir uns dem Atemgeschehen, so daß wir wieder hergeben, was wir eben bekommen haben, – um neu zu empfangen. – – – – –

55 b Bei jedem Ausatmen *geben wir alles,* – in der Atemstille er-leben wir bewußt die Wende zum neuen Atem, die *Wende zu neuem Werden.* – Bei jedem Einatmen *empfangen wir alles* – und in der Fülle nach jedem Ein lassen wir die Wandlungskraft zu, damit wir wieder alles geben können. – – – – –

Erleben wir dieses Atem-Geschehen in jedem Teil bewußt! – – Alles geben – die Wende zu neuem Werden – alles empfangen – die Wandlungskraft in der Fülle, – um wieder alles zu geben – die Wandlungskraft in der Stille, um wieder alles zu bekommen. – – Geben – Neuwerden – Empfangen – Fülle – Geben – Neuwerden – Empfangen – Fülle. – – – – –

Erleben wir dabei, wie diese große Gesetzlichkeit des Lebens durch uns hindurch geschieht und wirkt, und lassen wir dies bewußt geschehen! – – –

55 c Um allmählich die Konzentration einpunktig werden zu lassen, konzentrieren wir uns nur noch auf: Geben – Werden – Empfangen – Wandlung; – Geben – Werden – Empfangen – Wandlung. – – – Bei jedem Ausatmen *erleben* wir bewußt und unmittelbar das Geben; in der Stille nach dem Aus ‚denken‘ wir nicht mehr an das Werden des neuen Atems, sondern *erleben bewußt und unmittelbar,* wie aus der tiefsten Stille und Reglosigkeit der neue Atem hervorgeht; da, wo wir nichts mehr haben und sind, kann alles neu werden! *Erleben* wir das Bekommen und Empfangen, um weiterleben und um geben zu können! Wir ‚denken‘ dann nicht mehr an die Wandlungskraft in der Fülle, die uns notfalls zwingt, alles wieder zu geben, sondern wir *erleben bewußt und unmittelbar* diese natürliche Wandlung, die lautlos von der Fülle in die Leere übergeht, um sich in ihr zu erfüllen. – – –

55 d Zuletzt *lösen wir uns auch von dieser Fülle des Erlebens,* die mit Begriffen nur schwach angedeutet werden kann, und wir lassen im Atem wie in uns geschehen, wie es das LEBEN uns schenkt! Dann können wir immer wacher, bewußter und unmittelbarer *erleben,* was der Atem, der große Odem des LEBENS eigentlich ist. – – – – –

Sobald jedoch Assoziationen, Gedanken oder Gefühle auftauchen, lösen wir sie mit den Begriffen „Geben – Werden – Empfangen – Wandlung" auf bzw. ersetzen sie damit.

Für diese Übung ist, je nach Konzentrationskraft, mehr Zeit erforderlich, um zur Einpunktigkeit zu kommen. Dann jedoch ist sie etwas ‚Gewachsenes‘, Gewordenes, das in den Tag hinein wirksam ist. Die Beendigung sollte sehr behutsam erfolgen!

Diese Übung ist eine Fortsetzung der vorhergehenden. Sie fordert täglich etwa 30 Minuten an Zeit, damit das entstehen kann, was den Namen „Stille" verdient. Nach längerer Zeit der Übung entsteht von selbst das Bedürfnis nach täglich ausgedehnter Meditation. Verlängern wir die Zeit jedoch allmählich und mit regelmäßigem Üben, damit Schwankungen im psychischen Bereich wie auch in den Nerven vermieden werden.

Inzwischen hat sicher der Leser für sich herausgefunden, auf welche Weise er sich am besten für die Meditation vorbereitet. Für diese Übung ist besonders wichtig, gut im Hara verankert zu sein, damit kein Empfinden der Auflösung entsteht. Das Überwinden des Körpergefühls hat nichts mit Auflösung zu tun, und es gibt keinen Grund zur Beunruhigung; vielmehr ist es für jede tiefere Meditation nur natürlich, wenn der Körper entweder leicht und licht empfunden wird, meist mit einem Gefühl des Schwebens verbunden, oder wenn wir unseren Körper nicht mehr wahrnehmen. Wir dürfen ihn einfach vergessen. Ebenso wie nach tiefem Schlaf, in dem wir unseren Körper auch nicht mehr wahrnehmen, fühlen wir uns nachher um so wohler in unserem körperlichen ‚Zuhause'.

Wir können uns vor oder zu Beginn der Übung fragen: Was ist ‚Stille' für mich? Ist Stille nur ein Fehlen von Lärm oder von Bewegungen? Ist Stille ein Schweigen, ein Nicht-Sprechen oder ein Nicht-Denken? Oder ist Stille wie ein großer Raum, in dem zwar alles gegenwärtig sein kann, aber für den Neueintretenden noch nichts wahrnehmbar ist? Erleben wir denn schon Stille, wenn Lärm und Bewegung fehlen? Oder können wir auch Stille in uns erfahren trotz des Lärmes der Umwelt? Damit ist Stille an keinen Ort und keine äußeren Umstände gebunden, sondern ein Zustand unseres Bewußtseins. Zunächst mag Stille in uns als dumpfe Dunkelheit empfunden werden, die durch Gedanken- oder Gefühlsbewegungen unterbrochen wird. Fragen wir uns in dieser Weise, was Stille für uns ist, um für das unmittelbare Erleben der „STILLE" vorbereitet zu sein.

56 a Dann leben wir uns wieder in den Atemvorgang ein und erleben ihn in jeder Einzelheit. – – – Wir vergegenwärtigen uns die beiden Phasen des Gebens und Empfangens. – – – Wenn nach dem Aus ein Moment der Stille entsteht, erleben wir ihn hellwach! – Je mehr wir dabei loslassen, um so tiefer wird die Atemstille. – – Vergegenwärtigen wir uns also bei jedem Ausatmen das

...usschwingen-*Lassen,* in der Stille das völlige Los*lassen,* in der Einatmung das Zu*lassen,* und am Ende jeder Einatmung über*lassen* wir uns dem Atemgeschehen, so daß wir wieder hergeben, was wir eben bekommen haben. – – Bei jedem Einatmen alles empfangen – und in der Fülle die Wandlungskraft zulassen, bei jedem Ausatmen alles geben, in der Atemstille hellwach die Wende zur neuen Einatmung erleben, – – immer wieder! – –

Dann wird die Ausatmung von selbst immer ruhiger und die Stille nach jedem Aus immer länger. – – Wir geben dem Atem mit jedem Mal mehr Freiheit, so daß er unmittelbar aus unserem Wesen strömen kann. – – – Lösen wir uns dabei immer mehr vom körperlichen Atemgeschehen, und nehmen wir immer wacher wahr, wie der Atem unmerklich aus der Tiefe und Stille unseres Wesens kommt, uns mit LEBEN erfüllt und uns zurücknimmt in die Stille unseres innersten Wesens. – – – – – Wenn wir dies frei von Gedanken und Gefühlen geschehen *lassen* und uns dem Atemstrom hingeben, kann uns durch den Odem etwas von unserem innersten Wesen bewußt werden. – – – Wenn dabei der Atem immer feiner und ruhiger wird, so ist dies ganz natürlich.

56 b Wir können Stille noch tiefer erfahren, wenn wir unsere Aufmerksamkeit allein auf *jene Phase* des Atems gerichtet halten, in der sich nach dem Aus die Wandlung zur Einatmung vollzieht. Je bewußter wir diesen verborgenen Wandlungsvorgang erleben, um so tiefer wird uns Stille und zugleich die Fülle unseres geistigen Wesens bewußt. – – – Wenn wir uns vorbehaltlos dem Ausatmen anvertrauen und in die Stille nach dem Aus eintauchen, verlieren wir jedes Gefühl für Zeit und Raum, erleben aber dafür ein hellwaches In-sich-Sein, ein Selbst-Sein und ein In-sich-geborgen-Sein, das alle Fülle in sich birgt. – – – – –

Zugleich erleben wir, daß wir uns ganz hergeben und aufgeben müssen, wenn wir uns aus der Tiefe unseres Wesens neuwerden lassen.

Bleiben wir in dieser Stille bewußt, und erleben wir unmittelbar und bewußt, was sie uns schenkt. – – – – –

„In der Stille liegt die größte Offenbarung." (Laotse)

Etwas von der heilenden Kraft der Stille zu erfahren, erfordert ebenso viel Geduld wie das Loslassen jeder Erwartung. Schaffen wir am Ende jeder Meditation bewußt einen Übergang zu den uns erwartenden Aufgaben und Umweltbedingungen, damit auch der Alltag immer mehr von der Kraft der Meditation erfüllt wird.

In dieser Meditationsübung geht es um ein bewußtes Nach-innen-*Schauen*. Nicht umsonst spricht man von „Innenschau". Es sind damit keine Visionen oder ähnliches gemeint, sondern ein hellwaches, unmittelbares Innewerden, ein bewußtes inneres Schauen und Erleben.

Voraussetzung dafür ist wiederum einpunktige Konzentration. Zum besseren Verständnis wird häufig das Bild eines Sees als Vergleich genommen. Wenn die Oberfläche des Sees bewegt ist, kann sich die Sonne nur verzerrt darin spiegeln. Sie erscheint dann dem Betrachter vielgestaltig und völlig anders, als sie in Wirklichkeit ist. Erst wenn sich die Wellen glätten und ganz beruhigen, kann die glatte Oberfläche die Sonne so widerspiegeln, wie sie tatsächlich ist. Ähnlich, heißt es im Yoga, kann auch der Mensch sich selbst nicht erkennen, solange seine unaufhörlichen Gemütsbewegungen sein geistiges Selbst umhüllen, verdunkeln und gleichsam entstellen, so daß es nicht erschaut und erkannt werden kann. Das Bewußtsein, mit dem Spiegel des Sees verglichen, ist damit besetzt von Dingen, die nicht wir selbst sind, die es aber scheinbar begrenzen und verändern. In der einpunktigen Konzentration liegt die Möglichkeit, etwas von unserem ursprünglichen geistigen Selbst unmittelbar und bewußt zu erleben, zu erkennen und innerlich zu erschauen.

Diese letzte Übung kann ein kleiner Anstoß dazu sein.

57 a Die Vorbereitung für die Meditation erfolgt wie bisher. Dann überlassen wir den Atem sich selbst und lassen ihn während der Übung frei strömen, ohne daß wir uns um ihn kümmern.

Nun öffnen wir die Augen etwas und schauen ganz bewußt vor uns auf den Boden. Wir nehmen unbeeindruckt und ohne Wertung das wahr, was vor uns ist, und erleben: ich schaue. — —

Daraufhin schließen wir die Augen ganz locker und versuchen, durch die Augenlider hindurchzuschauen, so daß wir noch etwas von dem Licht wahrnehmen, das uns umgibt. – – Auch dabei läßt sich erleben: ich schaue. – In beiden Fällen ist es ein äußeres Schauen, wobei es uns nur um das Bewußtwerden des schauenden Wahrnehmens geht. Wir können dabei mechanisches Schauen und bewußtes Schauen unterscheiden, wobei wir wesentlich intensiver wahrnehmen.

57 b Jetzt versuchen wir, nicht mehr nach außen zu schauen, sondern nach innen. Dieses „Innen" ist jener Bereich in uns, in dem wir alles, auch alles äußere Wahrnehmen und Geschehen, erleben. Wir können es den Erlebnisbereich oder *Erlebnisraum* nennen; denn unser Erleben vollzieht sich weitaus mehr räumlich als zeitlich.

Wir versuchen nun, unsere Augen noch mehr zu entspannen, sowohl die Augen selbst als auch die Augenlider und die Muskeln um die Augen. – –

Dann lösen wir unsere Aufmerksamkeit von den Augen. Wir können sie vergessen; jetzt brauchen wir sie für die Übung nicht mehr. Wir richten unsere Aufmerksamkeit nur noch nach innen, nicht zu einem bestimmten Körperbereich, sondern dorthin, wo wir in uns zunächst Dunkelheit wahrnehmen. – –

Wir schauen innerlich mitten in die Dunkelheit hinein, bis uns bewußt wird, daß da etwas ist, das in uns die Dunkelheit wahrnimmt, das gegenwärtig ist und bewußt wahrnehmen kann. – – – Erleben wir bewußt: Ich schaue in die Dunkelheit. – – – Schauen wir neugierig mitten in die Dunkelheit hinein, um wahrzunehmen, was diese Dunkelheit eigentlich ist. – – – Ist es denn völlige Dunkelheit, tiefstes Schwarz? – Oder ist es grau oder noch heller?

Wenn wir frei von Willensanstrengung und frei von Vorstellungen und Erwartungen nur ‚schauen', verschwindet die Grenze zwischen dem Innen und Außen; dann vergessen wir völlig unsere Augen und schauen mit einer Wachheit, die beim äußeren Schauen nur selten gegenwärtig ist. – – –

Wir versuchen nicht, etwas Bestimmtes zu sehen oder uns etwas vorzustellen, und wir vermeiden alle Ideen und Assoziationen, die zu diesem Schauen auftauchen. Sobald uns andere Einflüsse bewußt werden, versuchen wir intensiver zu schauen. –

Nach einiger Zeit kann der Eindruck entstehen, daß wir uns selbst ‚anschauen', daß wir *in uns* schauen, und es entsteht ein Erleben eines Gegenwärtig-Seins. – – –

Schauen wir ohne jede Anstrengung mitten in das, was innerlich vor uns ist, ja schauen wir tief in diese Dunkelheit, in diese Dämmerung oder, wenn es in uns heller wird, in dieses Licht hinein! Dann erfahren wir, daß diese Dunkelheit keine leblose Leere ist, sondern daß in uns ein waches, helles BEWUSST-SEIN gegenwärtig ist, das geistiger Natur und für den religiösen Menschen göttlicher Natur ist: „Licht vom Lichte." – – –

Nachwort

Mit dieser systematisch aufgebauten Übungsreihe, die einen Großteil der Sendungen des SWF zusammenfaßt, hat der Leser – auch als Anfänger im Yoga – die Möglichkeit, einfache Übungen der Entspannung bis zu Konzentrations- und Meditationsübungen zu erarbeiten, so daß er dann auch nach anderen Yoga-Büchern weiterlernen kann.

Zur Unterstützung für das Üben sowie als Anregung zur Selbstgestaltung von Tonbändern sind zu diesem Buch *zwei Kassetten erhältlich*, eine mit Entspannungs- und Atemübungen, die zweite mit Konzentrations- und Meditationsübungen.

In vorliegendem Buch geht es vor allem darum, zu einfühlsamem Üben und bewußtem Erleben beim Üben zu führen; denn weder der Schwierigkeitsgrad der Übung noch die Perfektion ihrer Ausführung entscheiden über ihren Gewinn, sondern der *Bewußtseinsvorgang*, die Tiefe des ‚Anjochens' an unseren geistigen Seinsgrund sowie die daraus erwachsende Kraft für eine bewußtere Lebensgestaltung und Selbstverwirklichung.

Wer liest die Herderbücherei?

Die Taschenbuchredaktion läßt diese Frage alle drei Jahre durch das Institut für Demoskopie in Allensbach klären. Der traditionelle und und stets willkommene Leserbrief-Kontakt reicht nicht mehr aus, um sich eine genaue Vorstellung vom Publikum zu machen; denn inzwischen kennen und verfolgen 6 Millionen Leser und Leserinnen unser Taschenbuchprogramm.

Diese Zahl wächst weiter. Vor allem unter jungen Leuten und unter Frauen fand die Herderbücherei in den letzten Jahren vermehrten Zuspruch. Darin spiegelt sich das Engagement der Redaktion für die großen mitmenschlichen Probleme unserer Zeit. Das Angebot an Lebenshilfe-Literatur ist in den letzten Jahren entscheidend ausgebaut worden. Bekannte Psychotherapeuten konnten dafür gewonnen werden, z. B. Viktor E. Frankl, Paul Tournier, Joachim Bodamer, Klaus Thomas. Erziehungs- und Eheberater berichten aus ihrer Praxis. Die Nachfrage nach solchen Taschenbüchern ist groß. So erreichte die bekannte Uelzener Psychagogin Christa Meves in der Herderbücherei bis jetzt weit über eine Million Bände.

Um die Rolle der Frau geht es in der neuen Taschenbuchserie „besonders für Leserinnen". Dem feministischen Kriegsgeschrei und der weichen Welle weiblicher Selbstbekenntnisse soll hier eine vernünftige Lebensorientierung entgegengestellt werden. Schon bei der Ankündigung hat dieses Konzept großes Aufsehen erregt.

Eine besonders interessierte Lesergruppe unseres Taschenbuchverlages sind Lehrer aller Schulstufen und Schularten, Studenten der Pädagogik und Lehramtskandidaten. Sie finden in der Herderbücherei eine eigene Fachserie, die jetzt auf hundert Titel zugeht, eine Fachbibliothek, die sich in den Fragen des Schulalltags stellt. Hier und nicht in den ideologischen Grabenkämpfen der Bildungsdebatten entscheidet sich das Schicksal unserer Kinder.

Die Frage nach der konfessionellen Zusammensetzung unseres Publikums ist aufschlußreich: 57% sind katholisch, 37% protestantisch, 6% konfessionslos. Die Herderbücherei hat von ihrer Gründung an einen konsequent ökumenischen Kurs verfolgt. Heute findet der Leser neben bekannten katholischen Theologen wie Karl Rahner, Rudolf Schnackenburg und Ladislaus Boros prominente evangelische Theologen wie Frère Roger, Helmut Thielicke und Peter Meinhold unter den Autoren.

Inzwischen öffnet sich der Blick für eine größere Ökumene, die Gemeinschaft aller Menschen guten Willens. Die großen Weltreligionen sind ein bevorzugtes Thema der Herderbücherei geworden. In der von Gertrude und Thomas Sartory herausgegebenen Edition „Texte zum Nachdenken" ist der Versuch erfolgreich unternommen worden, dem modernen Menschen wieder eine Beziehung zu geben zu verschütteten Weisheitsquellen der Menschheit.

So sammelt die Herderbücherei vor allem Leser, die geistig flexibel sind und bereit sind, umzudenken. Das tut auf allen Gebieten des modernen Lebens not. Entscheidende Impulse dazu gibt das von Gerd-Klaus Kaltenbrunner herausgegebene Taschenbuchmagazin INITIATIVE, das den Begriff „Tendenzwende" geprägt und mit Inhalt gefüllt hat. Man kann es übrigens wie eine Zweimonatszeitschrift abonnieren.

Trotz dieser anspruchsvollen Aufgabenstellung geht dem Herderbücherei-Programm der verbitterte Ernst moderner Weltverbesserer völlig ab. Ein ganzes Arsenal heiterer Beiträge sorgt dafür, daß das Lachen nicht außer Kurs kommt. Jeder vierte verkaufte Herderbücherei-Band gehört zu dieser Sparte. Man trifft daher unter unseren Lesern mit Vorzug auf Mitbürger, die die Herausforderung der Zeit erkannt, darüber aber den Humor nicht verloren haben.

Lebenshilfe

Bernhard Grom / Josef Schmidt
Auf der Suche nach dem Sinn des Lebens
Band 519,   176 Seiten, 4. Aufl.

Paul Tournier
Die Chance des Alters
Erfahrungen mit einer neuen Freiheit
Band 670,   224 Seiten

Ursula von Mangoldt
Lebensmut gewinnen
Band 602,   128 Seiten

Josef Sudbrack
Herausgefordert zur Meditation
Christliche Erfahrung
im Gespräch mit dem Osten
Band 611,   176 Seiten

Dr. med. Klaus Thomas
Warum weiter leben?
Ein Arzt und Seelsorger über
Selbstmord und seine Verhütung
Band 610,   144 Seiten

in der Herderbücherei

Lebenshilfe

Dr. med. Rüdiger Rogoll
Nimm dich, wie du bist
Band 593,   144 Seiten, 7. Aufl.

Reinhold Ruthe
Streß muß sein
Band 617,   128 Seiten

Thomas und Gertrude Sartory
Erfahrungen mit Meditation
Eine Orientierungshilfe für Christen
Band 588,   144 Seiten

Dr. med. Klaus Thomas
Konzentration für geistige Arbeit
und Lebensgestaltung
Band 580,   176 Seiten

Paul Tournier
Durchbruch zur Persönlichkeit
Band 621,   224 Seiten, 3. Aufl.

in der Herderbücherei